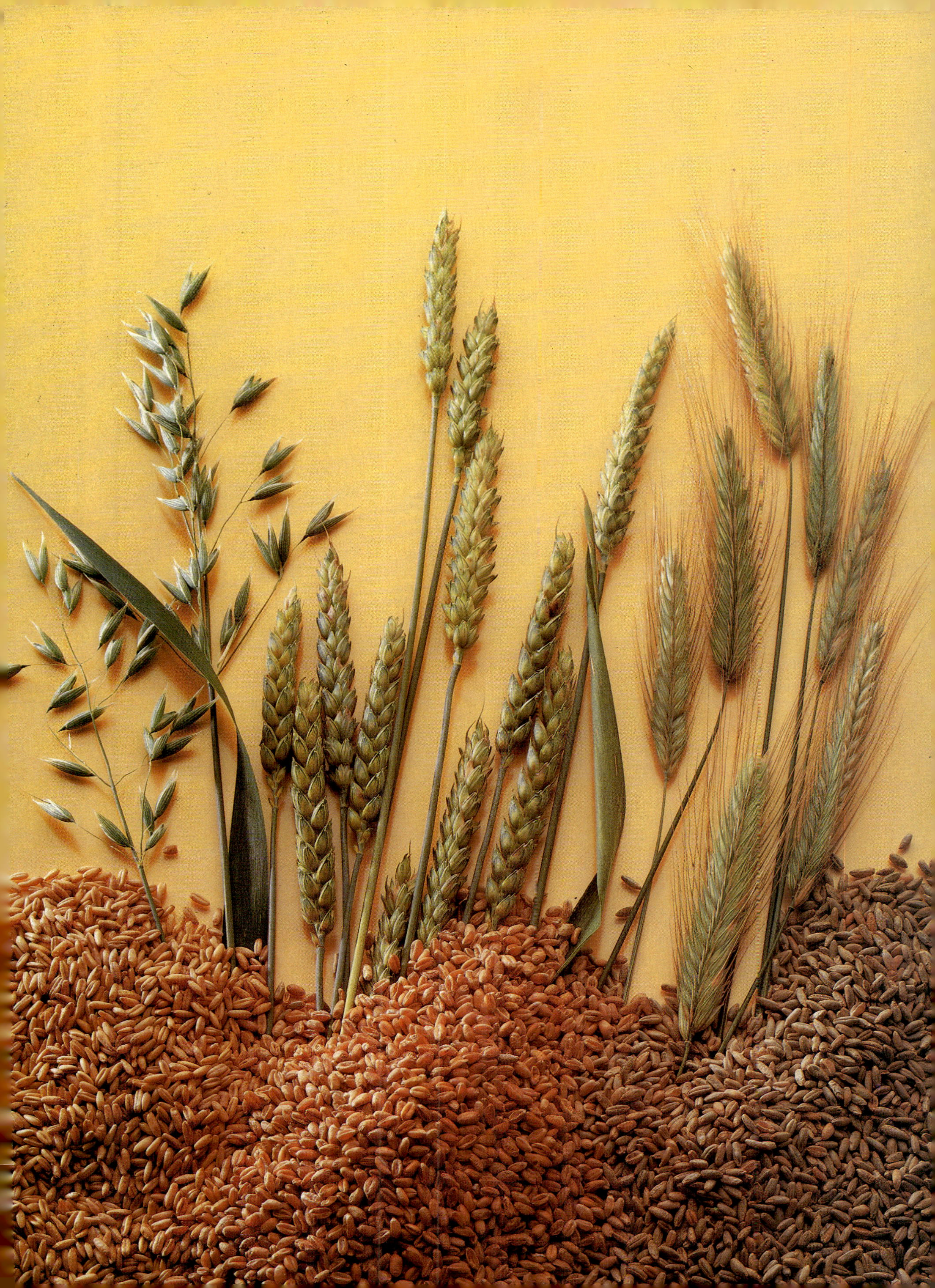

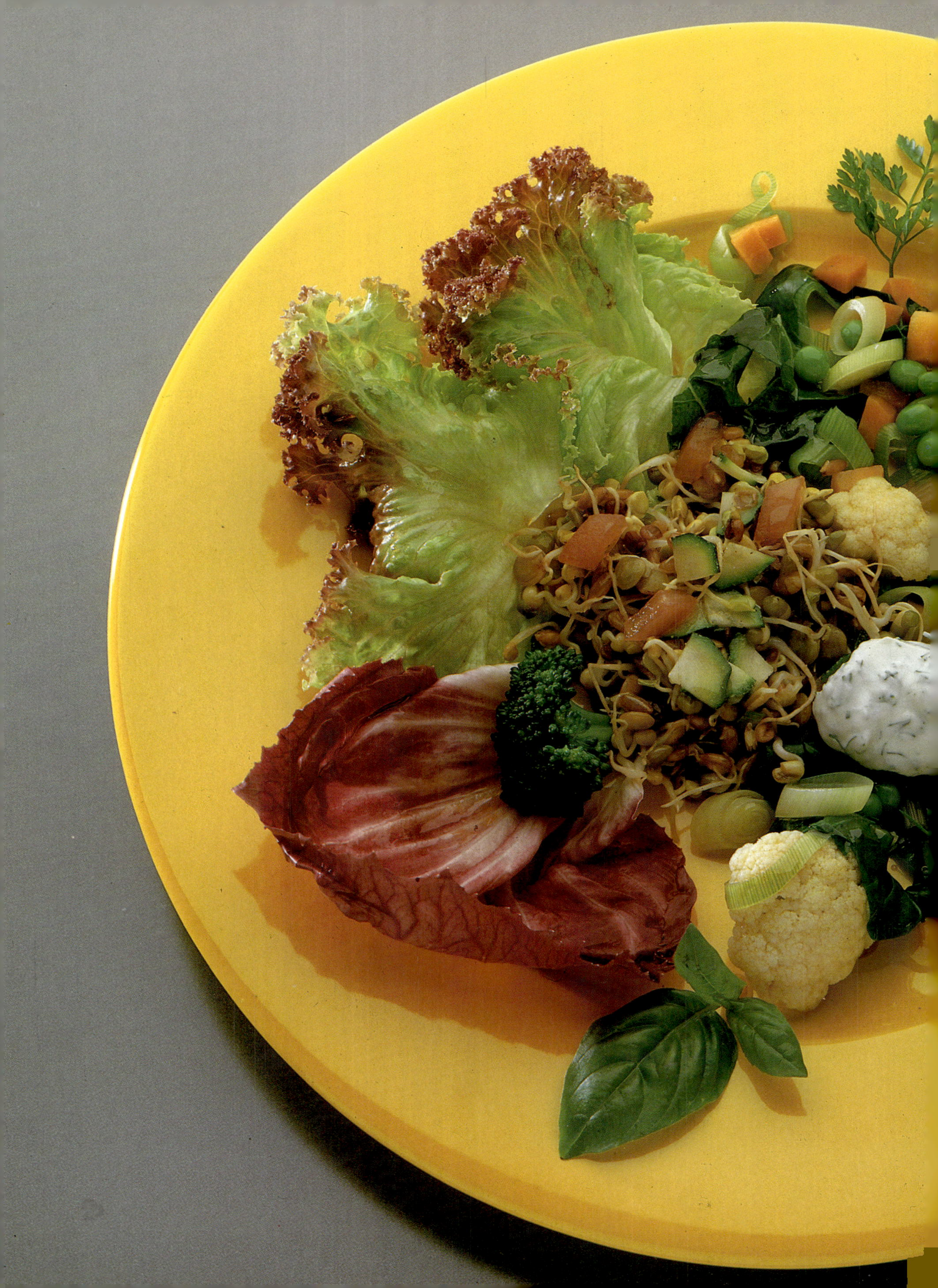

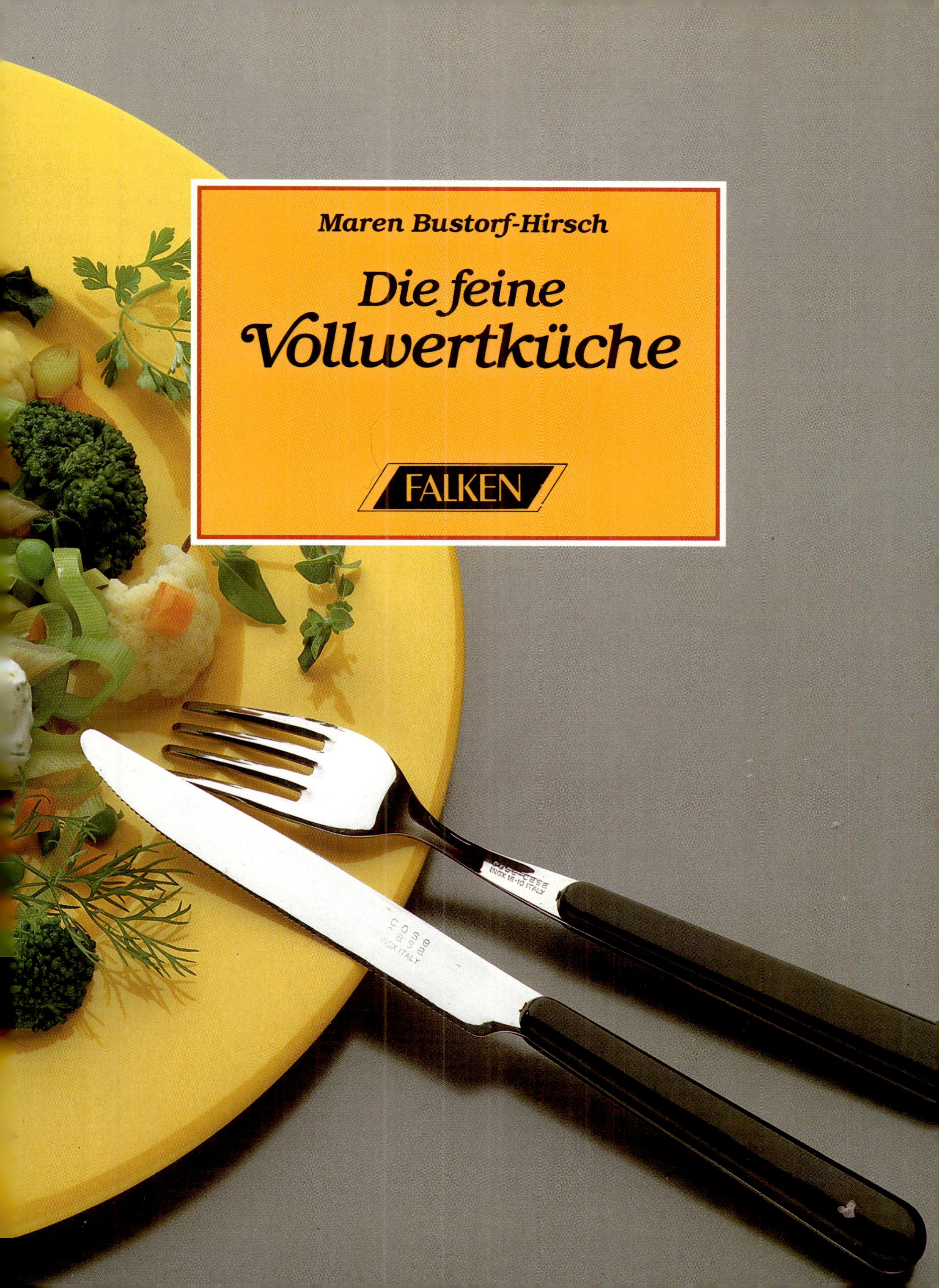

Maren Bustorf-Hirsch

Die feine Vollwertküche

FALKEN

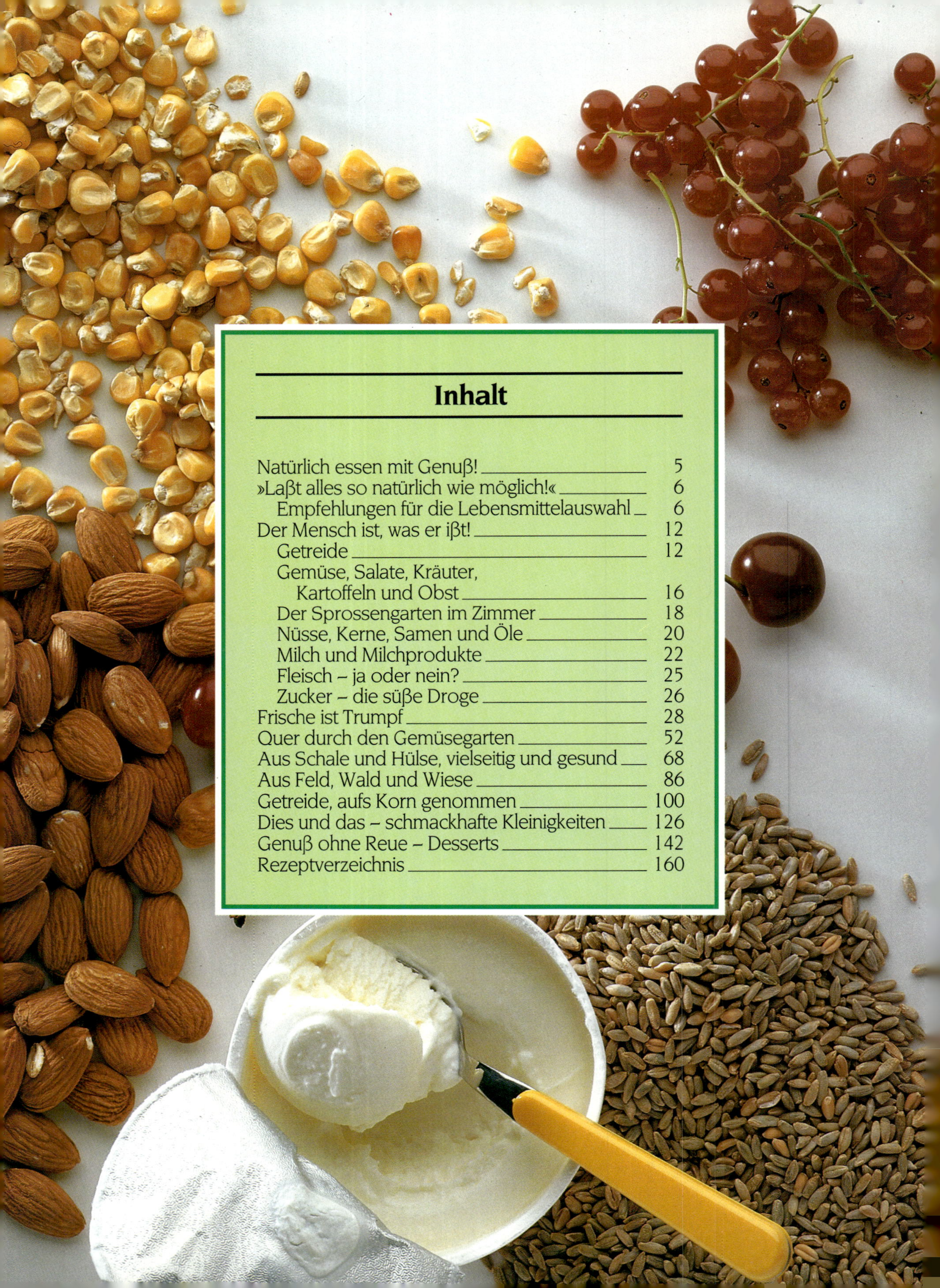

Inhalt

Natürlich essen mit Genuß! 5
»Laßt alles so natürlich wie möglich!« 6
Empfehlungen für die Lebensmittelauswahl 6
Der Mensch ist, was er ißt! 12
Getreide 12
Gemüse, Salate, Kräuter, Kartoffeln und Obst 16
Der Sprossengarten im Zimmer 18
Nüsse, Kerne, Samen und Öle 20
Milch und Milchprodukte 22
Fleisch – ja oder nein? 25
Zucker – die süße Droge 26
Frische ist Trumpf 28
Quer durch den Gemüsegarten 52
Aus Schale und Hülse, vielseitig und gesund 68
Aus Feld, Wald und Wiese 86
Getreide, aufs Korn genommen 100
Dies und das – schmackhafte Kleinigkeiten 126
Genuß ohne Reue – Desserts 142
Rezeptverzeichnis 160

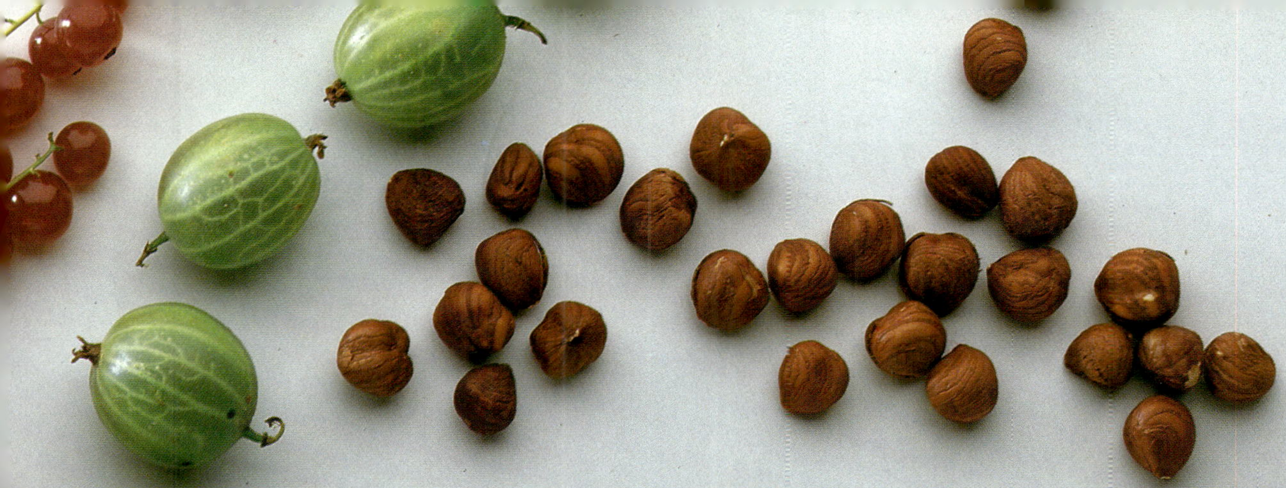

Natürlich essen mit Genuß!

Essen soll nicht nur Hunger und Durst stillen, Essen soll auch Spaß machen und schmecken, denn Essen ist ein Stück unserer Kultur! Gegensätzlich und vielfältig wie unsere Gesellschaft sind auch unsere Eßgewohnheiten: da sitzen die einen genießerisch bei Hummer und Sekt, während die anderen im Vorübergehen eine Dose öffnen und ihren Inhalt hastig verzehren. Manche kochen mit Feuereifer internationale Spezialitäten, und manche schwärmen von Hamburgern und Pommes frites. Andere wiederum schwören auf Mutters Eintopf oder hangeln sich von einer Diät zur anderen. Doch was ist das Richtige?

Obwohl wir einerseits riesige medizinische Fortschritte aufweisen können, leiden andererseits immer mehr Menschen in den Industrieländern an ernährungsbedingten Krankheiten. Sie ernähren sich einseitig und mangelhaft, obwohl die Angebotspalette unserer Supermärkte immer größer wird. Trotz einer Fülle an Informationen über gesundheitliche Fragen und trotz steigenden Umwelt- und Gesundheitsbewußtseins essen viele immer noch das Falsche, vor allem aber viel zu viel, viel zu fett, viel zu eiweißreich, viel zu süß und viel zu salzig!

Aber nicht nur aus gesundheitlichen Gründen ist ein Umdenken notwendig. Angesichts der ökologischen Krise und des Hungers in der dritten Welt können sich die Menschen in den westlichen Industrienationen den Luxus eines energieaufwendigen, umweltbelastenden und verschwenderischen Umgangs mit ihrer Nahrung nicht mehr leisten.

Ausweg und Abhilfe bietet eine vollwertige Ernährung, die überwiegend aus Vollgetreide, Gemüse, Obst, Nüssen und Ölfrüchten, naturbelassenen Fetten und Milchprodukten besteht und die durch mäßige Anteile an Fleisch, Fisch und Eiern ergänzt werden kann. Daß Vollwertkost keine Diät ist, sondern von jedem ohne besonderen Aufwand zubereitet und individuell variiert werden kann, will ich Ihnen in den folgenden Rezeptvorschlägen zeigen. Vielleicht fällt Ihnen eine radikale Umstellung am Anfang schwer, probieren Sie jedoch, Schritt für Schritt Ihren Speiseplan durch vollwertige Gerichte zu bereichern, damit Sie dem Ziel einer vollwertigen Ernährung möglichst rasch näherkommen. Sie werden bestimmt erstaunt sein, wie gut alles schmeckt und wie Sie sich mit der neuen Ernährungsweise insgesamt wohler fühlen, getreu dem Motto: »Gesundheit ist zwar nicht alles, aber ohne Gesundheit ist alles nichts!«

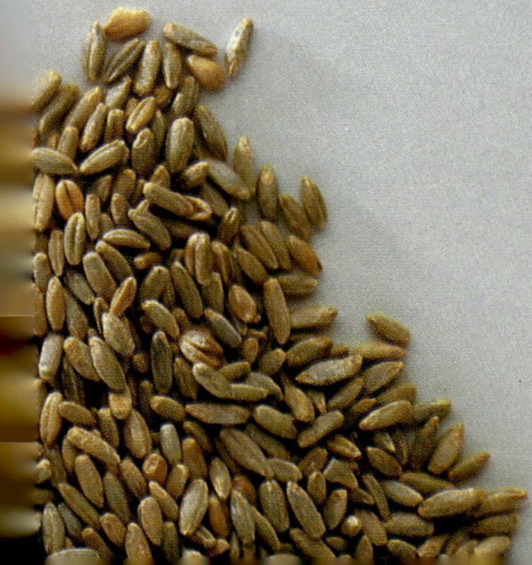

»Laßt alles so natürlich wie möglich!«

Wenn Sie diesen Ausspruch von Professor Kollath, dem Begründer der Vollwertkost, beherzigen, befolgen Sie bereits das wichtigste Grundprinzip dieser Ernährungsweise. Denn im Mittelpunkt der Vollwertkost steht das Lebensmittel in seiner natürlichen Beschaffenheit, das heißt, daß es so wenig wie möglich verändert werden sollte. So ist es z. B. besser, einen knackig-frischen Apfel zu essen als gezuckertes Apfelkompott. Sie sollten lieber das ganze Getreidekorn nehmen als weißes Auszugsmehl, dem alle wertvollen Bestandteile fehlen und frische Rohmilch statt haltbare H-Milch oder gar Milchpulver verwenden. So klar und einfach dies scheint, so schwer ist es manchmal durchzuführen. Denn mit diesem Anliegen der Vollwertkost durchbrechen wir den Kreis von Massenproduktion, Massenverarbeitung, Massenvermarktung und Massenwerbung und besinnen uns wieder auf die natürlichen Ursprünge unserer Nahrung – unserem Wohlbefinden, unserer Gesundheit und unserer Umwelt zuliebe.
Gerade wegen ihrer Naturbelassenheit kann diese Ernährungsweise sehr abwechslungsreich und appetitanregend gestaltet werden. Allerdings sollten Sie an die Qualität der einzelnen Lebensmittel hohe Ansprüche stellen. Dies bedeutet nicht, daß das Obst und Gemüse möglichst makellos, gleichmäßig gefärbt und groß gewachsen sein sollte, sondern daß alles so frisch, so geschmackvoll und so wenig wie möglich mit Schadstoffen belastet sein muß. Völlig schadstofffreie Lebensmittel zu erhalten ist bei dem heutigen Grad der Luft- und Gewässerverschmutzung unmöglich geworden. Wenn Sie aber Produkte aus kontrolliertem biologischem Anbau oder aus artgerechter Tierhaltung wählen, können Sie sicher sein, daß diese jedenfalls frei von chemischen Düngemittel-, Pestizid-, Insektizid-, Herbizid- und Arzneimittelrückständen sind. Mit ihrem Kauf entlasten Sie nicht nur Ihren eigenen Körper, sondern unterstützen auch die Menschen, die durch ökologischen Landbau und Tierhaltung unsere Umwelt schützen. Wählen Sie darüber hinaus Obst und Gemüse der jeweiligen Jahreszeit und meiden Sie Produkte aus fernen Ländern. Natürlich gewachsenes Obst und Gemüse aus der näheren Umgebung ist viel besser im Geschmack, denn es kann voll ausreifen und benötigt keine langen Transportwege oder aufwendige Lagerung, so daß alle Vitalstoffe bestmöglich erhalten bleiben.

Empfehlungen für die Lebensmittelauswahl

Die folgenden Ausführungen sollen Ihnen eine praktische Orientierungshilfe für die Auswahl von Lebensmitteln sein. Sie gehen auf Professor Kollath und auf eine Überarbeitung durch Herrn von Koerber, Herrn Männle und Professor Leitzmann zurück.

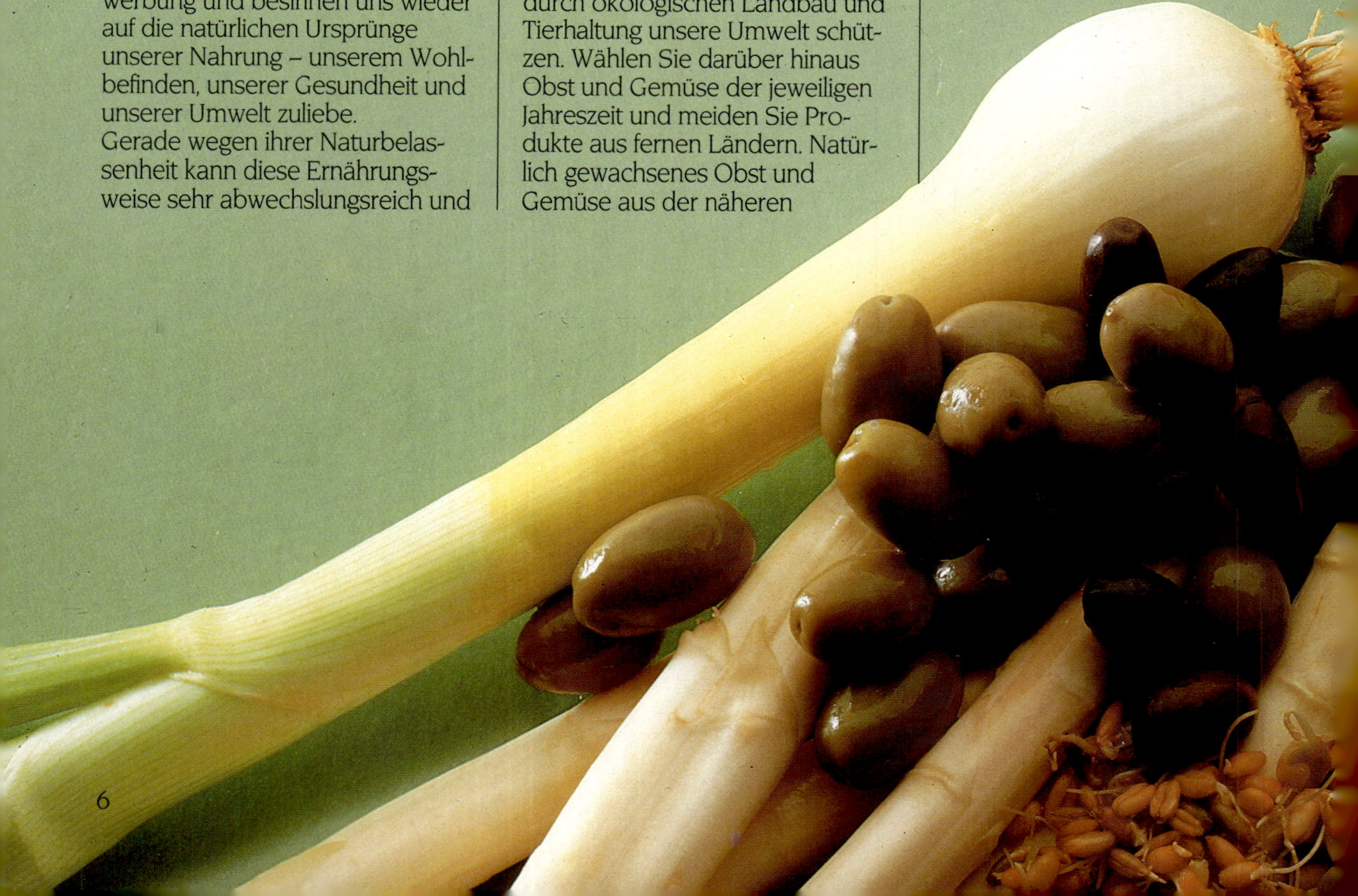

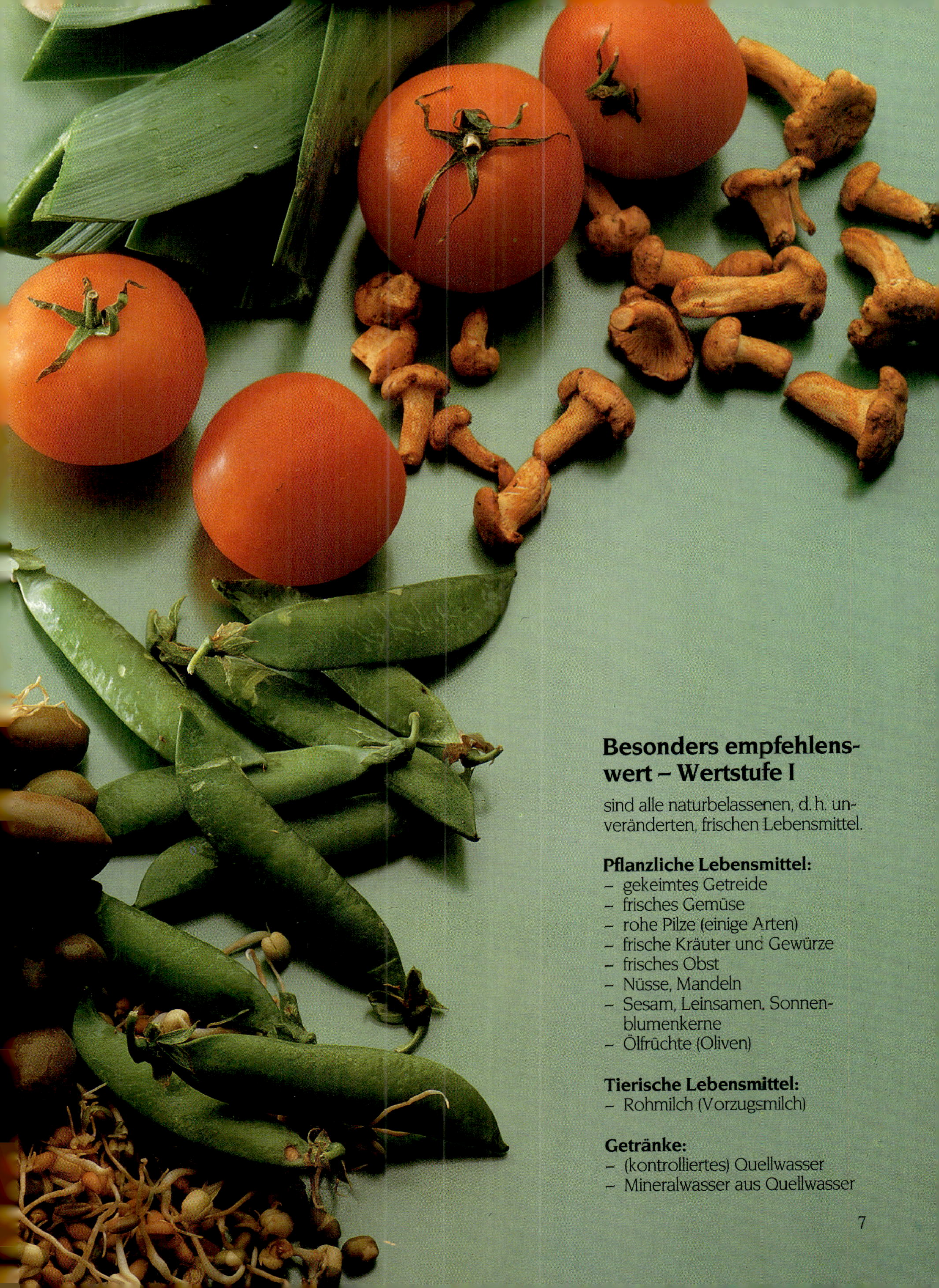

Besonders empfehlenswert – Wertstufe I

sind alle naturbelassenen, d. h. unveränderten, frischen Lebensmittel.

Pflanzliche Lebensmittel:
- gekeimtes Getreide
- frisches Gemüse
- rohe Pilze (einige Arten)
- frische Kräuter und Gewürze
- frisches Obst
- Nüsse, Mandeln
- Sesam, Leinsamen, Sonnenblumenkerne
- Ölfrüchte (Oliven)

Tierische Lebensmittel:
- Rohmilch (Vorzugsmilch)

Getränke:
- (kontrolliertes) Quellwasser
- Mineralwasser aus Quellwasser

Sehr empfehlenswert – Wertstufe II

sind alle frischen Lebensmittel, die nur auf mechanische oder fermentative Weise verändert wurden, das bedeutet, die geschnitten, geraspelt, gehobelt, geschrotet, gemahlen, gepreßt, geschält, getrocknet sowie durch Fermentation, z. B. Sauerkraut, verändert wurden.

Pflanzliche Lebensmittel:
- geschrotetes oder gemahlenes Vollkorngetreide (auch eingeweicht als Frischkornmüsli)
- nicht erhitzte Getreideflocken mit Keim
- zerkleinertes frisches Gemüse und Obst
- milchsaures, nicht pasteurisiertes Gemüse (z. B. Sauerkraut und milchsaure Gurken)
- gekeimte Hülsenfrüchte
- naturtrübe, nicht erhitzte Obst- und Gemüsesäfte
- gemahlene Nüsse und Ölfrüchte
- luftgetrocknete Kräuter und Gewürzsamen
- Trockenfrüchte (eingeweicht zum Süßen)
- kaltgepreßte Öle

Tierische Lebensmittel:
- alle Produkte, die aus Vorzugsmilch oder Rohmilch hergestellt werden, z. B.: Dickmilch, Kefir, Quark, süße oder saure Sahne, Landbutter, Buttermilch, Rohmilchkäse und Molke

Getränke:
- Leitungswasser (nicht gechlort und nicht gefluort)
- Kräuter- und Früchtetees
- Brunnenwasser

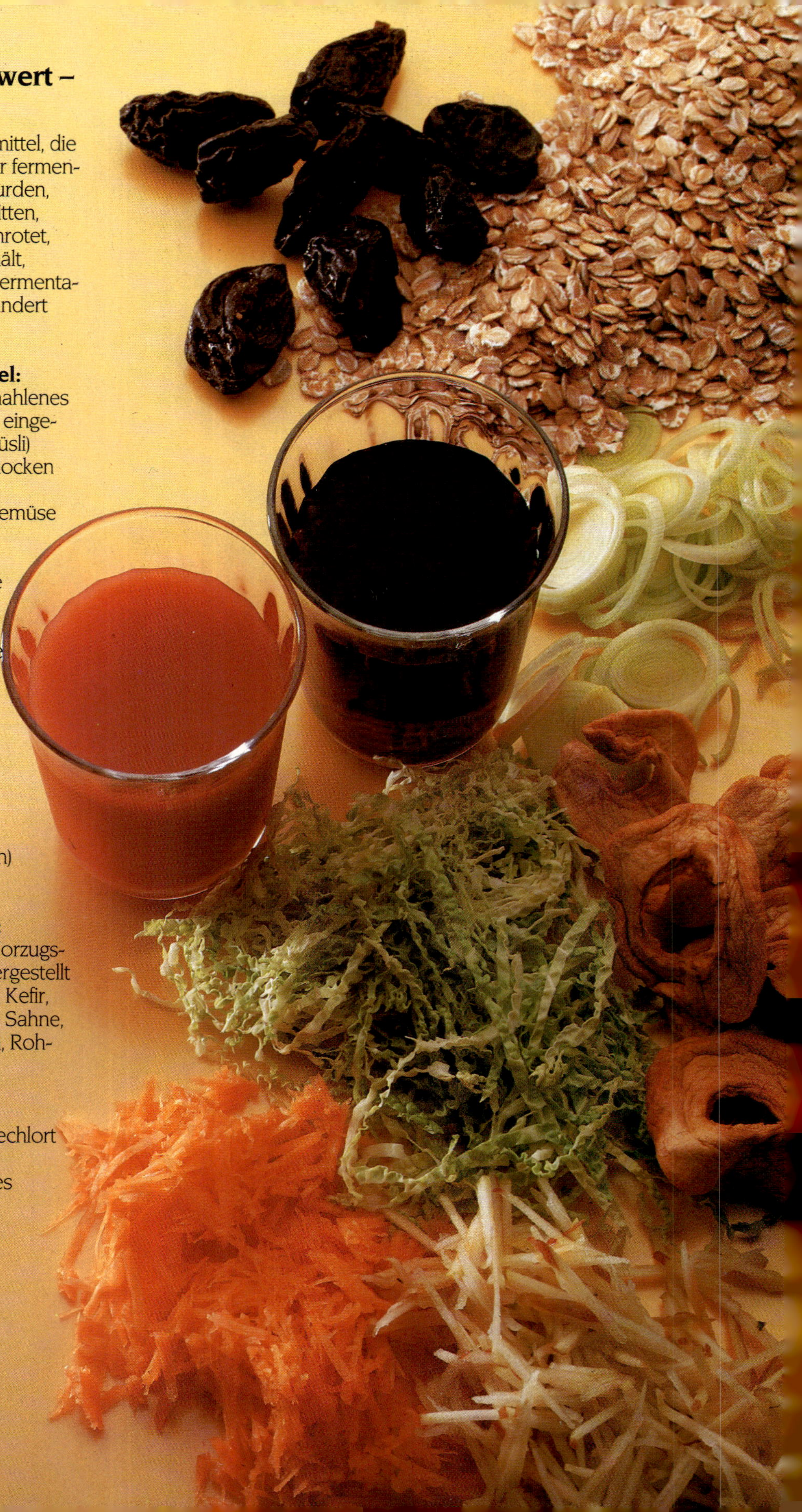

Empfehlenswert – Wertstufe III

sind alle erhitzten oder tiefgefrorenen Nahrungsmittel, bei denen diese Behandlung sinnvoll oder notwendig ist. Für die Hitzebehandlung sollten allerdings schonende Garverfahren (Schmoren im eigenen Saft, Dünsten in wenig Wasser, Blanchieren) ausgewählt werden.

Pflanzliche Lebensmittel:
- gekochtes Getreide (z. B. in Aufläufen, Suppen, Pfannkuchen)
- Getreideflocken mit Keim
- Vollkornbrot, Vollkorngebäck
- Vollkornteigwaren
- erhitztes Gemüse, Obst und Kräuter
- gekochte Kartoffeln
- gekochte Hülsenfrüchte und Pilze
- tiefgefrorenes Obst und Gemüse
- erhitzte Obst- und Gemüsesäfte (ohne weitere Zusätze)
- geröstete oder erhitzte Nüsse und Pflanzensamen
- Pflanzenfette mit einem hohen Anteil an ungesättigten Fettsäuren
- ungehärtete Pflanzenmargarine
- kaltgeschleuderter Honig
- unerhitzte Obstdicksäfte
- Obst- und Weinessig
- Hefeflocken
- Meersalz
- Tofu

Tierische Lebensmittel:
- pasteurisierte Milch
- Produkte, die aus pasteurisierter Milch hergestellt werden (z. B. Joghurt, Quark, Käse, Sahne, Butter)
- erhitztes mageres Fleisch und Fisch
- gekochte Eier

Getränke:
- Tafelwasser
- Malzkaffee
- ungesüßter Kakao
- Matetee

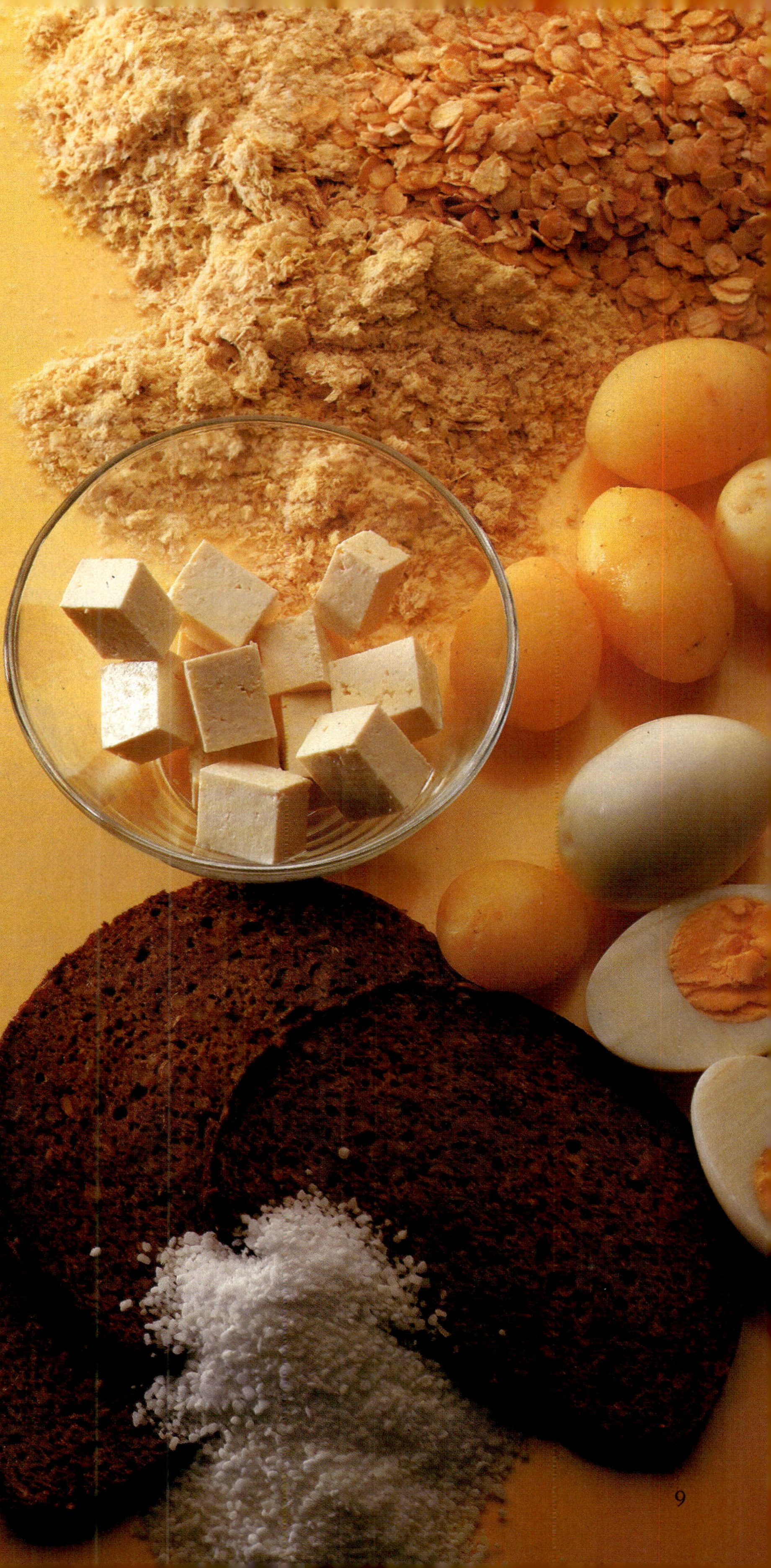

Weniger empfehlenswert – Wertstufe IV

sind alle verarbeiteten und konservierten Nahrungsmittel. Sie sollten nicht täglich verzehrt werden. Dabei macht es keinen Unterschied, ob die Konservierung durch Erhitzen (Ultrahocherhitzen, Sterilisieren, Braten), mit Hilfe eines Vakuums oder durch Pökeln, Begasen, Bestrahlen, Zuckern, Einsalzen oder durch Konservierungsmittel vorgenommen wird. Ferner sollten Nahrungsmittel gemieden werden, die extrahiert, hydriert oder in irgendeiner anderen Form bearbeitet wurden.

Pflanzliche Nahrungsmittel:
- Auszugsmehle und alle Produkte aus Auszugsmehlen (z. B. Kuchen, Brote, Teigwaren)
- Kleie
- Corn-flakes
- Getreideflocken
- parboiled, polierter Reis
- Obst- und Gemüsekonserven
- Fruchtsäfte, -nektare
- raffinierte Fette und Öle
- Brat- und Backfette
- gesalzene und geröstete Nüsse
- erhitzter Honig
- Ahornsirup
- Zuckerrübensirup
- Melasse
- erhitzte Obstdicksäfte
- Sojafleisch
- Gewürze, Kochsalz, Sojasauce

Tierische Nahrungsmittel:
- H-Milch, Milchpulver, Molkepulver
- H-Sahne
- fettarme Milch, Magermilch
- Kondensmilch
- Schmelzkäse und andere Käsekonserven
- Fleisch- und Wurstwaren
- Innereien
- Fleisch- und Fischkonserven
- konservierte Eier
- Eipulver

Getränke:
- Bohnenkaffee
- schwarzer Tee
- Bier
- Wein
- Kakaogetränke

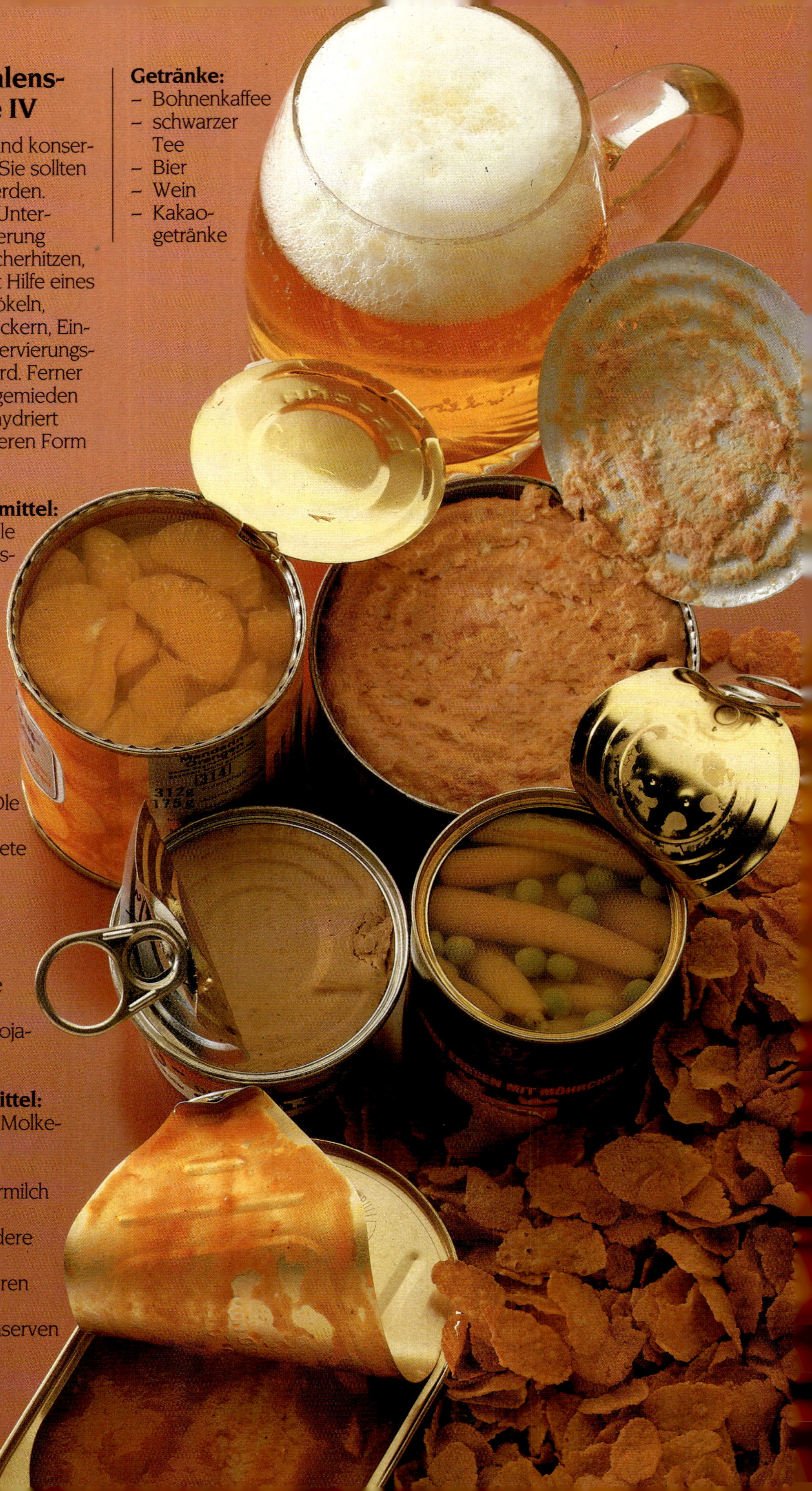

Nicht empfehlenswert – Wertstufe V

sind alle Nahrungsmittel, die durch technische Prozesse gewonnen werden und die Kollath Präparate nennt. Es handelt sich hierbei um isolierte oder synthetisch hergestellte Substanzen oder Produkte, die diese Substanzen enthalten. Bei diesen Nahrungsmitteln werden meist mehrere Be- und Verarbeitungsschritte angewandt. Sie sind fast alle sehr lange lagerfähig. Diese Produkte enthalten zwar Nährstoffe in konzentrierter Form (Fett, Eiweiß und Kohlenhydrate), aber fast oder gar keine natürlichen Vitalstoffe mehr. Alle diese Produkte sollten Sie möglichst meiden.

Pflanzliche Nahrungsmittel:
- isolierte Zucker (Haushaltszucker, Fruchtzucker, Traubenzucker, Malzzucker)
- Zuckeraustauschstoffe
- isolierte Stärke
- isolierte Ballaststoffe
- isolierte Proteine und Lecithin
- Vitaminpräparate
- Schlankheitspräparate
- Präparate für Sportler
- isolierte und künstliche Aromastoffe oder Enzyme
- Branntweinessig und Essigessenz
- Fruchtsaftgetränke
- Speiseeis
- Schokolade
- Pralinen
- Bonbons
- Kunsthonig und künstliche Süßstoffe
- mehrmals erhitzte Fette
- Fertigprodukte

Tierische Nahrungsmittel:
- isoliertes Molkepulver
- Kasein
- isoliertes Protein
- tierische Fette

Getränke:
- Spirituosen
- Limonaden
- Colagetränke
- Instantgetränke

Insgesamt:
Gestalten Sie Ihren Speisezettel so, daß die Hälfte der täglichen Nahrung aus frischen Lebensmitteln, d. h. aus besonders und sehr empfohlenen Lebensmitteln (Wertstufe I und II), besteht und sich die andere Hälfte aus empfehlenswerten Lebensmitteln (Wertstufe III) zusammensetzt. Auf Nahrungsmittel der Wertstufe IV und V sollten Sie verzichten oder nur in Ausnahmefällen zurückgreifen.

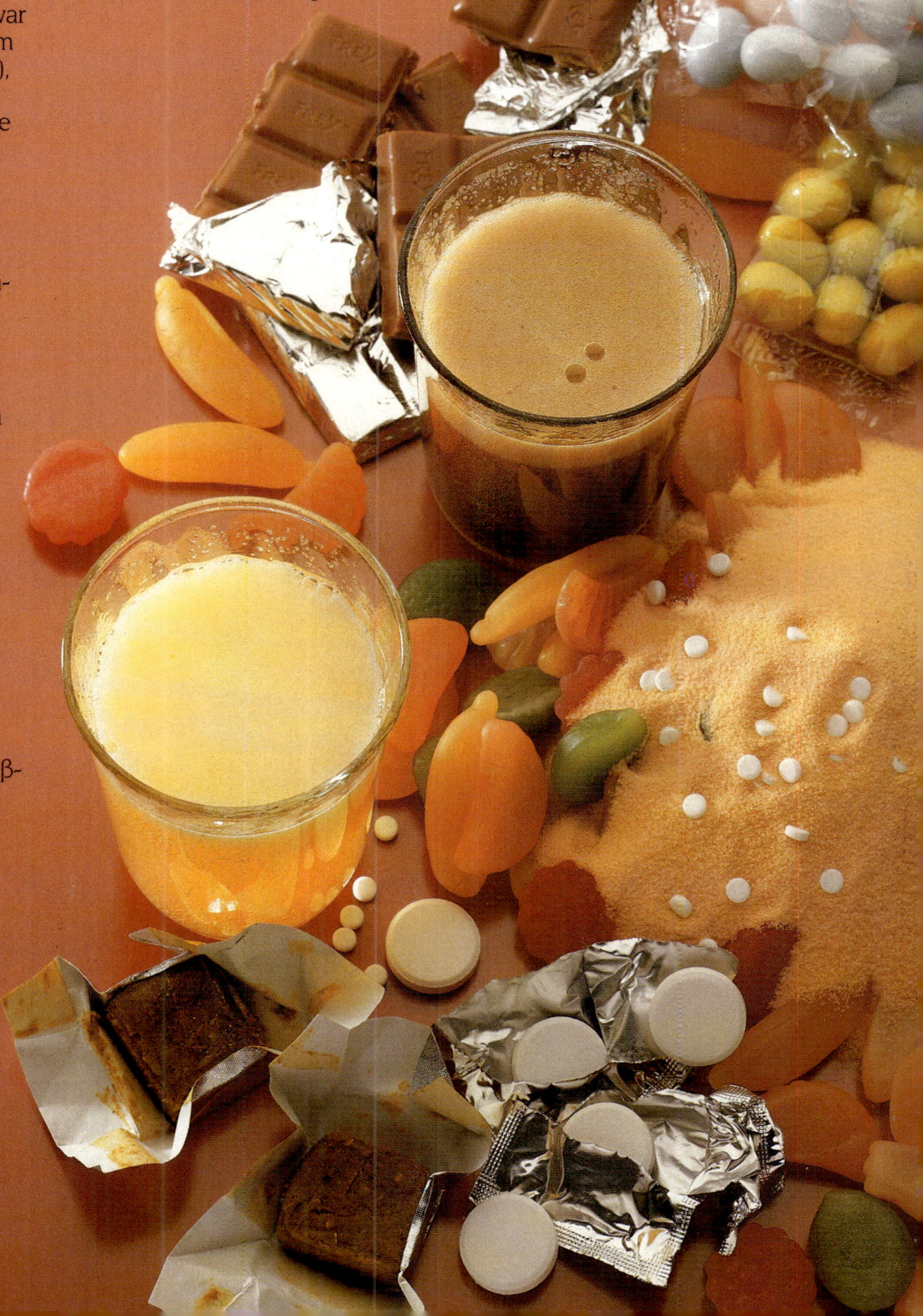

Der Mensch ist, was er ißt!

Essen Sie am Tag 75 g Eiweiß, 70 g Fett, 275 g Kohlenhydrate, 15 mg Eisen, 800 mg Kalzium usw., usw. Solche Empfehlungen sind bei einer ausgewogenen, vitalstoffreichen Vollwertkost unnötig, Ernährungstabellen nicht gefragt, und der Taschenrechner ist überflüssig. In der Vollwertkost werden die einzelnen Lebensmittel in Gruppen zusammengefaßt. Mit Hilfe dieser Gruppen können Sie dann Ihre Ernährung ausgewogen zusammenstellen.

Getreide

Daß Getreide auch in unseren Breiten für viele die Grundlage der menschlichen Ernährung war, können sich manche kaum noch vorstellen. Wer denkt schon an die ganzen Getreidekörner, wenn er im Supermarkt nach Back- und Teigwaren greift. Wer weiß noch, daß sich z. B. ganze Getreidekörner wie Reis kochen lassen und man sie zu schmackhaften Aufläufen oder Bratlingen verarbeiten kann? Der Anteil des Getreides an der täglichen Nahrung ging bei uns in den letzten 100 Jahren rapide zurück. In anderen westlichen Industrienationen sieht das kaum anders aus. In vielen Ländern der dritten Welt steht Getreide jedoch immer noch im Mittelpunkt der Ernährung, so z. B. Reis in Asien, Hirse in Afrika oder Mais in Südamerika.
Getreide ist und bleibt die wichtigste Nahrungsgrundlage auf der Erde: es liefert weltweit 45% des verzehrten Proteins, 64% der Kohlenhydrate, 9% des Fetts und etwa 50% der insgesamt aufgenommenen Energie. Aber das allein macht das Getreide noch nicht zu einem Lebensmittel ersten Ranges. Problemlos stehen Getreidekörner das ganze Jahr über stets »frisch« und ohne Qualitätsverlust oder besondere Konservierungsmethode zur Verfügung. Hinzu kommt, daß uns kaum ein anderes Lebensmittel so viele Vitalstoffe (mit Ausnahme von Vitamin C und Calcium) in ausgewogener Form bietet: besonders die wichtigen B-Vitamine und Eisen.
Leider bedeutet dies nun aber nicht, daß jeder beim Verzehr von Getreideprodukten auch in den Genuß ihrer wertvollen Inhaltsstoffe kommt. Warum dies so ist, zeigt sich sehr schnell. Betrachten wir ein Getreidekorn im Querschnitt! Es besteht aus dem Keimling, dem Mehlkörper und den Randschichten. Nun sind leider nicht alle Nähr- und Vitalstoffe gleichmäßig über das Getreidekorn verteilt, sondern konzentrieren sich in verschiedenen Teilen. So enthält der Keimling wertvolle Fette, Proteine, Mineralstoffe, Enzyme und Vitamine, und auch die Randschichten liefern neben Faserstoffen zahlreiche Vitamine und Mineralstoffe. Doch gerade Keimling und Randschichten werden bei der Herstellung von weißem Mehl entfernt. Übrig bleibt der Mehlkörper, der aus Stärke und einigen Eiweißstoffen besteht, die zwar für gute Backeigenschaften sorgen, ernährungsphysiologisch gesehen aber minderwertig sind.
Für den reibungslosen Ablauf unserer Stoffwechselvorgänge werden aber Vitamine, Enzyme und Mineralstoffe aus dem Keimling und den Randschichten dringend benötigt. Wie wichtig auch die in den Randschichten enthaltenen Faserstoffe oder Ballaststoffe sind, wurde erst in den letzten Jahren deutlich: sie sorgen dafür, daß wir länger kauen und dabei die Nahrung gut zerkleinert wird. Die Nahrung verweilt länger im Magen, dadurch entsteht nicht so schnell ein erneutes Hungergefühl; dies ist ganz besonders wichtig für Übergewichtige. Ballaststoffe haben ein hohes Quellvermögen und vergrößern damit das Volumen des Speisebreis im Darm. Dieser reizt dann die Darmwände auf natürliche Weise, d. h. regt sie zu verstärkter Tätigkeit an und verkürzt dadurch die Verweildauer im Darm. Sie machen also Abführmittel überflüssig, und viele Verdauungsstörungen werden fast nebenbei behoben. Außerdem können Ballaststoffe Schwermetalle und andere schädliche Stoffe binden; so entlasten sie den Stoffwechsel, tragen zur Senkung des Cholesteringehaltes in Blut und Leber bei und wirken sich darüber hinaus günstig auf den Blutzuckerspiegel aus.
Aus all diesen Gründen können Sie selbstverständlich die Randschichten und den Keimling – sonst meist als Viehfutter verwendet – für viel Geld in Tablettenform oder »schmackhaft gemacht« durch Zucker und Aromastoffe in Apotheken und Reformhäusern kaufen. – Aber warum es einfach machen, wenn es auch kompliziert geht! Da führt man also der gewohnten Ernährung lieber das Fehlende zu, anstatt gleich Speisen aus dem Getreidekorn zu essen.

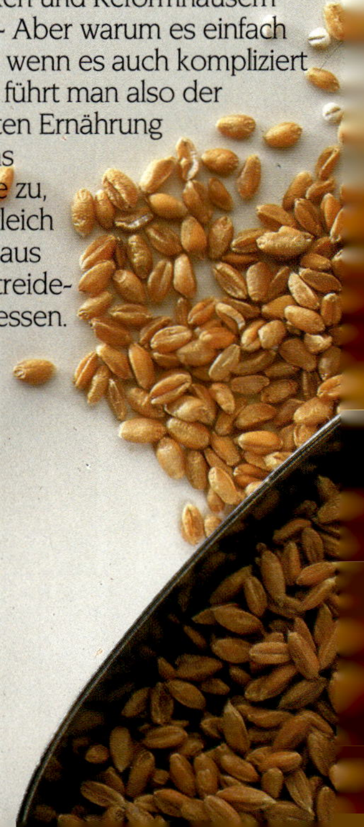

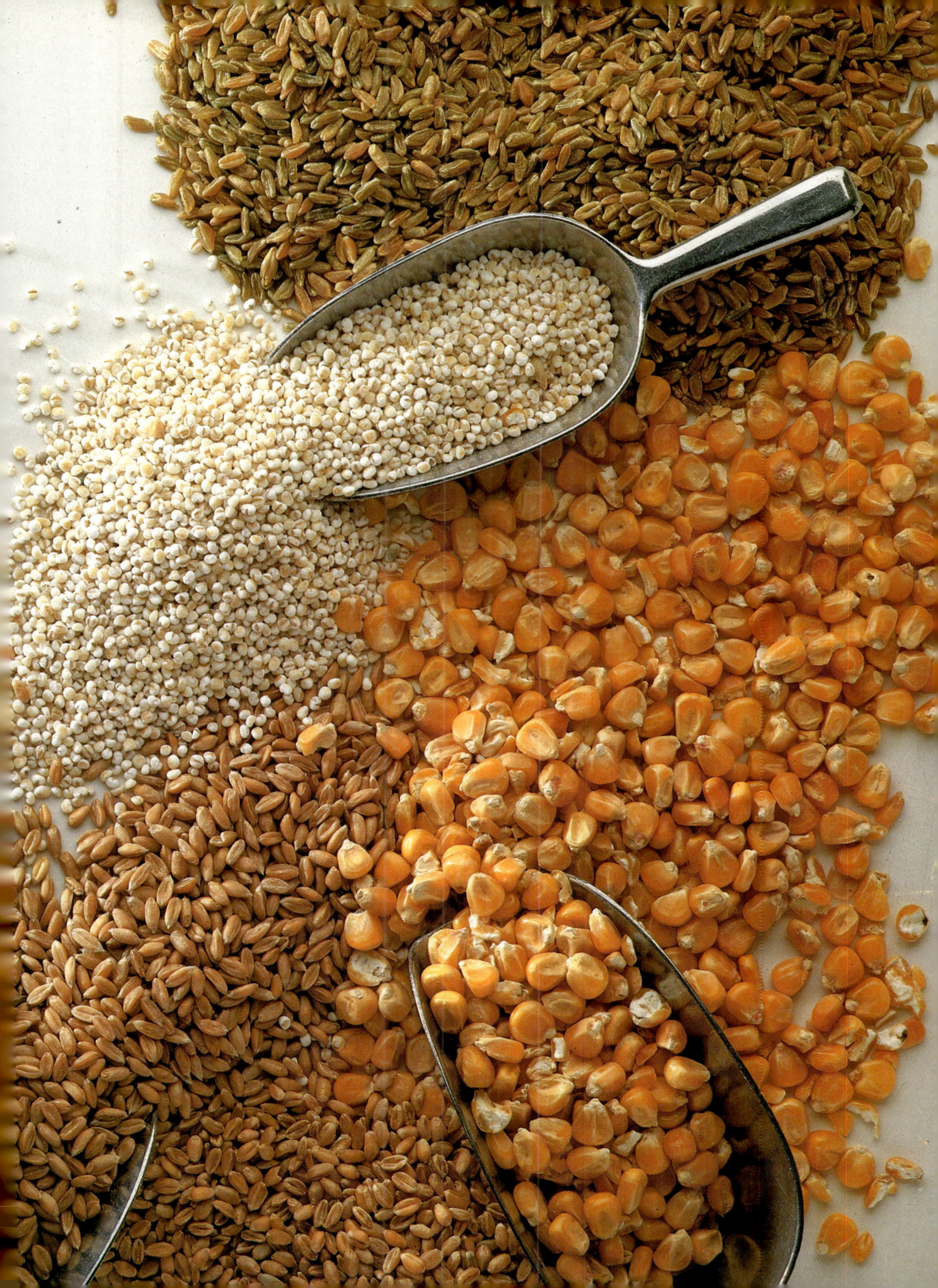

Getreide mahlen

Für Ihre Gesundheit können Sie nichts Besseres tun, als Ihr Getreide stets vor der Verwendung frisch zu mahlen, denn Vollkornmehl ist im Gegensatz zu Auszugsmehl ein empfindliches Produkt. Es beginnt sich nämlich unter dem Einfluß von Licht, Sauerstoff und Wärme zu zersetzen, verliert dann an Duft, Aroma und auch an gesundheitlichem Wert, wenn es über eine längere Zeit steht.
Aus diesem Grunde ist in der Vollwertküche eine Getreidemühle ein unentbehrlicher Helfer. Sie schrotet das Getreide für das Müsli und die Getreidegerichte aus Schrot und mahlt das Mehl für Brote, Gebäck und Teigwaren.
Es gibt Handmühlen, Mühlen als Zusatzgeräte für Küchenmaschinen und elektrische Einzelgeräte mit einem Stahl-, Stein- oder Keramikmahlwerk. Im Preis, in der Ausführung und in ihrer Leistung sind sie recht unterschiedlich, so daß Sie sich beim Kauf sehr genau informieren sollten, ob die Mühle für Ihre Bedürfnisse die Richtige ist.

Getreide verwenden

Essen Sie täglich etwa 2 bis 3 Eßlöffel unerhitztes Getreide. Auf diese Weise haben Sie die Gewähr, daß alle, auch die zum Teil hitzeempfindlichen Inhaltsstoffe, erhalten bleiben und Ihr Nährstoffbedarf besser gedeckt werden kann.
Das Getreide wird grob geschrotet und mit Wasser etwa 4 bis 10 Stunden eingeweicht. Unmittelbar vor dem Verzehr wird es dann mit viel frischem Obst je nach Jahreszeit und Milchprodukten zubereitet und geschmacklich mit Trockenfrüchten, Nüssen und Gewürzen verfeinert.
Neben dem Schrotmüsli können rohe Getreidekörner auch in gekeimtem Zustand verzehrt werden. Nach 2 bis 3 Tagen sind die Getreidekörner verzehrfertig. Aus gekeimten Getreidekörnern können Sie ein Müsli zubereiten, oder streuen Sie die Keime über den Salat.

Ganze Getreidekörner kochen

Weizen, Roggen, Gerste und Dinkel

Waschen Sie etwa 300 g Getreide (das reicht für 4 Personen), und weichen es am besten über Nacht in ½ bis ¾ l Wasser ein. Am nächsten Tag kochen Sie das Getreide zusammen mit dem Einweichwasser und den entsprechenden Gewürzen auf und lassen es 30 Minuten köcheln. Danach sollte das Getreide auf der ausgeschalteten Herdplatte noch mindestens 30 Minuten nachquellen, es sollte dabei warm bleiben. Sie können den Topf jedoch auch in Zeitungen hüllen, in eine Kochkiste stellen oder das Getreide in ein Thermogefäß füllen. Nach dem Kochen wird es so verarbeitet, wie es im Rezept angegeben ist.

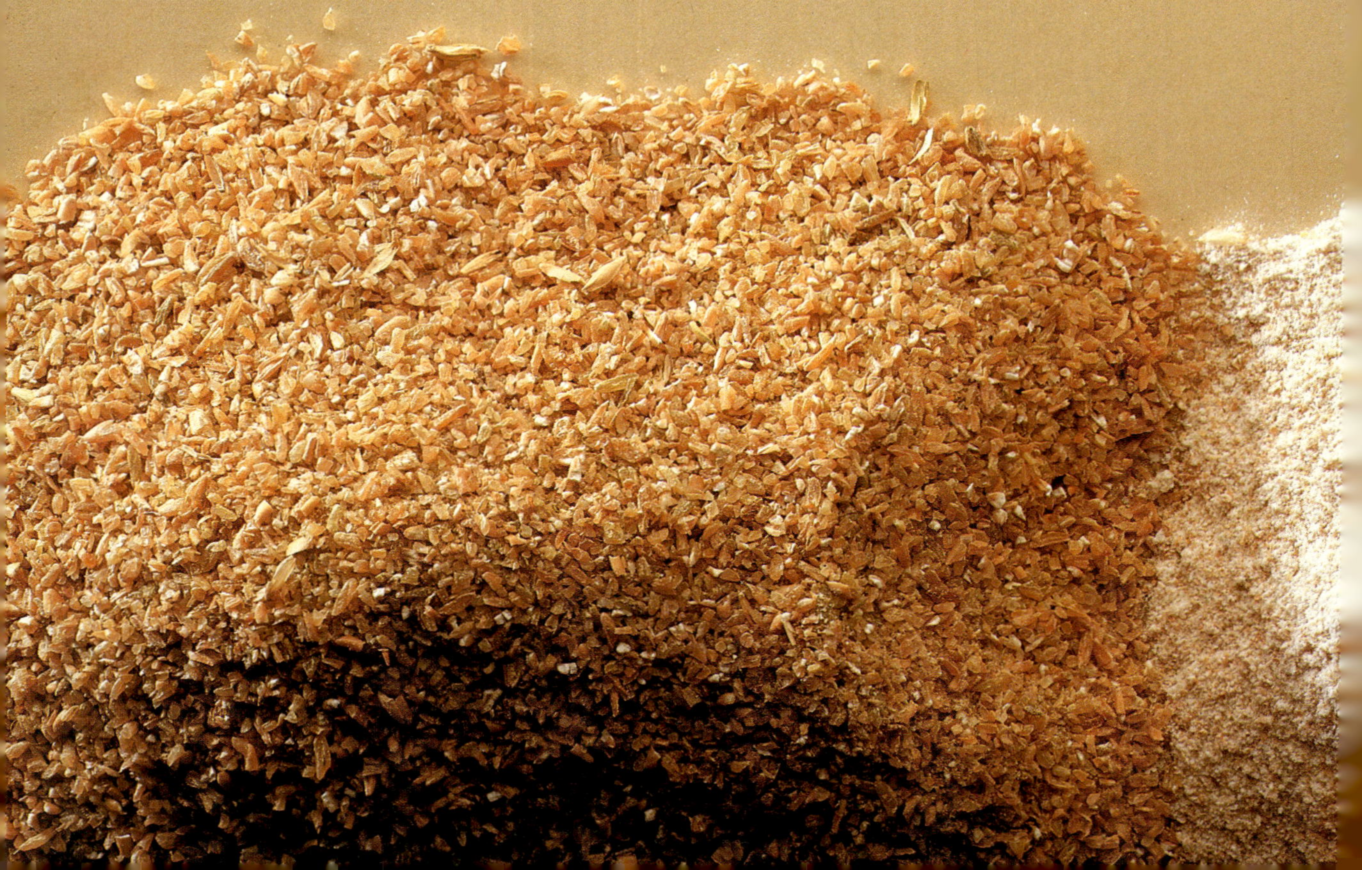

Grünkern, Hafer, Hirse, Reis und Buchweizen
Diese Getreidesorten müssen nicht unbedingt eingeweicht werden, allerdings verkürzt auch hier das Einweichen die Garzeit. Waschen Sie 250 g (das reicht für 4 Personen) der oben genannten Getreidesorten, und lassen Sie sie mit ½ l Flüssigkeit (Milch oder Wasser) und den im Rezept angegebenen Gewürzen aufkochen. Nach 10 bis 20 Minuten, in denen das Getreide leicht geköchelt hat, lassen Sie es auf der ausgeschalteten Herdplatte 20 bis 30 Minuten nachquellen.

Geschrotetes Getreide kochen

Für 4 Personen nehmen Sie 200 g Getreide, schroten es oder mahlen es fein. Dann streuen Sie es unter Rühren in ½ l kochende Flüssigkeit (Gemüsebrühe oder Milch), lassen alles aufkochen und 5 Minuten köcheln. Danach muß auch das geschrotete Getreide 10 bis 20 Minuten auf der ausgeschalteten Herdplatte nachquellen.

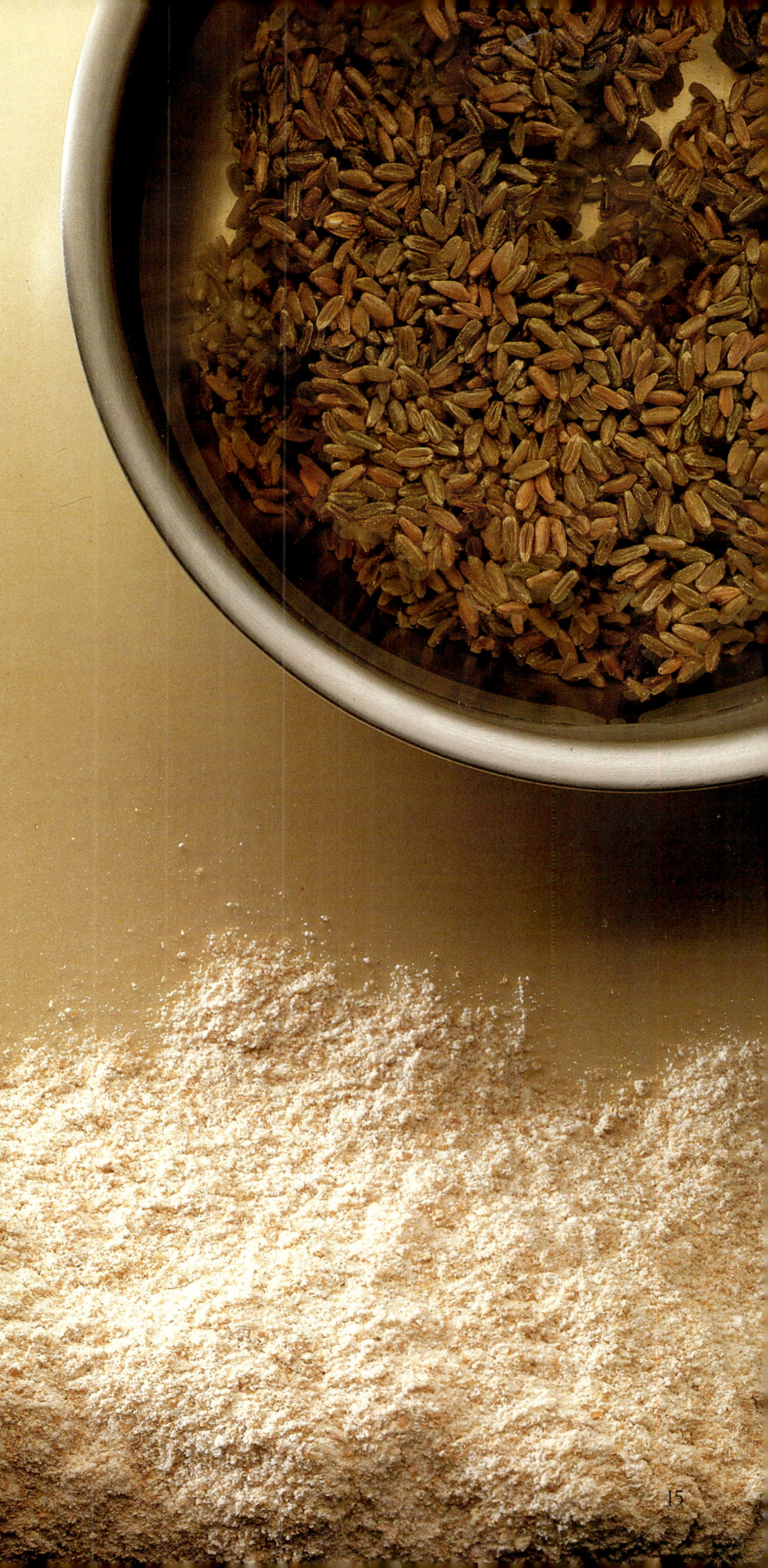

Gemüse, Salate, Kräuter, Kartoffeln und Obst

Sicher wissen auch Sie, daß die meisten Kräuter unsere Speisen nicht nur auf besondere und raffinierte Weise würzen können, sondern aufgrund ihrer Wirkstoffe auch als Heilkräuter seit Jahrhunderten eingesetzt werden. Doch auch Gemüse und Obst haben eine ähnliche Wirkung! Der Schweizer Arzt Dr. Bircher-Benner »verordnete« sie als erster schon vor einigen Jahrzehnten seinen Patienten und heilte so viele Zivilisationskrankheiten, getreu dem über 200 Jahre alten Grundsatz von Hippokrates: »Laßt eure Nahrungsmittel eure Heilmittel und eure Heilmittel eure Nahrungsmittel sein.« Diesen Grundsatz befolgen heute wieder viele Ärzte, und auch die Vollwerternährung setzt ihn in ihren Empfehlungen für eine Lebensmittelauswahl in die Praxis um.

Gemüse, Salate, Kräuter und Obst sollen dabei möglichst in frischem, d. h. rohem, nicht erhitztem Zustand verzehrt werden, denn nur auf diese Weise kommt ihr Reichtum an wertvollen Inhaltsstoffen auch wirklich zum Tragen. So liefern sie zum Beispiel Nähr- und Vitalstoffe, deren Bedarfsdeckung bei uns gefährdet ist, z. B. Folsäure oder Eisen. Zudem enthalten sie viele Ballaststoffe, deren günstige Wirkungen bereits im vorhergehenden Kapitel besprochen wurden. Und was nicht zu unterschätzen ist: sie machen in rohem Zustand sehr schnell satt und liefern aber selbst nur sehr wenige Kalorien.

Geschmacks-, Farb-, Geruchs- und Aromastoffe von Kräutern, Gemüse und Obst wirken sehr appetitanregend, unterstützen gleichzeitig zahlreiche Verdauungsvorgänge und machen nicht zuletzt auch dadurch die gesamte Nahrung bekömmlicher.

Insofern bietet eine kalorienarme, vitalstoffreiche Frischkost für den Gesunden viele Vorteile, und er lernt dabei gleichzeitig wieder den natürlichen Geschmack der Lebensmittel schätzen.

Damit alle wertvollen Inhaltsstoffe bestmöglich erhalten bleiben, sollten Sie Gemüse und Obst nicht zu lange waschen oder gar ins Wasser legen, sonst könnten nämlich wasserlösliche Vitamine und Mineralstoffe verlorengehen. Schälen Sie nur, wenn unbedingt nötig, denn gerade in oder dicht unter der Schale sitzen die meisten Vitalstoffe. Schon aus diesem Grund sollten Sie Obst, Gemüse und Kartoffeln aus kontrolliertem biologischem Anbau bevorzugen, denn trotz Luft- und Gewässerverschmutzung haben sie eine deutlich geringere Schadstoffbelastung als vergleichbare Produkte aus konventionellem Anbau – schließlich werden ja auch keine chemischen Dünge- und Pflanzenschutzmittel verwendet.

Wenn Sie darüber hinaus Gemüse, Obst und Kräuter erst kurz vor dem Essen zerkleinern, halten Sie auch die Verluste sehr gering, die durch Sauerstoff entstehen.

Übrigens brauchen Sie keine Sorge zu haben, daß Ihr Körper revoltiert, wenn Sie ihm diese »neue« Kost anbieten; fast jeder verträgt sie. Empfindliche sollten allerdings nicht gleichzeitig zuckerhaltige Nahrungsmittel zu sich nehmen. Schlingen Sie die Frischkost nicht hinunter, sondern kauen Sie sie bedächtig, und essen Sie sie stets vor den Mahlzeiten.

Kartoffeln und einige Gemüsesorten, z. B. Bohnen, kann man nicht roh verzehren, sie müssen schonend gegart werden. Versuche haben gezeigt, daß das Dünsten mit möglichst wenig Wasser am besten alle Vitamine erhält. Demnach ist diese Garmethode dem Kochen mit viel Wasser, aber auch dem Garen im Dampfdrucktopf vorzuziehen.

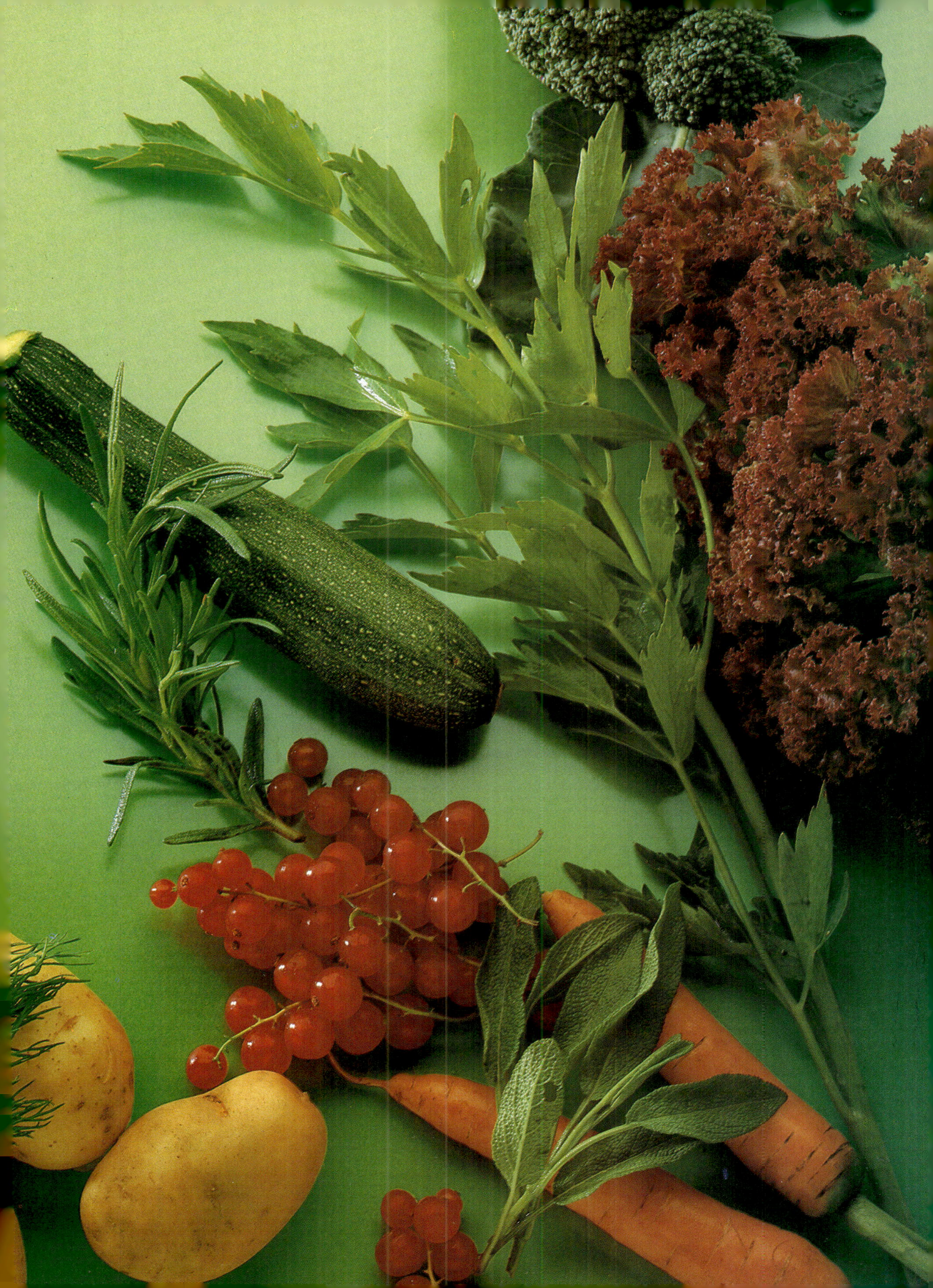

Der Sprossengarten im Zimmer

Was soll man tun, wenn man auch im Winter auf ein reichhaltiges Frischkostangebot nicht verzichten möchte? Zum einen greift man natürlich möglichst lange auf das Angebot an Freilandsalaten, an die in Sand eingelagerten Wurzelgemüse, an Lagerobst und an milchsauren Gemüsen zurück. Zum anderen sind aber gerade in dieser Jahreszeit Sprossen und Keime eine willkommene Bereicherung des Speisezettels. Man kann Sprossen und Keime selber ziehen und ernten. Dazu brauchen Sie keinen Garten, lediglich ein winziges Plätzchen in einem Zimmer. Völlig unabhängig von der Jahreszeit wachsen dort ohne Erde in 2 bis 5 Tagen Sprossen heran und stehen zum Verzehr bereit. Ein so frisches Lebensmittel erhalten Sie in keinem Geschäft!

Dabei sind diese vitalen Winzlinge durchaus keine Erfindung der Neuzeit. Sie waren schon den Chinesen im Altertum bekannt. Man erhält Sprossen dadurch, daß man die Samen verschiedener Pflanzen (es eignen sich Getreide, Hülsenfrüchte, Ölfrüchte, Senf, Rettich, Alfalfa usw.) im Zimmer zum Keimen bringt. Das sonst äußerst harte Samenkorn wird durch den Keimprozeß weich und in rohem Zustand eßbar. Hinzu kommt, daß es durch diesen Prozeß sogar zu einem überaus hochwertigen Lebensmittel wird. Schon von Natur aus enthält nämlich jedes einzelne Samenkorn in seiner Keimanlage hochwertige Proteine, Fette und wichtige Mineralstoffe, in seinem Samenkörper Kohlenhydrate und in den Schalen wertvolle Mineralstoffe, Spurenelemente, Enzyme und Vitamine. Alle diese Nähr- und Vitalstoffe werden so lange gespeichert, bis der Samen unter günstigen Bedingungen zu keimen anfängt und schließlich zu einer Pflanze heranwächst.

Während des Keimprozesses werden alle diese Nährstoffe auch für den menschlichen Körper verfügbar gemacht, außerdem vergrößert sich der Vitalstoffgehalt um ein Vielfaches (Vitamine z. B. um 50 bis 200%). Insofern sind Sprossen Lebensmittel, die uns auf natürliche Weise mit Nähr- und Vitalstoffen in konzentrierter Form versorgen können. Sprossen aktivieren den gesamten Stoffwechsel und beheben häufig Mangelerscheinungen, die durch eine vital- und faserstoffarme Ernährung hervorgerufen wurden.

Und so sieht Ihr Sprossengarten aus:

Besorgen Sie sich Samen in Naturkostläden oder Reformhäusern, die voll keimfähig sind und nicht chemisch behandelt wurden.

Damit Ihr Sprossengarten ein voller Erfolg wird, benötigen die Samen vier Voraussetzungen:

1. indirektes Licht oder Dunkelheit,
2. ausreichende Feuchtigkeit, aber keine Nässe,
3. eine Temperatur von 18 bis 21 °C,
4. ausreichende Versorgung mit Sauerstoff.

Vom Samen zur Sprosse

(Wir zeigen Ihnen, wie man Samen in einer Keimbox keimen lassen kann. Ein Einweckglas, das mit etwas Gaze abgedeckt wird, kann auf die gleiche Weise verwendet werden. Es gibt jedoch im Handel noch viele Geräte, die Ihnen die Sprossenzucht erleichtern. Lassen Sie sich beraten.

1. Die gewaschenen Samen werden je nach Sorte 4 bis 12 Stunden in einem Gefäß in reichlich Wasser eingeweicht. Achtung! Manche Samen vergrößern dabei ihr Volumen auf das Vierfache.
2. Danach wird das Wasser abgegossen, und man spült die Samen kräftig unter fließendem Wasser.
3. Nach dem Spülen wird das Gefäß mit der Öffnung nach unten etwas schräg aufgestellt, damit eventuell noch vorhandenes Wasser abtropfen kann, und abgedeckt. Das Spülen und schräge Aufstellen wiederholen Sie am besten morgens und abends, bei sehr warmem Wetter vielleicht auch noch einmal mehr.
4. Nach 2 bis 5 Tagen sind die Sprossen so weit gewachsen, daß sie – so wie sie sind (ohne jeglichen Abfall) – verzehrt werden können. Einige Sprossen, z. B. die der gelben Sojabohne oder Kichererbse, sollten Sie kurz blanchieren.

Sie können aus Sprossen Salate oder ein Müsli herstellen, Sie können sie unter Suppen, Saucen, Gemüsegerichte und Salate mischen; am besten sollten sie dann nicht mehr mitkochen, damit keine ihrer wertvollen Inhaltsstoffe zerstört werden.

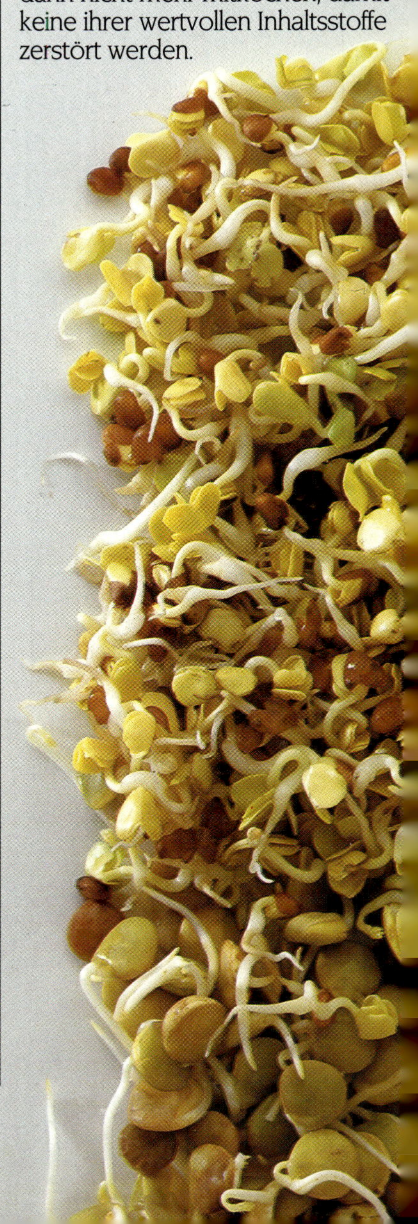

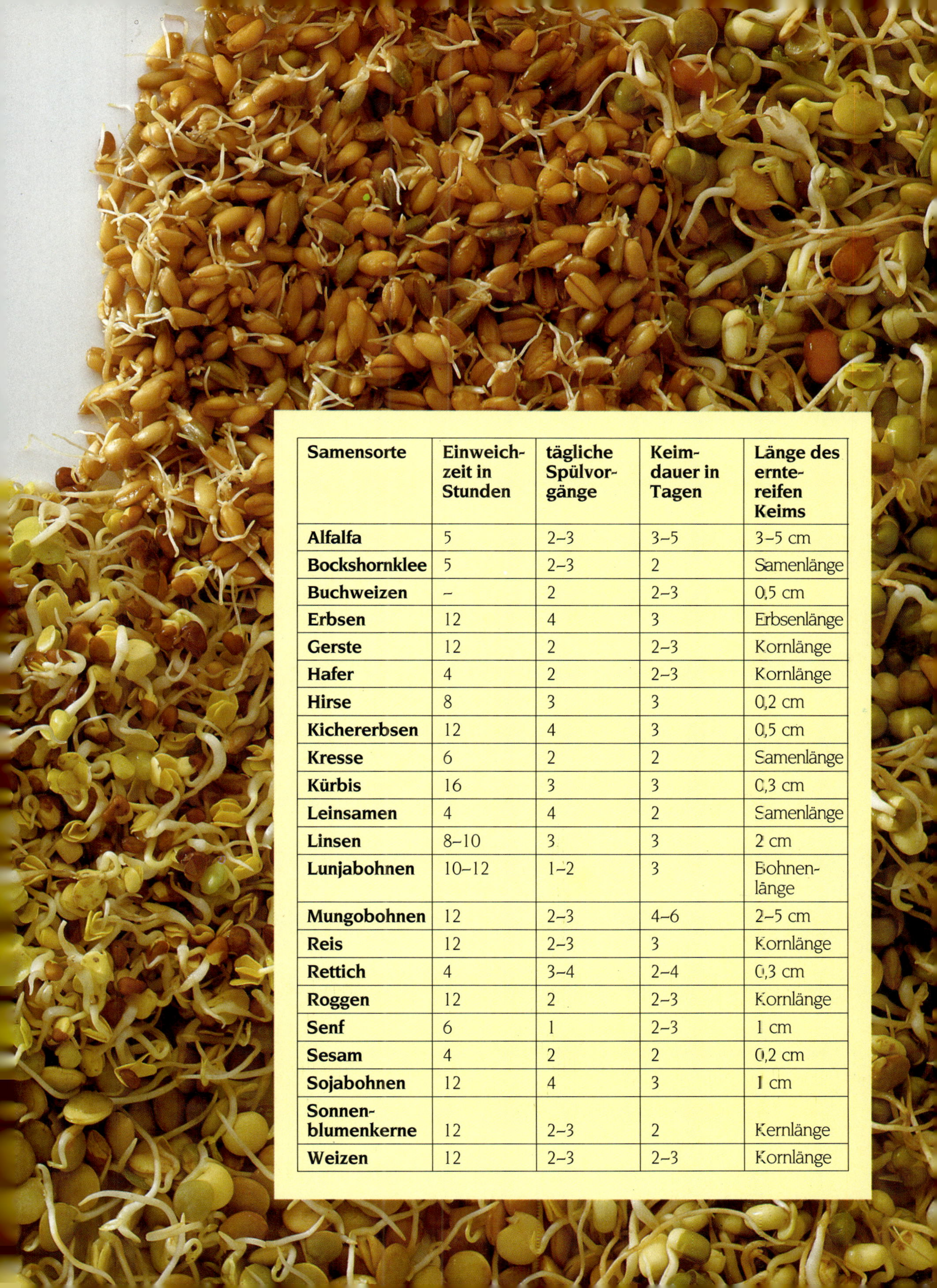

Samensorte	Einweich-zeit in Stunden	tägliche Spülvor-gänge	Keim-dauer in Tagen	Länge des ernte-reifen Keims
Alfalfa	5	2–3	3–5	3–5 cm
Bockshornklee	5	2–3	2	Samenlänge
Buchweizen	–	2	2–3	0,5 cm
Erbsen	12	4	3	Erbsenlänge
Gerste	12	2	2–3	Kornlänge
Hafer	4	2	2–3	Kornlänge
Hirse	8	3	3	0,2 cm
Kichererbsen	12	4	3	0,5 cm
Kresse	6	2	2	Samenlänge
Kürbis	16	3	3	0,3 cm
Leinsamen	4	4	2	Samenlänge
Linsen	8–10	3	3	2 cm
Lunjabohnen	10–12	1–2	3	Bohnen-länge
Mungobohnen	12	2–3	4–6	2–5 cm
Reis	12	2–3	3	Kornlänge
Rettich	4	3–4	2–4	0,3 cm
Roggen	12	2	2–3	Kornlänge
Senf	6	1	2–3	1 cm
Sesam	4	2	2	0,2 cm
Sojabohnen	12	4	3	1 cm
Sonnen-blumenkerne	12	2–3	2	Kernlänge
Weizen	12	2–3	2–3	Kornlänge

Nüsse, Kerne, Samen und Öle

Ob Haselnüsse, Walnüsse oder Mandeln, ob Erdnüsse, Pinienkerne, Sonnenblumenkerne, Leinsamen oder Sesam, eines haben sie alle gemeinsam: sie enthalten viel Eiweiß, wichtige Mineralstoffe und Vitamine, vor allem aber sehr viel Fett. Kein Wunder, daß Naturvölker den größten Teil ihres Fettbedarfs aus Samen decken.
Bei uns werden sie hauptsächlich in der Weihnachtsbäckerei und für Desserts verwendet. In der Vollwertküche allerdings stehen sie aufgrund ihrer wichtigen Inhaltsstoffe das ganze Jahr über auf dem Speiseplan. Dort verfeinern sie nicht nur Brot, Gebäck und Desserts, sondern auch Gemüse-, Kartoffel- und Getreidegerichte sowie Salate. Außerdem werden daraus hochwertige Pflanzenöle mit vielen mehrfach ungesättigten Fettsäuren gewonnen, und diese Öle haben ebenfalls einen festen Platz in der Vollwertküche.
Manch einer wird sich nun überlegen, ob das nicht des Guten, sprich »Fettes« zuviel ist. Schließlich ist ja allgemein bekannt, daß fettreiche Speisen das Entstehen zahlreicher Zivilisationskrankheiten, wie Herzinfarkt, Arteriosklerose und Übergewicht, begünstigen. Auf Fett zu verzichten wäre aber falsch, denn es ist ein lebensnotwendiger Nährstoff, der in unserem Körper vielfältige Funktionen hat. So brauchen wir Fett als Baustein, als Energiespender, es schützt empfindliche Organe, z. B. die Nieren, dient als Wärmeschutz, ist Träger zahlreicher fettlöslicher Vitamine und liefert dem Körper wichtige Fettsäuren, z. B. Linolsäure, die er selbst nicht herstellen kann. Allerdings ist Fett nicht gleich Fett. Es besteht aus Verbindungen von Glycerin mit verschiedenen Fettsäuren. Diese Fettsäuren sind entweder gesättigt, wie vor allem bei tierischen Fetten, einfach ungesättigt oder mehrfach ungesättigt, wie vor allem bei pflanzlichen Ölen. Ungesättigte Fettsäuren sind leicht verdaulich, doch trotz ihren wichtigen Funktionen im Körper wäre ein Zuviel ebenso schädlich wie ein Zuwenig. Der Körper benötigt also Fett, allerdings nicht in dem Umfang, wie es üblicherweise verzehrt wird. Der größte Anteil verbirgt sich als »verstecktes Fett« in zahlreichen Nahrungsmitteln, wie Torten, Sahne, Süßigkeiten, Fertiggerichten in Dosen, Milchprodukten sowie Fleisch- und Wurstwaren.

Tips für den Einkauf von Pflanzenölen:
Viele mehrfach ungesättigte Fettsäuren werden durch Hitzeeinwirkung oder durch Härtung, z. B. bei der Margarineherstellung, oder durch eine chemische Behandlung zerstört. Beim Kauf eines Pflanzenöls sollten Sie deshalb darauf achten, daß es kaltgepreßt ist oder aus der ersten Pressung stammt. Bei solch einem Öl werden die Samen mit relativ geringem Druck und möglichst niedrigen Temperaturen ausgepreßt (ein größerer Druck und eine höhere Temperatur ergeben natürlich viel mehr, aber nicht so wertvolles Öl). Durch Filtern werden dann die im Öl enthaltenen Schwebeteilchen entfernt. Man erhält ein hochwertiges Pflanzenöl mit unverwechselbarem Aroma, das licht- und luftempfindlich ist und deshalb kühl und dunkel aufbewahrt werden sollte. Die meisten im Handel angebotenen Öle werden raffiniert. Bei diesem Prozeß werden sie entsäuert, entschleimt, entfärbt und geruchlos gemacht. Solch ein Öl kann universell eingesetzt werden, ist aber von minderer Qualität und sollte in der Vollwertküche nicht verwendet werden.

Welches Fett für welchen Zweck? Je höher der Anteil an ungesättigten Fettsäuren ist, desto empfindlicher ist das Öl. Es sollte aus diesem Grunde am besten für Salate verwendet oder erst nach dem Kochen den Speisen zugefügt werden. Als Streichfett wird Butter empfohlen und, wenn überhaupt, sollte mit ungehärtetem Kokosfett gebraten werden. Allerdings sollten alle erwähnten Fette niemals über ihren Rauchpunkt erhitzt werden, denn dann könnten schädliche Substanzen entstehen.

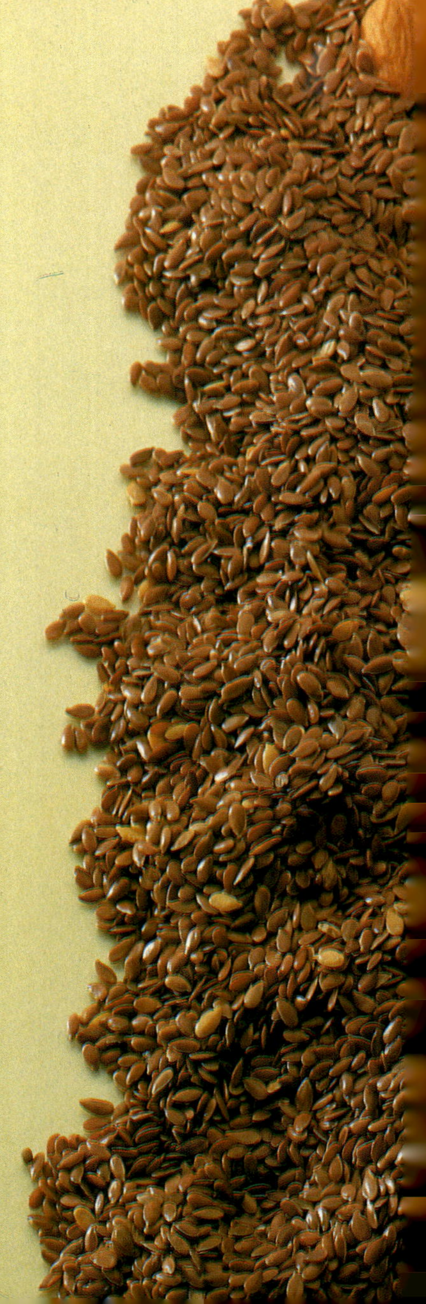

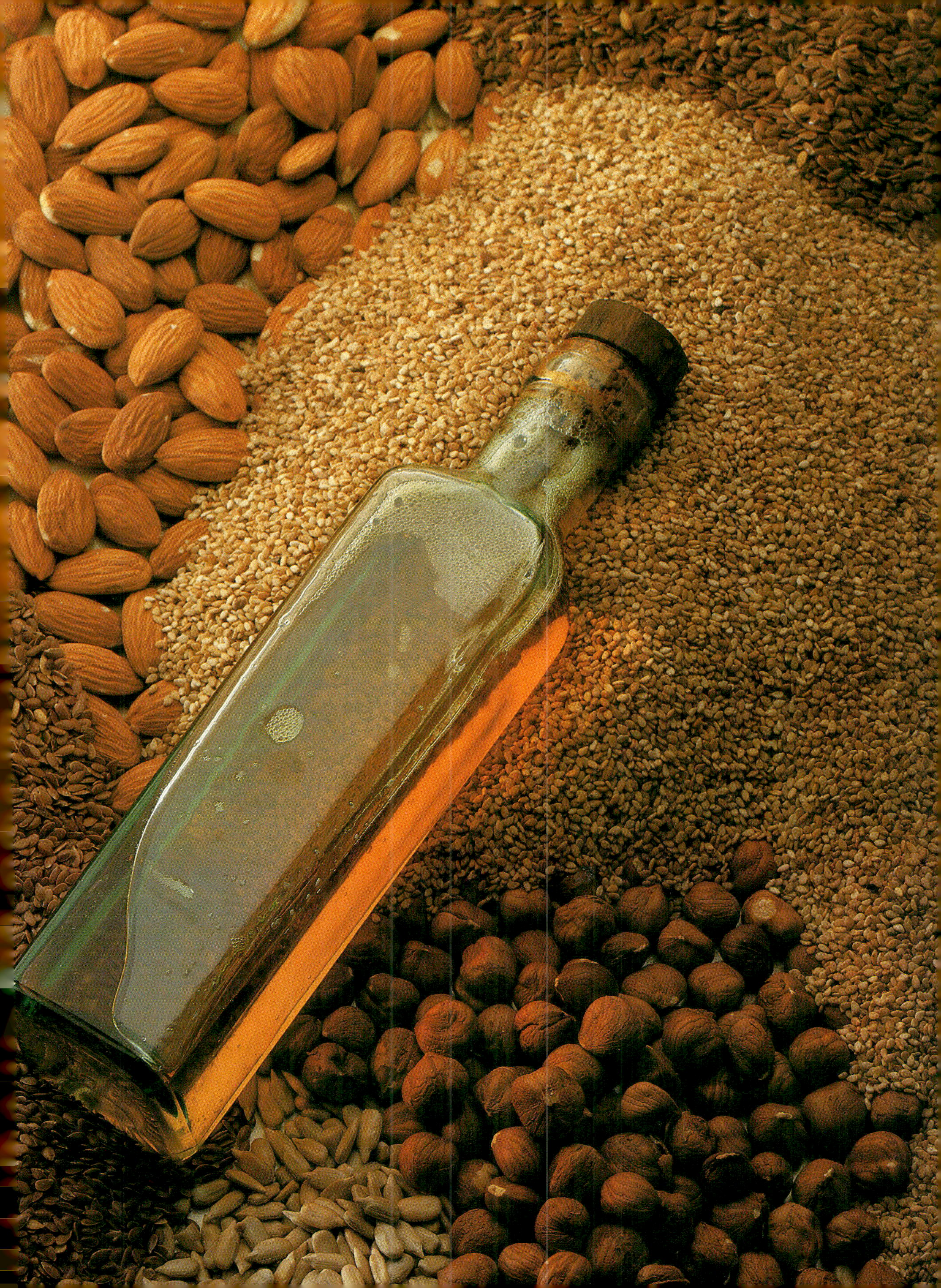

Milch und Milchprodukte

Milch ist eigentlich kein Getränk, sondern ein Lebensmittel, denn schon ½ l Milch deckt beispielsweise einen hohen Prozentsatz des täglich empfohlenen Nähr- und Vitalstoffbedarfs eines Erwachsenen (z. B. etwa 33% des Proteins, 16% des Vitamins A, 42% des Vitamins B_{12}, 75% des Calciums, 58% des Phosphors).
Zusammen mit Getreide, Kartoffeln oder Hülsenfrüchten verzehrt, nehmen Sie wertvolles Eiweiß mit einer hohen biologischen Wertigkeit zu sich, da sich das Milcheiweiß und die genannten pflanzlichen Eiweiße gut ergänzen. Und obgleich Milch zu den tierischen Lebensmitteln zählt, entfallen bei ihr einige Nachteile, die bei Fleisch und Wurstwaren auftreten. So enthält die Milch weniger Purine als Fleisch, das Milchfett ist leichter verdaulich als andere tierische Fette, und enthält wesentlich weniger Cholesterin. Jedoch muß man auch bei diesem Lebensmittel sagen, daß die Qualitätsunterschiede sehr groß sind. Die im Handel angebotene Milch wird, mit Ausnahme von Vorzugsmilch (Rohmilch), durch Wärmebehandlung haltbar gemacht, wobei gesundheitsschädliche Keime abgetötet werden. Dies bedeutet jedoch auch: Zerstörung von Enzymen, Vitaminverluste und Denaturierung des Milcheiweißes.
Hier schlägt die Angst vor Bakterien voll zu Buche. Milch soll »klinisch« rein sein, aber welches andere Lebensmittel oder gar unsere Umwelt kann diese Forderung erfüllen? Nicht alle Bakterien machen krank, manche sind für uns sogar lebensnotwendig, z. B. die Darmbakterien; andere sind nützliche Helfer, lassen sie doch z. B. die Milch sauer werden und liefern uns somit köstliche Milchprodukte. Und die krankheitserzeugenden Keime für Tuberkulose und Brucellose sind relativ selten geworden.
Aus all diesen Gründen empfiehlt es sich, Rohmilch zu kaufen, entweder direkt beim Bauern oder als Vorzugsmilch im Handel.

Kleines Milch-Abc:

Rohmilch
Diese unbehandelte Milch ist direkt vom Bauern und hält sich etwa 2 Tage.

Vorzugsmilch
Es handelt sich hier um eine abgepackte Rohmilch von besonderen Bauernhöfen, die einer verstärkten hygienischen Kontrolle unterworfen sind. Sie hält sich ebenfalls etwa 2 Tage.

Pasteurisierte Milch (Frischmilch)
Die Milch wird auf 71 bis 74 °C erhitzt und ist etwa 3 bis 6 Tage haltbar.

Ultrahocherhitzte Milch (H-Milch)
Die Milch wird auf 135 bis 150 °C erhitzt, ist ungekühlt und ungeöffnet etwa 6 Wochen haltbar.

Sterilisierte Milch
Die Milch wird längere Zeit erhitzt und ist ungeöffnet mindestens ein halbes bis ein Jahr haltbar.

Homogenisierte Milch
Die Fetttröpfchen der Milch werden unter Hochdruck fein verteilt. Dadurch wird verhindert, daß die Milch aufrahmt, die homogenisierte Milch soll darüber hinaus cremiger schmecken.

Fettgehalt der Milch
Die im Handel erhältliche, wärmebehandelte Milch wird entweder als Vollmilch (mindestens 3,5% Fett), fettarme Milch (1,5 bis 1,8% Fett) oder als Magermilch $\leq$ 0,3% Fett angeboten. Rohmilch oder Vorzugsmilch hat demgegenüber den natürlichen Fettgehalt, der jahreszeitlich schwanken kann.

Milchprodukte

Sauermilchprodukte
Sauermilchprodukte sind wohl die ältesten aus Milch hergestellten Erzeugnisse, die wir kennen. Ihre denkbar einfache Zubereitung ist schon seit Jahrhunderten bekannt: rohe Milch wurde einfach sich selbst überlassen, denn die Bakterien der Milch säuern sie ohne weitere Hilfe. Heutzutage wird dies Verfahren kaum noch gewählt, statt dessen wird in den Molkereien die pasteurisierte Milch gezielt mit ganz bestimmten Bakterien geimpft, um die verschiedenen Sauermilchprodukte zu erhalten.
Gerade bei Sauermilchprodukten lohnt sich jedoch die Eigenproduktion. Ohne großen Aufwand sind sie schnell selber herzustellen, sind unvergleichlich frisch, enthalten keine Konservierungs-, Farb- und Aromastoffe, keine Bindemittel und keinen Zucker. Außerdem sparen Sie noch unendlich viel Verpackungsmaterial und leisten so Ihren persönlichen Beitrag zum Umweltschutz.

Sahne und Butter
Sahne oder Rahm wird wie folgt hergestellt. Rohmilch wird in einer Zentrifuge so lange geschleudert, bis sich die leichte Sahne von der schweren Milchflüssigkeit trennt. Beide fließen aus zwei getrennten Ausgängen ab und werden dann aufgefangen. Bewegt man nun den süßen oder den gesäuerten Rahm so lange, bis sich die einzelnen Fettkügelchen miteinander verbinden, so erhält man Butter. Die Buttermilch ist ein Nebenprodukt bei der Herstellung von Sauerrahmbutter.

Käse
Beim Käse unterscheidet man Hartkäse (z. B. Emmentaler), Schnittkäse (z. B. Gouda), halbfesten Schnittkäse (Butterkäse), Weichkäse (z. B. Camembert) und Frischkäse.
Die Milch wird entweder durch Lab (ein Verdauungsenzym aus dem Kälbermagen) und/oder durch

Milchsäurebakterien zum Gerinnen gebracht und dickgelegt. Die unterschiedlichen Käsearten kommen dadurch zustande, daß verschiedene Spezialkulturen (z. B. Schimmelpilze beim Camembert, Roquefort oder Limburger) in die Milch gerührt wurden. Zum anderen erhält der Käse seinen typischen Geschmack durch unterschiedliche Preßverfahren sowie durch verschieden lange und verschiedenartige Herstellungs- und Reifeprozesse. Leider werden die meisten Käsesorten mit zahlreichen chemischen Zusatzstoffen (Farbstoffen, Säurehemmern, Mittel gegen Fehler bei der Reifung und Rindenbildung usw.) behandelt. Nur noch sehr wenige, meist sehr kleine Käsereien stellen Käse aus roher Milch ohne irgendwelche Zusatzstoffe her – es lohnt sich, danach Ausschau zu halten.

Milchpulver
Milchpulver wird durch Verdampfen der Milchflüssigkeit hergestellt. Es ist je nach Herstellungsverfahren ein halbes bis 3 Jahre haltbar.

Kondensmilch
Die Milch wird unter Vakuum eingedickt und anschließend sterilisiert. Um ein Nachdicken zu verhindern, setzt man ihr chemische Zusatzstoffe zu. Kondensmilch ist bis zu einem Jahr haltbar.

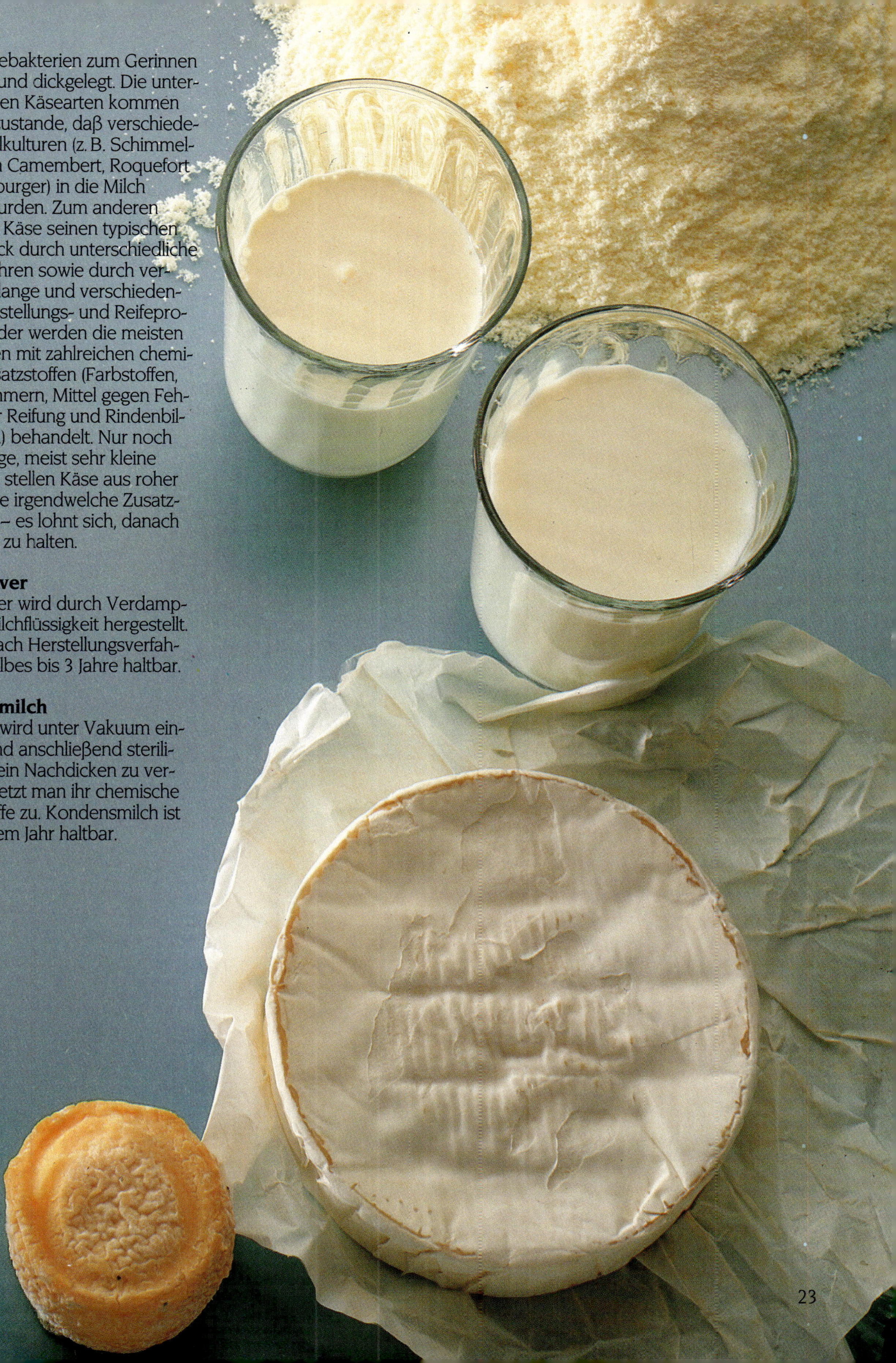

So stellt man Sauermilchprodukte selbst her

Dickmilch oder Sauermilch

Sie läßt sich ohne Schwierigkeiten im Haushalt selber herstellen. Dazu stellen Sie entweder Rohmilch in flachen Schüsseln auf und lassen sie 24 bis 48 Stunden bei Zimmertemperatur stehen. Dabei wird sie dick und sauer. Oder Sie rühren in Rohmilch oder pasteurisierte Milch ein Sauermilchferment oder ein paar Teelöffel einer bereits vorhandenen oder gekauften Dickmilch. Die so geimpfte Milch ist bei einer Temperatur von etwa 20°C in etwa 24 Stunden dick.

Joghurt

Damit aus Milch Joghurt wird, benötigen Sie ganz bestimmte Bakterien und eine zusätzliche Wärmequelle von etwa 35 bis 40°C. Die Bakterienstämme erhalten Sie entweder mit einem gekauften Naturjoghurt und – wie bei der Sauermilch – durch ein Joghurtferment, das in die Milch gerührt wird.
Als Wärmequelle bietet sich z. B. der leicht erwärmte Backofen, eine Kochkiste oder ein elektrischer Joghurtbereiter an. Je nach Wärme und Kultur ist der Joghurt in etwa 5 bis 12 Stunden fest. Er wird im Kühlschrank aufbewahrt, damit er fest bleibt und nicht nachsäuert.
Aufpassen: Für die weitere Joghurtzubereitung stets ein halbes Glas Joghurt zurückbehalten. Wenn der Joghurt nicht mehr fest wird (nach 8 bis 20 Zubereitungen), müssen Sie entweder ein neues Ferment verwenden oder einen neuen Naturjoghurt kaufen.

Kefir

Wie der Dickmilch so genügt auch dem Kefir die normale Zimmertemperatur zum Reifen. Allerdings müssen Sie eine Kefirknolle besitzen bzw. sich eine Knolle schenken lassen, oder Sie greifen auf ein Ferment zurück, das einfach in die Milch gerührt wird. Nach 24 Stunden ist der Kefir fertig. Wenn Sie eine Kefirknolle besitzen, gießen Sie den Kefir durch ein Sieb, spülen die Knolle mit Wasser durch und geben ihn in ein neues Glas Milch. Kefir sollte im Kühlschrank aufbewahrt und bald verzehrt werden. Vor dem Verzehr rührt man ihn dann mit dem Schneebesen durch und erhält so ein sehr homogenes und erfrischendes Getränk.
Alle angegebenen Fermente erhalten Sie in Reformhäusern, Naturkostläden oder manchmal auch in Apotheken.

Quark

Quark kann entweder aus Dickmilch oder aus Kefir hergestellt werden. Beide müssen allerdings vorsichtig auf etwa 35°C erhitzt werden, nachdem sie sauer und fest geworden sind. Auf diese Weise bildet sich der sogenannte Bruch, d. h., das Milcheiweiß trennt sich von der Molke. Und so wird's gemacht: Nach der leichten Erwärmung und einer Wartezeit von etwa 30 Minuten wird die Dickmilch oder der Kefir durch ein nasses Mulltuch geschüttet. Dieses wird verknotet und über einer Schüssel aufgehängt. So kann die Molke gut ablaufen, und im Tuch bleibt der köstlich frische Quark zurück.

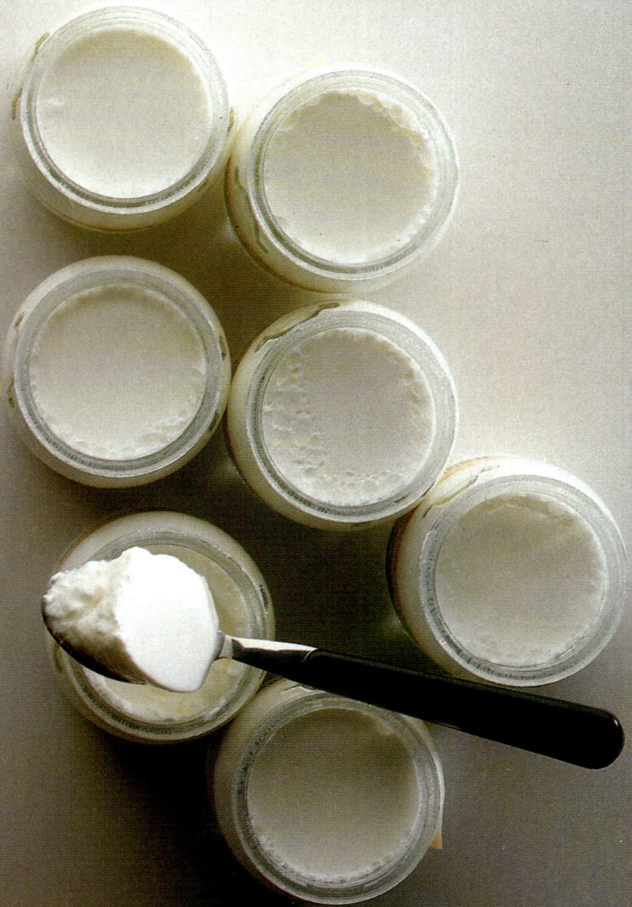

Fleisch – ja oder nein?

Pro Kopf und Jahr essen Bundesbürger etwa 94 kg Fleisch (Erhebung 1984), das sind etwa 260 g am Tag. Fleisch und daraus zubereitete Gerichte nehmen in der heutigen Ernährung einen breiten Raum ein – trotzdem scheiden sich am Verzehr von Fleisch die Geister: was für die einen zum Statussymbol geworden ist (»ich kann es mir leisten, Fleisch und Wurst zu essen«), wird von anderen schon aus ideologischen Gründen abgelehnt.

Hinzu kommt, daß immer noch viele meinen, daß nur der Verzehr von Feisch den Körper optimal mit Eiweiß versorge. Doch auch pflanzliche Lebensmittel enthalten Eiweiß. Dessen Zusammensetzung ist zwar für uns nicht ganz so optimal wie Fleischeiweiß, da sich einzelne Eiweißkomponenten jedoch gut ergänzen, sind sie manchmal zusammen so wertvoll wie Fleisch oder sogar noch wertvoller, so z. B. Kartoffeln und Ei, Getreide und Hülsenfrüchte oder Milch und Getreide.

Ernährungsmedizinisch gesehen bringt eine Kost ohne Fleisch und Fleischwaren nur Vorteile (manch einer wurde schon zum Vegetarier, weil ihn eine Umstellung auf fleischlose Kost von einer schweren Krankheit heilte). Ein hoher Fleisch- und Wurstkonsum geht immer Hand in Hand mit einer viel zu hohen Fett- und Cholesterinzufuhr und einem Mangel an Ballaststoffen in der Nahrung. Alles zusammen begünstigt das Entstehen von Herz- und Gefäßkrankheiten. Außerdem werden beim Abbau von Fleisch und Wurst im Stoffwechsel die sogenannten Purine freigesetzt, die zu Harnsäure umgewandelt werden. Ein Zuviel kann über die Nieren nicht ausgeschieden werden und setzt sich in den Gelenken fest. Damit wird das Entstehen von Gicht begünstigt – ein weiterer Risikofaktor für die Erkrankung der Herzkranzgefäße.

Doch nicht nur gesundheitliche Gründe werden bei der Diskussion um den Fleischverzehr angeführt. Viele verzichten auf Fleisch oder schränken den Konsum angesichts der heutigen Welternährungslage ein: wertvolle Getreidesorten, Sojabohnen und Ölfrüchte werden heutzutage an Tiere verfüttert, Energie, die für die Ernährung vieler Menschen wichtig wäre, verschwendet. So benötigt man zur Erzeugung von einer Kalorie tierischen Lebensmittels sieben Kalorien aus Pflanzen (bei Hühnerfleisch ist das Verhältnis noch ungünstiger, nämlich 12 : 1). Diese pflanzlichen Lebensmittel könnten die Menschen aber auch direkt, d. h. ohne den Umweg über das Tier, essen – dann würden nicht sechs von sieben Kalorien verlorengehen. Anders ausgedrückt: mit der gleichen Nahrungsmenge kann man sieben Menschen aus pflanzlicher Nahrung, aber nur einen mit überwiegend tierischer Nahrung versorgen. Da die westlichen Industrienationen Futtermittel zum größten Teil aus der dritten Welt importieren, wird nicht umsonst gesagt, daß »das Fleisch der Reichen der Hunger der Armen« sei.

Andere lehnen den Fleischkonsum aus ethischen Gründen ab, da sie es nicht verantworten können, daß Tiere zur menschlichen Ernährung ohne Rücksicht auf deren Bedürfnisse (denken Sie nur an Schweine oder Batteriehühner) gezüchtet werden. Daß auch eine artgerechte Tierhaltung und eine Fütterung ohne Kraftfutter, Antibiotika, Hormone, Beruhigungsmittel und sonstige zweifelhafte Schnellwuchspräparate möglich ist und das so produzierte Fleisch auch verkauft werden kann, zeigt die große Nachfrage bei »Biometzgern«. Dort erhalten Sie Schnitzel, die nicht in der Pfanne schrumpfen, natürlich gereifte Schinken und Würste ohne zweifelhafte Geschmacksverstärker.

Aber wie auch immer Sie sich entscheiden, nicht »Fleischlosigkeit ist das Wesen vollwertiger Kost, sondern der Gehalt an natürlichen Bestandteilen« (Kollath). Vielleicht wird es Ihnen aber auch so ergehen, wie demjenigen, der sein Schnitzel im Kühlschrank vergaß, weil die Gerichte der Vollwertküche so schmackhaft waren.

Somit wird Fleisch zwar nicht empfohlen, ein mäßiger Verzehr aber auch nicht abgelehnt, d. h. 1 bis 2 Fleischmahlzeiten, 1 Fischmahlzeit und 1 bis 2 Eier in der Woche, aber keine verarbeiteten Fleisch- und Wurstwaren.

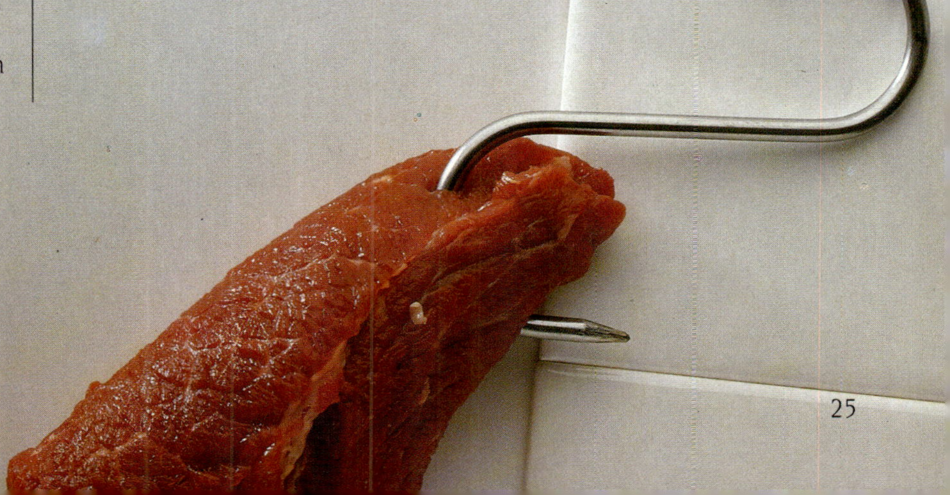

Zucker – die süße Droge

Noch im vorigen Jahrhundert war Zucker ein Gewürz, heute nimmt jeder Bundesbürger ungefähr 150 g Zucker am Tag zu sich, Kinder in Einzelfällen sogar bis zu 400 g. Doch wo halten sich diese Mengen versteckt?
Daß Bonbons und Pralinen vor Zucker nur so strotzen, weiß jeder. Wer weiß aber auch, daß in einem Liter Fruchtsaftgetränk 100 g Zucker und mehr, in einem Liter Coca-Cola 37 Zuckerwürfel und in zwei Eßlöffeln Ketchup ein Eßlöffel Zucker enthalten sind? Sogar saure Gurken sind vor Zucker nicht sicher, ebenso Instantgetränke (Kakao und Tee), Fertiggerichte aller Art, Kuchen, Eis, Kompott, Marmeladen, Fruchtjoghurt usw. Überall »versüßt« ein bißchen Zucker das Leben, denn »ohne Zucker wär' das Leben nur halb so süß« (Werbespruch der Zuckerindustrie).
Schon die Babyfertignahrung wird mit Zucker gesüßt, dann die Gläschen, die Beruhigungstees usw. Dadurch wird von klein auf der Geschmack auf Süßes programmiert, und Kinder werden langsam zu Schleckern.
Warum auch nicht? Wie heißt es schon in einem flotten Werbespruch: »Zucker sparen – grundverkehrt, Zucker essen – Zucker nährt.« Solche Werbesprüche können nur existieren, weil aufgrund von Mißverständnissen aneinander vorbeigeredet wird, und viele unter Zucker etwas völlig Verschiedenes verstehen.
So werden mit dem Begriff »Zukker« sowohl alle isolierten Zucker, die natürlichen Zuckerbausteine der Lebensmittel, aber auch der Zucker im Blut bezeichnet.
Daß ein hoher Zuckerkonsum auch gesundheitliche Schäden verursacht, dürfte bereits hinlänglich bekannt sein. Zum einen erzeugt (isolierter) Zucker Karies – das weiß jedes Kind –, zum anderen wird übermäßiger Verzehr in Verbindung mit der Entstehung verschiedener Zivilisationskrankheiten wie der Arteriosklerose gebracht, er kann das Entstehen von Diabetes begünstigen, die Darmflora verändern und die Verträglichkeit anderer Lebensmittel (z. B. Vollkorn oder Frischkost) ungünstig beeinflussen. Außerdem ist er für eine Vitamin-B_1-Unterversorgung entscheidend verantwortlich. Als chemisch reines Produkt, als reiner Kalorienträger ohne Vitamine und Mineralstoffe, verbraucht er beim Abbau im Stoffwechsel besonders viel Vitamin B_1, das durch die übrige Nahrung aufgenommen werden muß (es ist hauptsächlich im Vollkorn vorhanden). Müdigkeit, Abgespanntsein, Reizbarkeit, Leistungsschwäche und Unkonzentriertheit sind bei Vitamin-B_1-Mangel die ersten Anzeichen.
Zusätzlich liefert Zucker noch massenhaft Kalorien, und jedes Zuviel wird in Fett umgewandelt und gespeichert. Die Folge ist Übergewicht. Dabei macht er noch nicht einmal richtig satt, fehlen ihm doch neben den lebensnotwendigen Vitalstoffen auch die sättigenden Ballaststoffe (Faserstoffe). Es ist häufig sogar so, daß man regelrecht vom Heißhunger überfallen wird, wenn man Süßes zu sich nimmt. Diese Tatsache wird mit einem raschen Ansteigen des Blutzuckerspiegels erklärt, der jedoch sehr rapide wieder sinkt und erneut ein Hungergefühl und damit Lust auf etwas Süßes entstehen läßt. Dieser Kreis ist nur schwer zu durchbrechen.
Aber Zucker ist nicht nur ernährungsphysiologisch gesehen ein völlig überflüssiges Nahrungsmittel. Leider wird er auch häufig als Tröster und zur Belohnung eingesetzt. Nicht zuletzt auch aus diesem Grund ist der Zuckerkonsum so schwer in den Griff zu bekommen. Wagen Sie trotzdem einen Versuch, denn mit Zuwendung erreicht man viel mehr. Streichen Sie isolierte Zucker und daraus hergestellte Produkte aus Ihrem Speiseplan und Sie werden bald feststellen, daß bei einer Nahrungsumstellung das Verlangen nach Süßem abnimmt. Süßen Sie nach Bedarf mit viel frischem süßem Obst, eingeweichten Trokkenfrüchten oder wenig Honig in verdünnter Form. Die Lösung des Zuckerproblems liegt in einer allmählichen Umgewöhnung des Geschmacks.

Der Zucker im Überblick

Isolierter Zucker:
- brauner und weißer Haushaltszucker (Saccharose) (einerlei, ob er aus Zuckerrohr oder Zuckerrüben gewonnen wird)
- Traubenzucker (Glukose)
- Fruchtzucker (Fructose)
- Milchzucker (Lactose)

Zuckeraustauschstoffe:
- Sorbit
- Mannit
- Xylit

Sie liefern genausoviel Energie wie isolierte Zucker, werden jedoch insulinunabhängig verwertet, das ist wichtig für Diabetiker.

Konzentrierter Zucker:
- Zuckerrübensirup
- Melasse
- Ahornsirup
- Malzextrakt
- Sucanat
- Honig

Sie sind nicht vollständig isoliert und liefern zum Teil noch einige Mineralstoffe und/oder Vitamine

Süßstoffe:
- Saccharin
- Cyclamat
- Aspartam

Sie haben nicht dieselben Eigenschaften wie isolierte Zucker, werden als Präparate aber abgelehnt. Außerdem können sie keine Umgewöhnung des Geschmacks bewirken, und eventuelle gesundheitliche Schäden, die bei einem langfristigen Konsum entstehen, sind noch nicht ausdiskutiert.

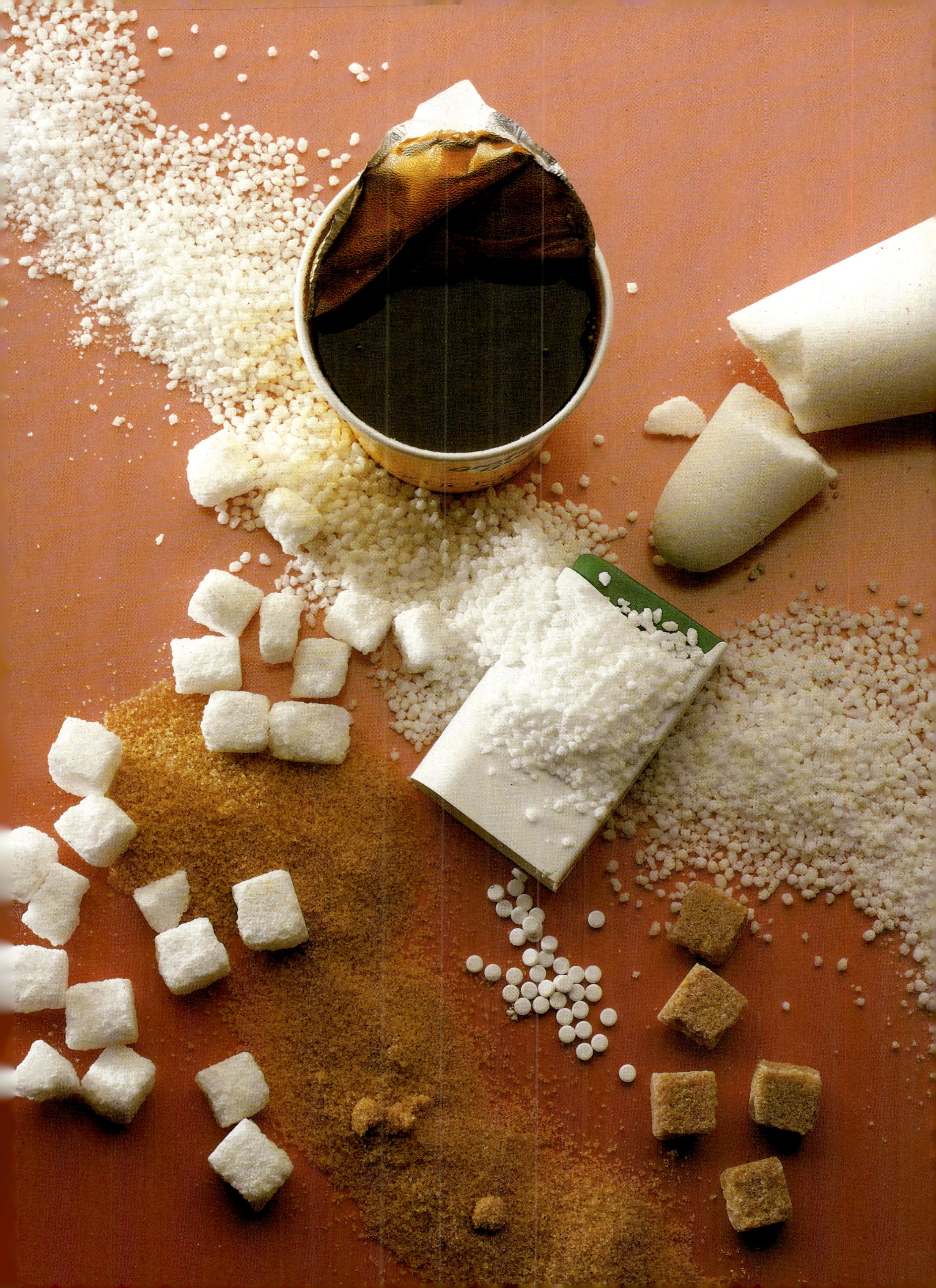

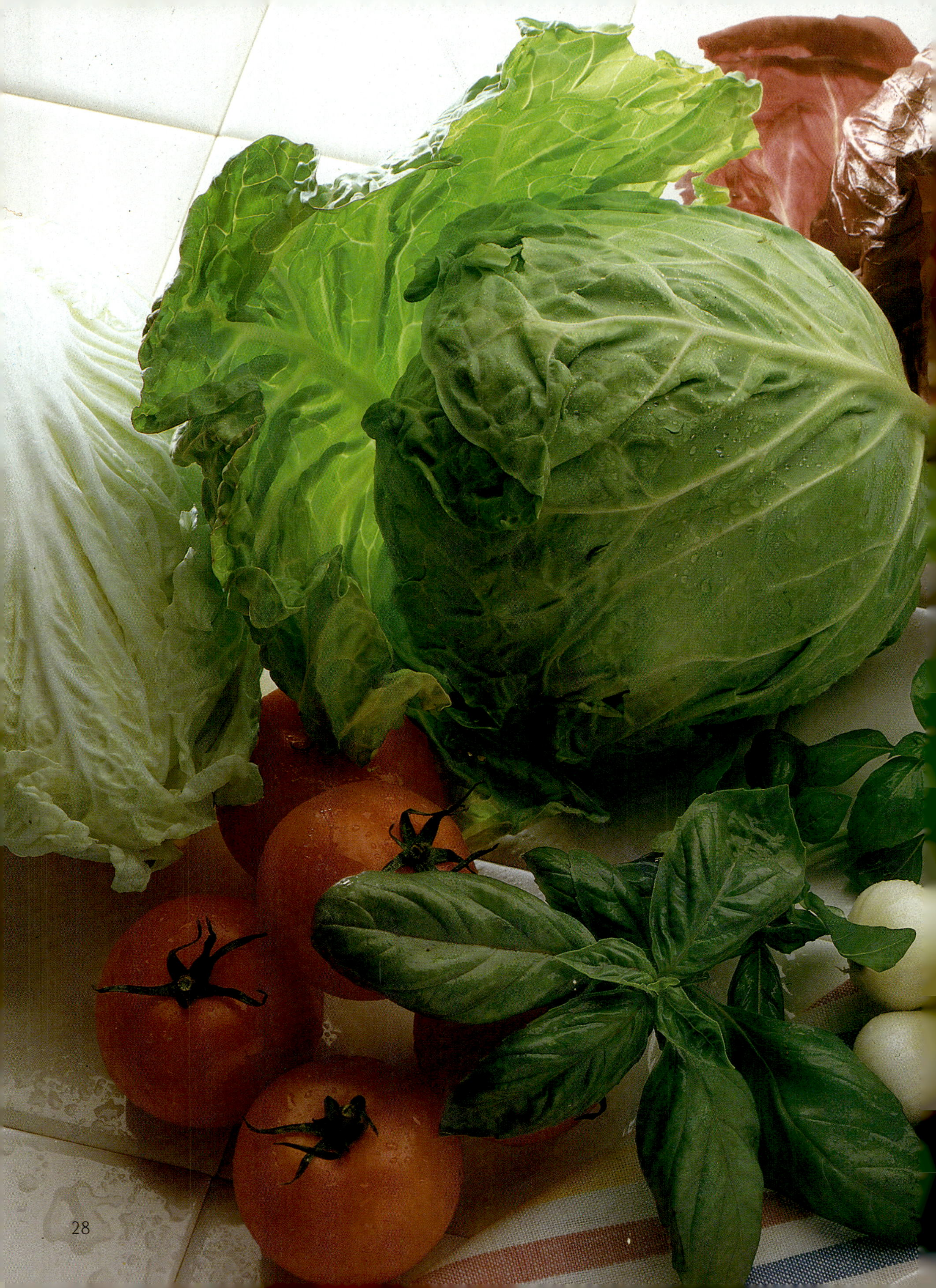

Frische ist Trumpf

Frischkost, das ist etwas für alle, die fit und leistungsfähig bleiben wollen. Ob es sich dabei um Salate aus rohem Gemüse, aus Blattgemüse und Obst oder um eine Speise aus nicht erhitztem, grob gemahlenem Getreide oder aus Sprossen handelt, Frisches kann von morgens bis abends immer wieder neu und abwechslungsreich zubereitet und kombiniert werden.

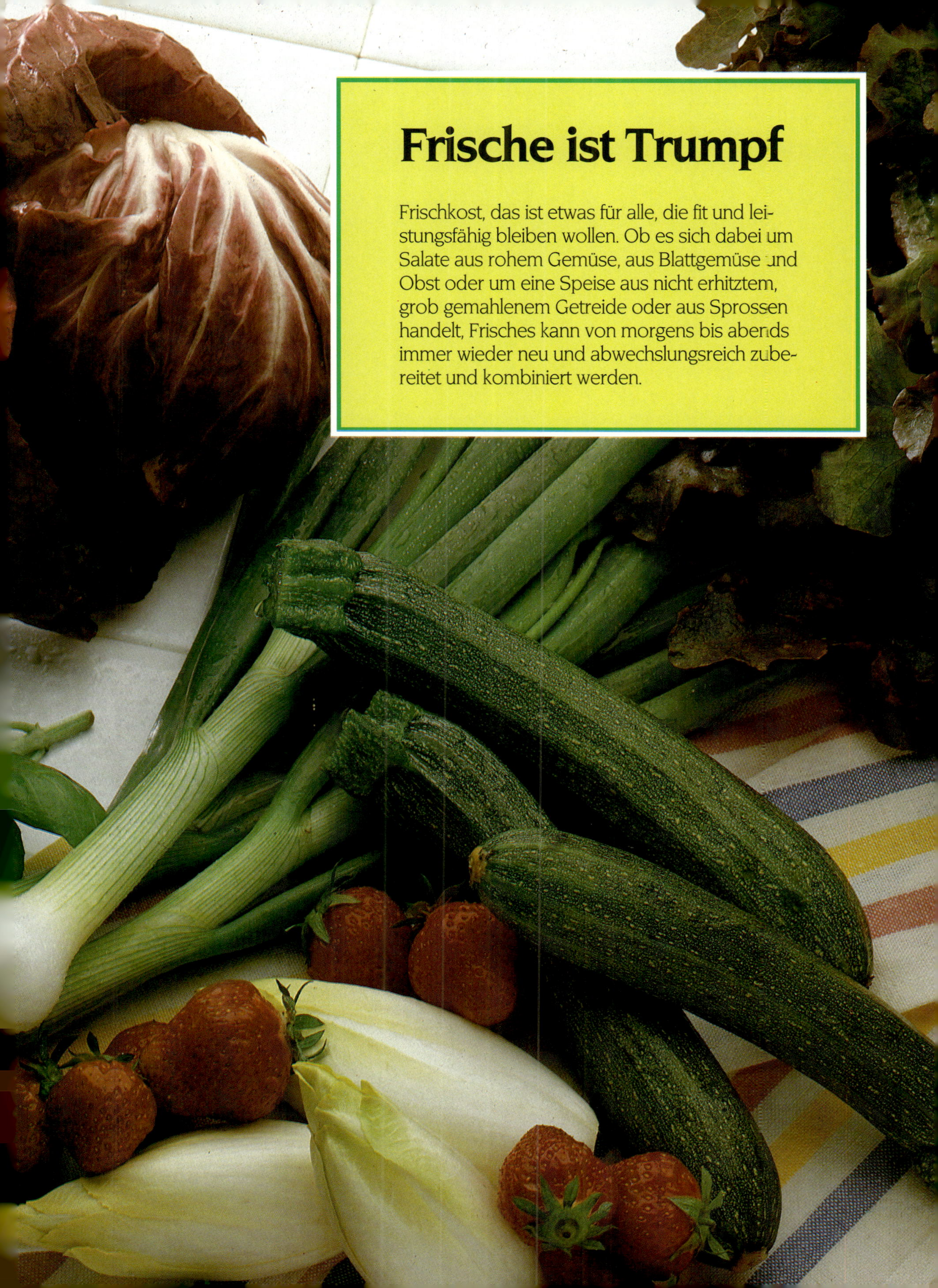

Frischkornmüsli

Sie benötigen für 1 Person:

3 EL Weizen (etwa 50 g)
1 TL Zitronensaft
1 TL Sonnenblumenkerne
1 TL Rosinen
3 EL Dickmilch
1 mittelgroßen Apfel
1/4 bis 1/2 Banane
1 TL Haselnüsse

So wird's gemacht:

1. Den Weizen grob schroten, mit etwas kaltem Wasser zu einem dickflüssigen Brei verrühren. Dabei nur so viel Wasser hinzufügen, wie das Getreide aufsaugen kann.
2. Den Schrotbrei abdecken und im Kühlschrank – am besten über Nacht – quellen lassen. Die Einweichzeit sollte mindestens eine halbe Stunde und höchstens 10 Stunden betragen.
3. Am nächsten Morgen den eingeweichten Weizen mit dem Zitronensaft, den Sonnenblumenkernen, den Rosinen und der Dickmilch mischen.
4. Den Apfel waschen, stifteln, die Banane in Scheiben schneiden, die Nüsse hacken oder blättrig schneiden.
5. Das Frischkornmüsli mit dem Apfel mischen und mit der Banane und den Haselnüssen garnieren. Möglichst gleich servieren!

Der Tip

Dies ist ein Grundrezept, das Sie durch die Verwendung anderer Getreide- oder Obstsorten verschiedener Milchprodukte variieren können.
Sollte Ihnen das Müsli nicht süß genug sein, weichen Sie etwas Trockenobst getrennt vom Getreide am Abend ein.

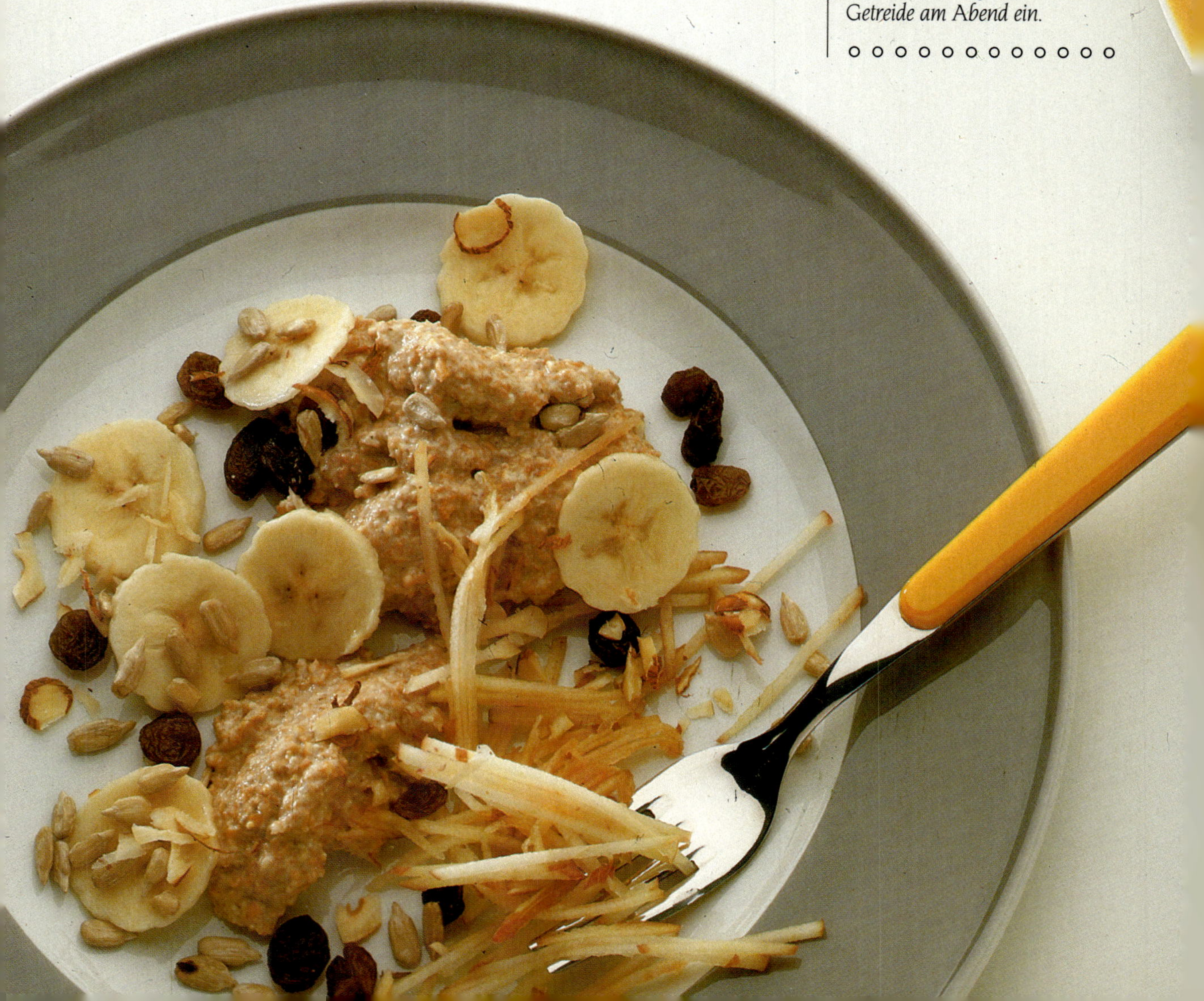

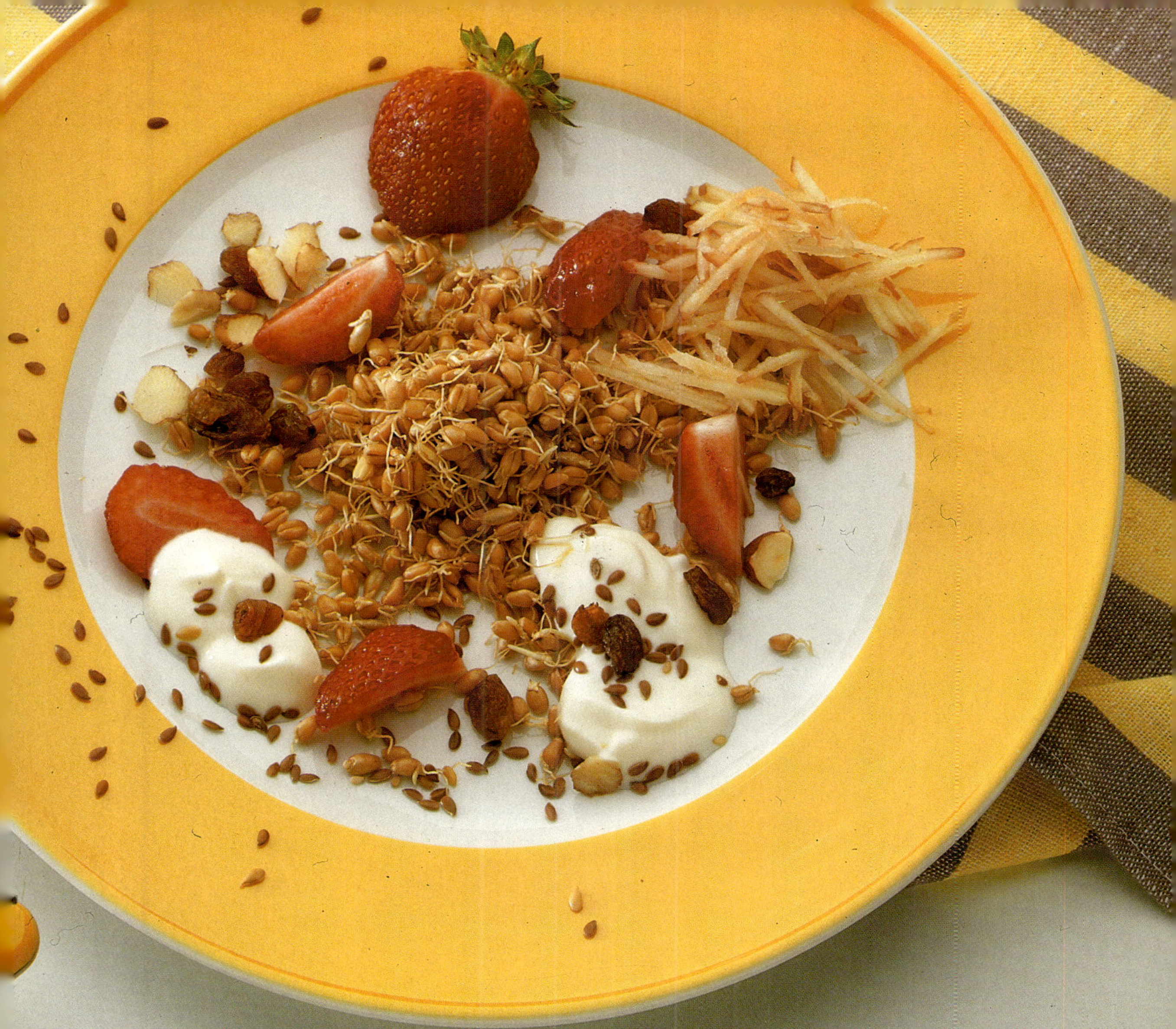

Weizen-sprossenmüsli

Sie benötigen für 4 Personen:

etwa 200 g Weizensprossen (2 bis 3 Tage gekeimt)
2 EL Rosinen
1 EL Sonnenblumenkerne
1 EL Leinsamen
1 Tasse Milch, Sahne, Dickmilch oder Joghurt
1 TL Honig
2 Äpfel
200 g Erdbeeren
2 EL Haselnüsse

So wird's gemacht:

1. Die Weizensprossen mit den Rosinen, den Sonnenblumenkernen, den Leinsamen und der Milch vermischen, nach Bedarf mit etwas Honig süßen.
2. Die Äpfel fein reiben und unter das Müsli ziehen.
3. Die Beeren gut waschen, abtropfen lassen, die Haselnüsse blättrig schneiden und mit den Beeren unter das Sprossenmüsli heben.

Der Tip

Statt der Weizensprossen können Sie je nach Geschmack auch andere Getreidesprossen oder eine Sprossenmischung verwenden.

Bunter Sommersalat

Sie benötigen für 4 Personen:

1 Kopf Lollo Rosso oder Eissalat oder Kopfsalat
4 Tomaten
½ bis 1 Gurke
1 grüne Paprikaschote
1 Gemüsezwiebel

Für die Salatsauce:

2 EL Obstessig
2 EL Wasser
4 EL Olivenöl
2 EL feingehackte Kräuter (Basilikum, Majoran, Petersilie, Zitronenmelisse)
Kräutersalz
frisch gemahlenen Pfeffer
2 EL Pinienkerne nach Geschmack

So wird's gemacht:

1. Den Salat waschen, putzen, abtropfen lassen und grob zerpflücken.
2. Die Tomaten und die Gurke waschen und in Scheiben, die geputzte Paprikaschote in schmale Streifen, die geschälte Zwiebel in feine Ringe schneiden.
3. Alles in einer großen Schüssel miteinander vermischen.
4. Kurz vor dem Servieren aus den übrigen Zutaten eine Sauce rühren, über den Salat gießen und nach Geschmack mit den Pinienkernen bestreuen.

Zucchinifrischkost

Sie benötigen für 4 Personen:

4 Zucchini oder 1 bis 2 junge, kleine Sommerkürbisse
1 Apfel
1 Möhre

Für die Salatsauce:

etwa 150 g saure Sahne
2 EL Sonnenblumenöl
1 EL Senf
2 EL feingeschnittenen Schnittlauch
2 Zweige feingeschnittene Zitronenmelisse
Kräutersalz
Zitronensaft

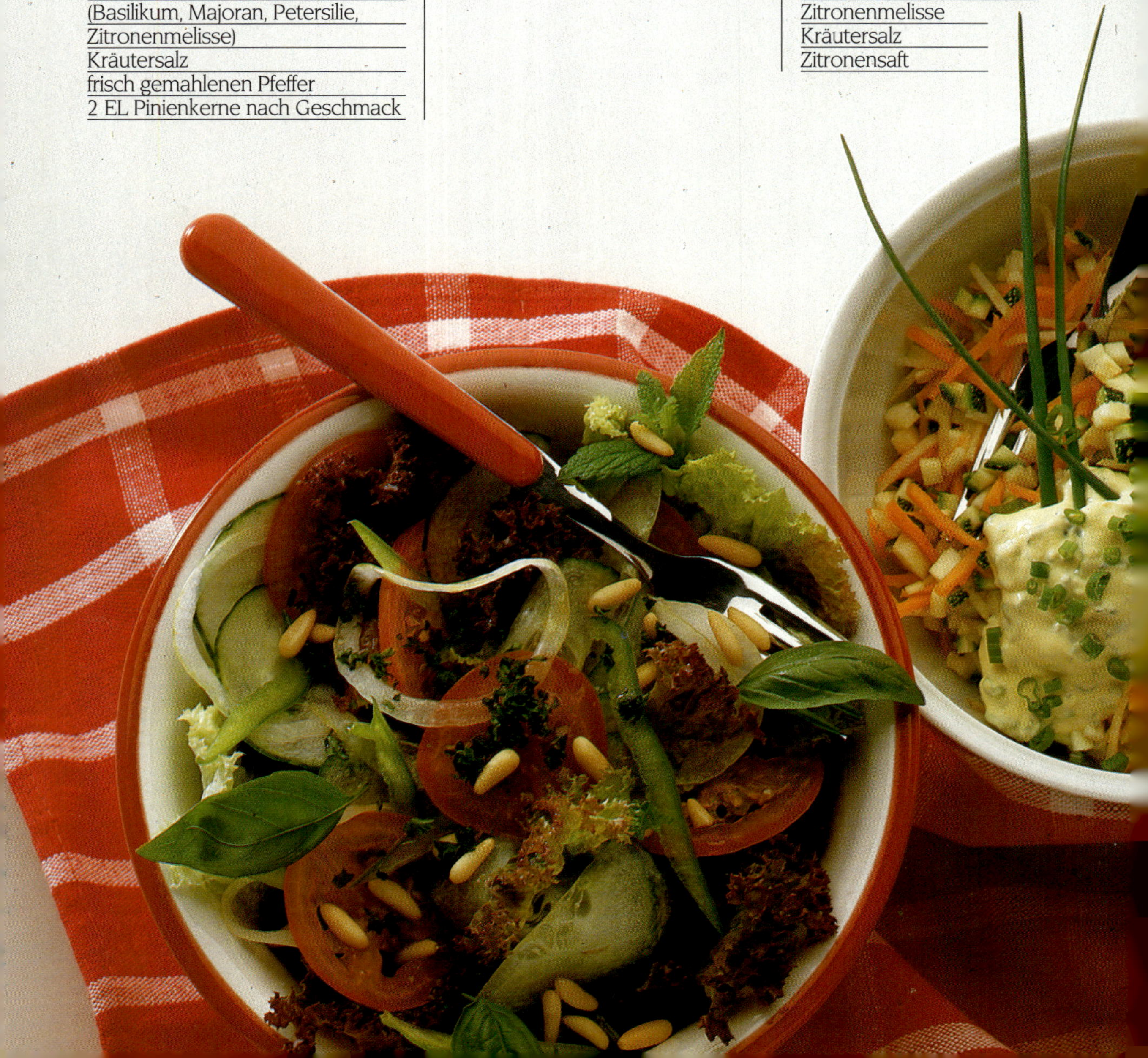

So wird's gemacht:

1. Die Kürbisse oder die Zucchini waschen und mit der Schale in feine Würfel schneiden.
2. Den Apfel und die Möhre waschen. Den Apfel vom Kerngehäuse befreien, mit der Möhre grob reiben und beide mit dem Kürbis oder den Zucchini mischen.
3. Die Salatzutaten zu einer Marinade verrühren, unter den Salat ziehen und sofort servieren.

Bulgarischer Gurkensalat

Sie benötigen für 4 Personen:

1 Salatgurke
2 Zwiebeln
150 g Schafskäse

Für die Salatsauce:

3 EL Olivenöl
2 EL Obstessig
Kräutersalz
frisch gemahlenen Pfeffer
1 Prise gemahlenen Koriander
eventuell 50 bis 80 g Oliven

So wird's gemacht:

1. Die Gurke waschen, eventuell schälen und in dünne Scheiben schneiden.
2. Die Zwiebel in feine Ringe, den Schafskäse in Würfel schneiden und beides mit den Gurkenscheiben vermischen.
3. Aus dem Olivenöl und dem Obstessig eine Sauce rühren, diese mit Kräutersalz, Pfeffer und Koriander abschmecken und über den Salat gießen. Mit den abgetropften Oliven bestreuen.

Der Tip

Gurkensalat ohne Öl ist leichter verdaulich. Sie können daher die sehr dünnen Gurkenscheiben auch mit einer Marinade aus Joghurt oder saurer Sahne, abgeschmeckt mit Kräutersalz und viel Dill, servieren.

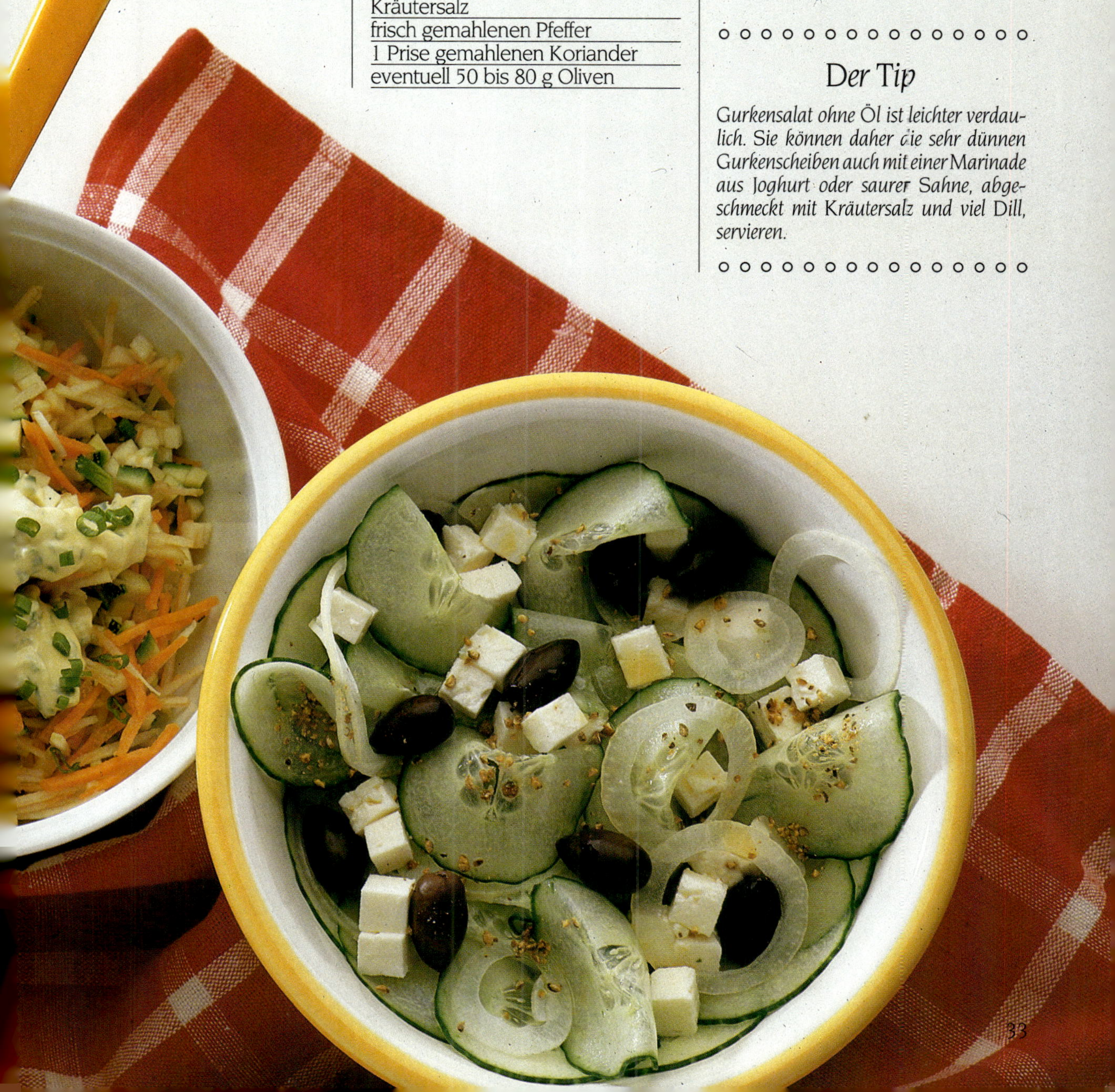

Frühlingskohlrabi

Sie benötigen für 4 Personen:

2 kleine Kohlrabi (etwa 300 g)
1 mittelgroßen Apfel
1 EL Zitronensaft
1 Becher Joghurt
1 EL Kerbel
1 EL Dill
1 TL Honig oder Sanddorn
oder 50 g Rosinen
Kräutersalz
50 g Spinatblätter
eventuell 2 EL Weizensprossen

So wird's gemacht:

1. Die Kohlrabi waschen, schälen, die kleinen grünen Blätter zurückbehalten.
2. Die Kohlrabi zusammen mit dem gewaschenen Apfel grob reiben und mit dem Zitronensaft vermengen.
3. Den Joghurt mit dem feingehackten Kerbel, Dill und den Kohlrabiblättchen verrühren und mit Honig und Kräutersalz würzen.
4. Die Marinade unter die Kohlrabi- und Apfelraspeln heben und auf den gewaschenen und geputzten Spinatblättern anrichten.
5. Wer mag, kann die Frischkost noch mit Weizensprossen überstreuen.

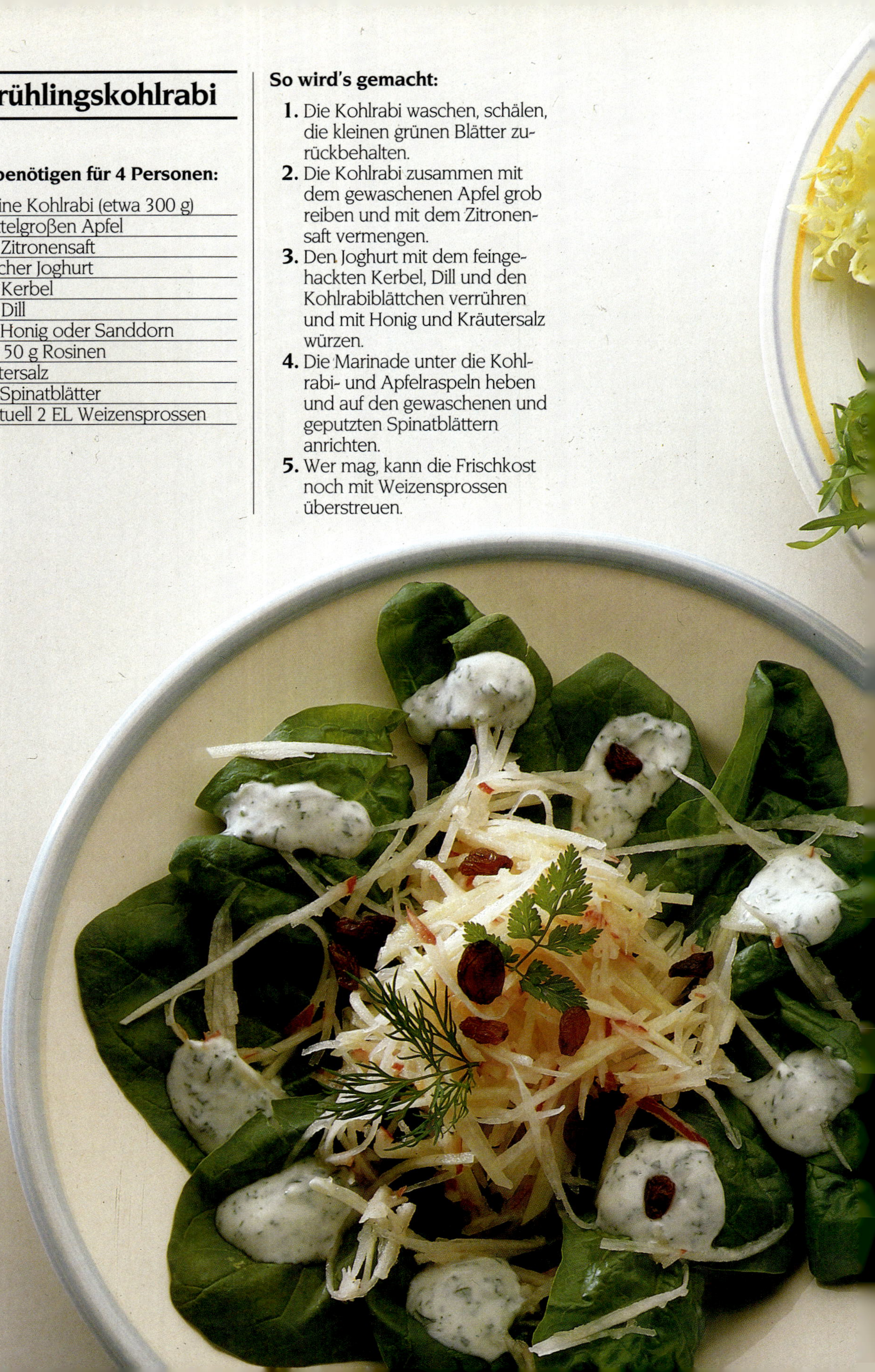

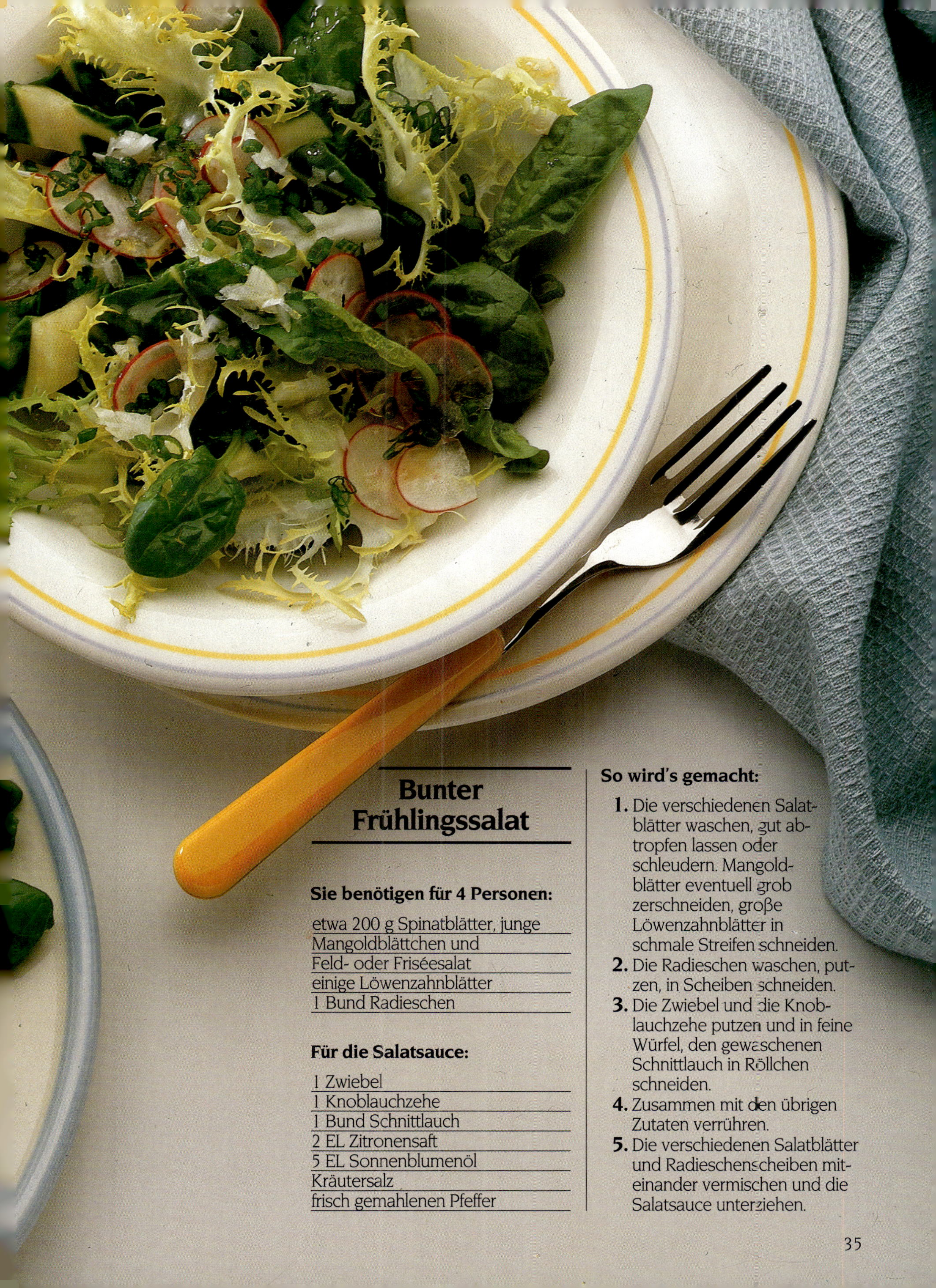

Bunter Frühlingssalat

Sie benötigen für 4 Personen:

etwa 200 g Spinatblätter, junge
Mangoldblättchen und
Feld- oder Friséesalat
einige Löwenzahnblätter
1 Bund Radieschen

Für die Salatsauce:

1 Zwiebel
1 Knoblauchzehe
1 Bund Schnittlauch
2 EL Zitronensaft
5 EL Sonnenblumenöl
Kräutersalz
frisch gemahlenen Pfeffer

So wird's gemacht:

1. Die verschiedenen Salatblätter waschen, gut abtropfen lassen oder schleudern. Mangoldblätter eventuell grob zerschneiden, große Löwenzahnblätter in schmale Streifen schneiden.
2. Die Radieschen waschen, putzen, in Scheiben schneiden.
3. Die Zwiebel und die Knoblauchzehe putzen und in feine Würfel, den gewaschenen Schnittlauch in Röllchen schneiden.
4. Zusammen mit den übrigen Zutaten verrühren.
5. Die verschiedenen Salatblätter und Radieschenscheiben miteinander vermischen und die Salatsauce unterziehen.

Bunter Wintersalat

Sie benötigen für 4 Personen:

1 Staude Chicorée
1 kleinen Radicchio
knapp 100 g Feld- oder Friséesalat
70 g Grünkohl
1 sehr dünne Stange Lauch

Für die Salatsauce:

150 g saure Sahne
1 EL Senf
Zitronensaft
Kräutersalz
1 Ei
etwas Kresse, feingeschnittenen Schnittlauch oder Petersilie

So wird's gemacht:

1. Die Salate waschen, putzen und abtropfen lassen. Beim Chicorée das untere bittere Ende keilförmig herausschneiden und die Staude in fingerdicke Streifen schneiden. Beim Radicchio den Strunk herausschneiden und die Blätter in mundgerechte Stücke zupfen.
2. Den Grünkohl und den Lauch waschen. Den Grünkohl grob hacken und den Lauch in sehr feine Ringe schneiden.
3. Aus der sauren Sahne, dem Senf und ein wenig Zitronensaft eine Sauce rühren, diese mit Kräutersalz abschmecken.
4. Das Ei hartkochen, schälen, in feine Würfel schneiden und unter die Salatsauce ziehen.
5. Alle Salatzutaten vorsichtig mit der Sauce mischen und mit Kresse, Schnittlauch oder Petersilie bestreuen.

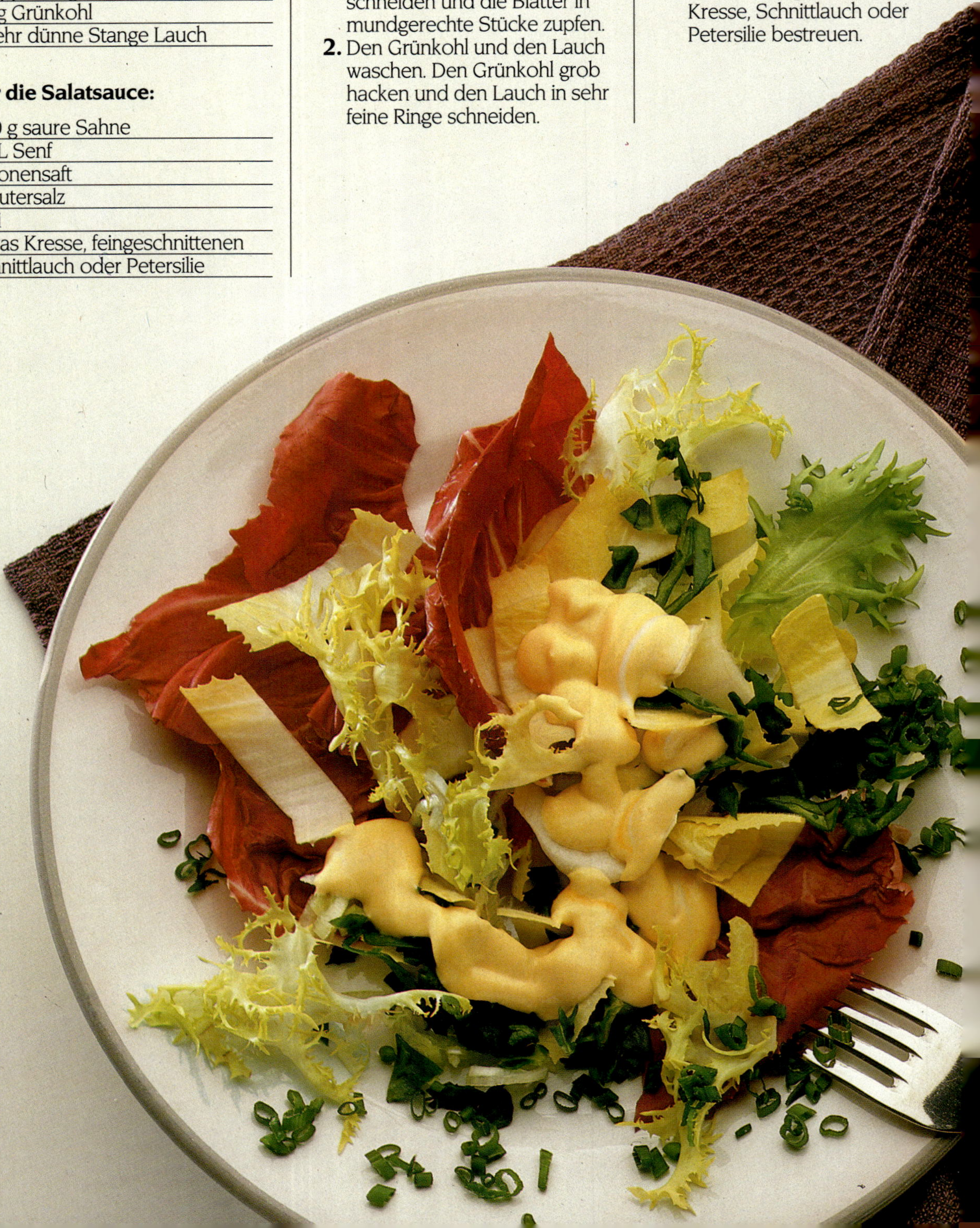

Rote Winterrohkost

Sie benötigen für 4 Personen:

etwa 200 g Rotkohl
1 kleine rote Bete (etwa 100 g)
2 Möhren (etwa 150 g)

Für die Salatsauce:

5 EL Öl
2 EL Zitronensaft
4 EL Sahne
1 TL Senf
1 Zwiebel
Kräutersalz
frisch gemahlenen Pfeffer
gehackte Petersilie

So wird's gemacht:

1. Den Rotkohl putzen, waschen und mit Hilfe einer Küchenmaschine in sehr feine Streifen hobeln.
2. Die rote Bete und die Möhren waschen, bei Bedarf schälen und grob raspeln.
3. Das Öl mit dem Zitronensaft und der Sahne verrühren, den Senf sowie die feingewürfelte Zwiebel unterrühren und mit Kräutersalz und Pfeffer würzen.
4. Alle Salatzutaten vorsichtig mischen, die Salatsauce unterziehen und die Rohkost mit gehackter Petersilie bestreuen.

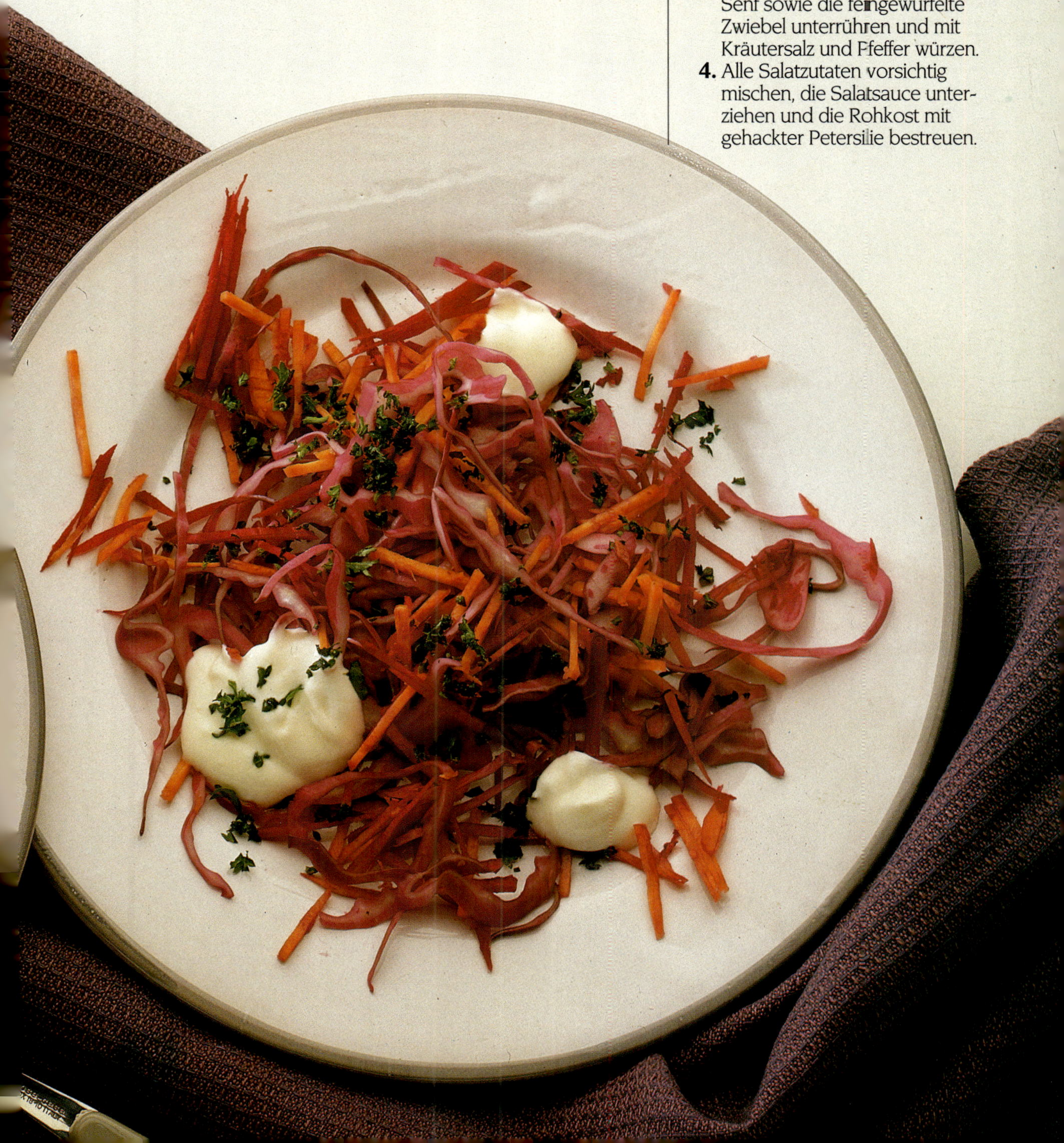

Möhrenfrischkost mit Quark

Sie benötigen für 4 Personen:

50 g ungeschwefeltes Trockenobst nach Geschmack
4 große Möhren, 2 Äpfel
etwas Zitronensaft
250 g Quark, 4 bis 8 EL Milch
1 TL Zimt
eventuell 1 TL Honig
4 EL Kokosflocken

So wird's gemacht:

1. Das Trockenobst sehr fein schneiden und mindestens 1 Stunde knapp mit Wasser bedeckt einweichen.
2. Die Möhren waschen, putzen und bei Bedarf schälen. Die Äpfel vom Kerngehäuse befreien. Beides grob raspeln und mit etwas Zitronensaft beträufeln.
3. Den Quark mit so viel Milch verrühren, bis eine cremige Masse entsteht. Mit dem Zimt und eventuell mit dem Honig würzen, das eingeweichte Trockenobst mit dem Einweichwasser unterziehen.
4. Die Quarkcreme unter die Apfel-Möhren-Raspeln ziehen und die Frischkost mit Kokosflocken bestreuen.

Möhren-Orangen-Frischkost

Sie benötigen für 4 Personen:

etwa 300 g Möhren
2 Orangen
1 Becher Joghurt
50 g Sahne
2 EL Distelöl oder Sonnenblumenöl
1 TL Senf, 1 TL Curry
Kräutersalz
2 EL feingehackte Petersilie

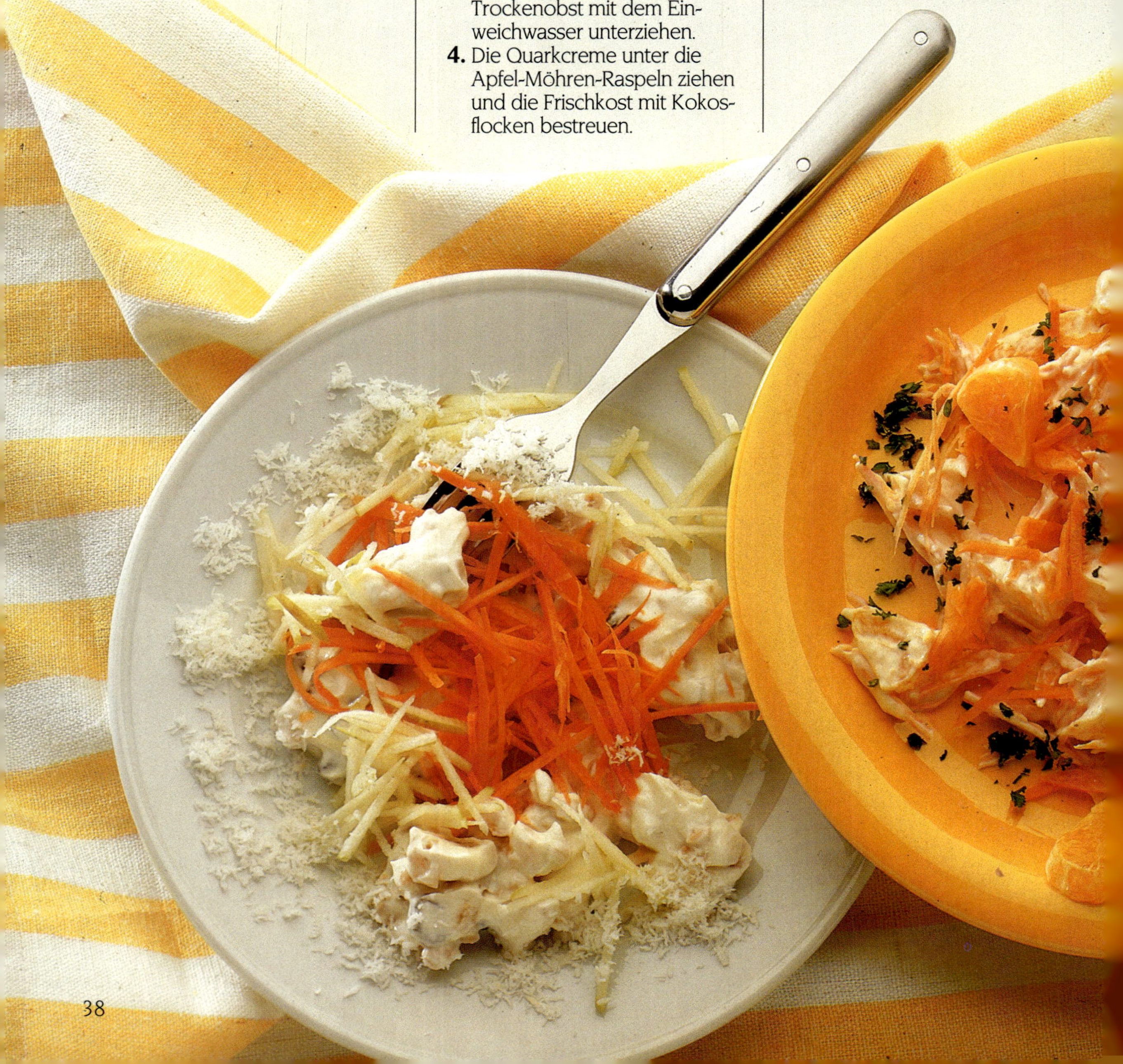

So wird's gemacht:

1. Die Möhren waschen, bürsten, schälen und grob raspeln.
2. Eine Orange schälen, würfeln, einige Würfel zum Garnieren zurückbehalten, die restlichen mit den Möhren mischen.
3. Die zweite Orange auspressen.
4. Den Joghurt mit der Sahne, dem Öl und dem Orangensaft verrühren und mit Senf, Curry, Kräutersalz abschmecken.
5. Die Marinade unter die Frischkost ziehen, mit einigen Orangenstückchen garnieren und etwas Petersilie bestreuen.

Radieschensalat

Sie benötigen für 4 Personen:

2 bis 3 Bund Radieschen
1 Bund Schnittlauch

Für die Salatsauce:

1 TL Senf
2 EL Obstessig
6 EL Sonnenblumenöl
Kräutersalz
frisch gemahlenen Pfeffer
4 bis 8 Salatblätter oder eine entsprechende Menge junge Spinat- oder Mangoldblätter

So wird's gemacht:

1. Die Radieschen putzen, Blätter und Wurzelenden abschneiden. Die Radieschen waschen und abtropfen lassen. Anschließend in sehr dünne Scheiben hobeln oder fein schneiden.
2. Den Schnittlauch waschen, abtropfen lassen, in feine Röllchen schneiden und unter die Radieschenscheiben mengen.
3. Für die Salatsauce den Senf mit dem Obstessig verrühren, das Öl unterrühren und mit Kräutersalz und Pfeffer abschmecken. Die Sauce über den Salat gießen und diesen etwa 10 Minuten durchziehen lassen.
4. Die Salatblätter waschen, abtropfen lassen. Entweder den Radieschensalat auf den ganzen Salatblättern anrichten, oder die Salatblätter in Streifen schneiden und unter die Radieschenscheiben mengen.

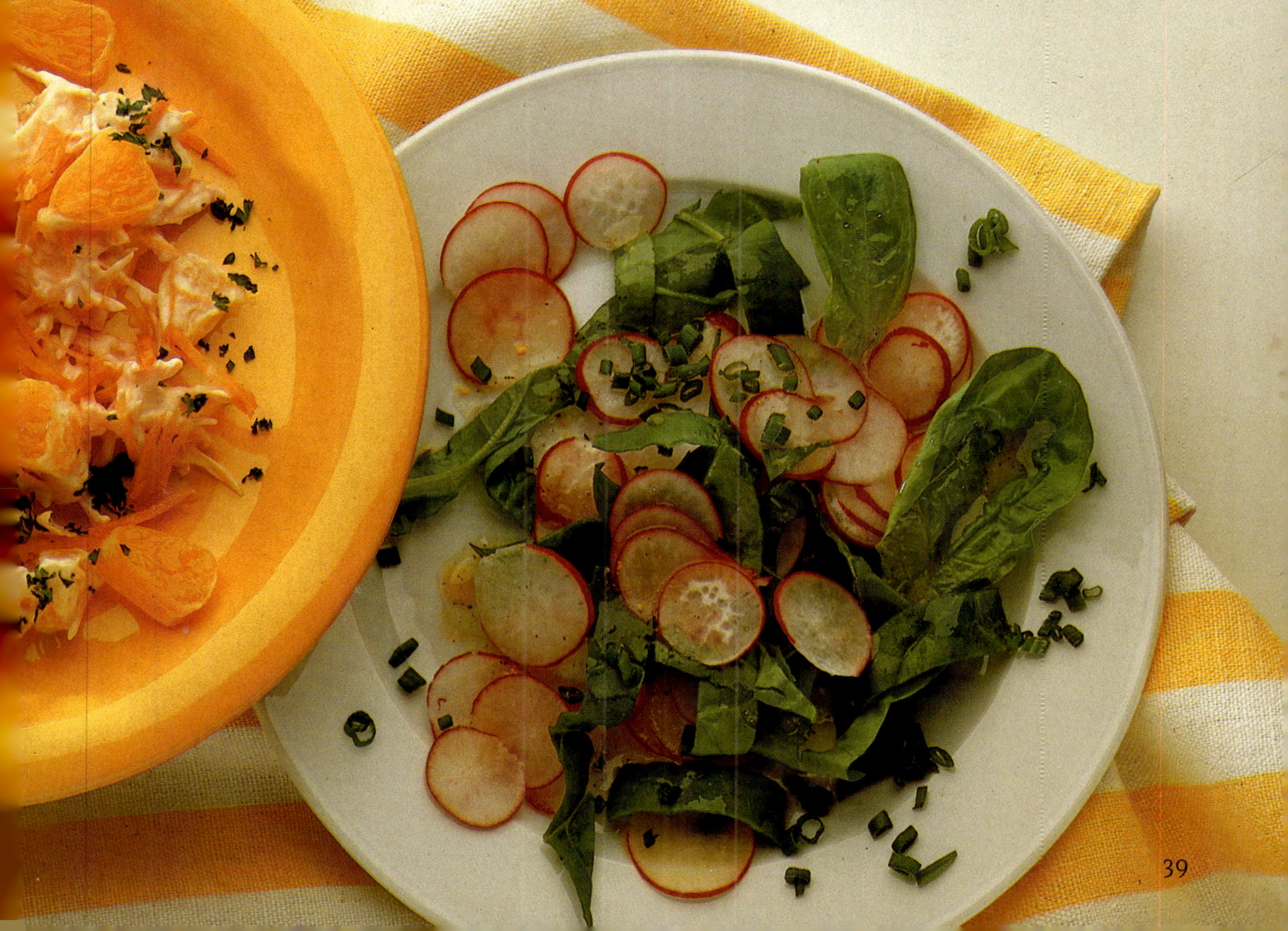

Fenchelsalat mit Orangensauce

Sie benötigen für 4 Personen:

etwa 500 g Fenchel
1 Banane
8 Walnüsse
100 g Joghurt
50 g Sahne
Saft von 1 Orange
2 EL Öl
1 TL Senf
1 TL Curry
Kräutersalz

So wird's gemacht:

1. Die Fenchelknollen waschen, putzen, dabei braune Stellen entfernen und das Fenchelgrün zurückbehalten. Dann die Fenchelknollen vierteln, den Strunk herausschneiden und die Viertel in dünne Streifen schneiden.
2. Die Banane schälen, in Scheiben schneiden und die Walnüsse grob hacken.
3. Den Joghurt mit der Sahne, dem Orangensaft und dem Öl glattrühren und mit Senf, Curry und Kräutersalz abschmecken.
4. Über die Salatzutaten geben, alles vorsichtig mischen und den Salat mit dem feingehackten Fenchelgrün bestreuen.

Der Tip

Sehr gut schmeckt der Salat auch mit einem Apfel und 50 g kleingeschnittenen Datteln.

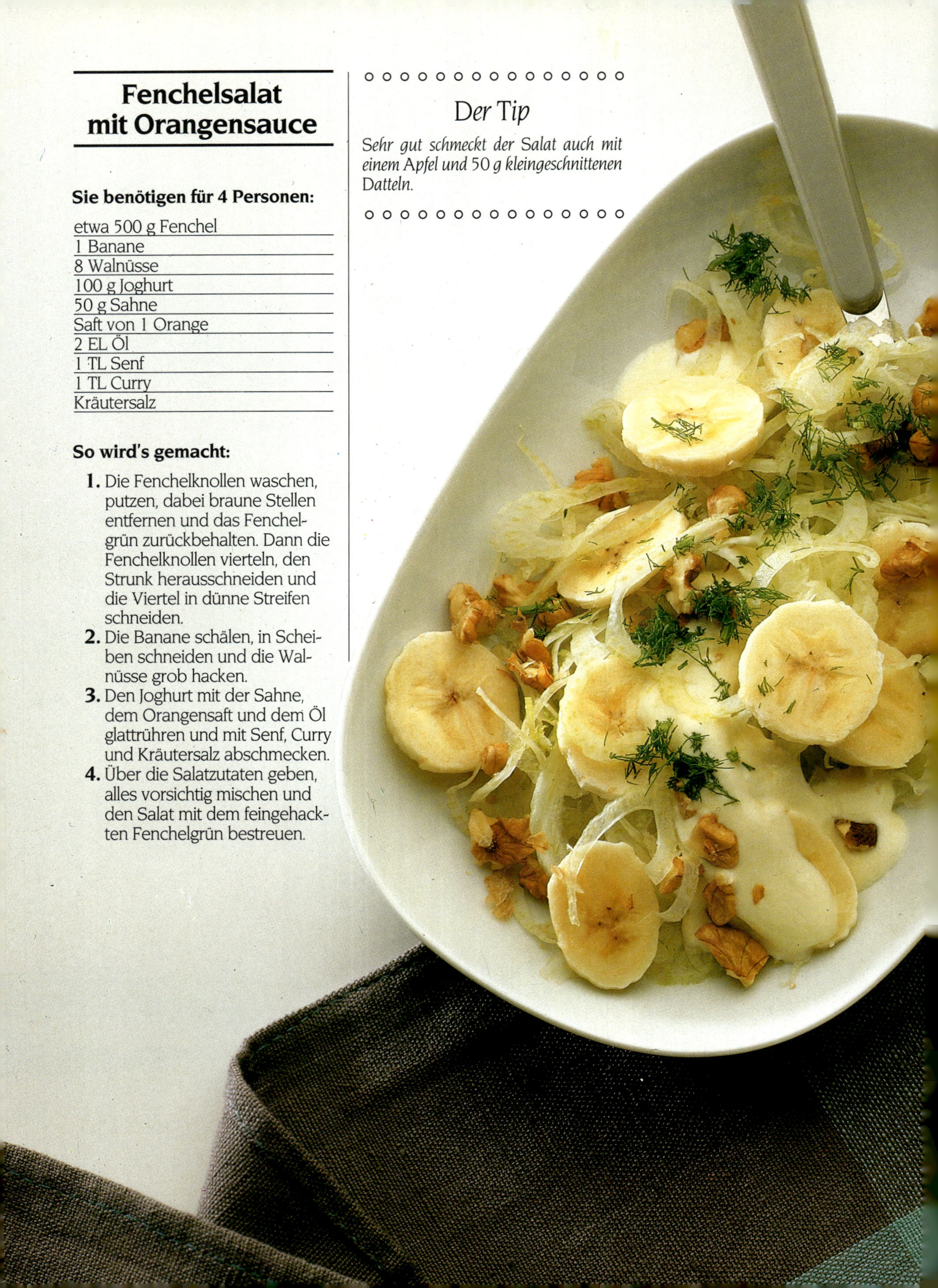

Rote-Bete-Frischkost

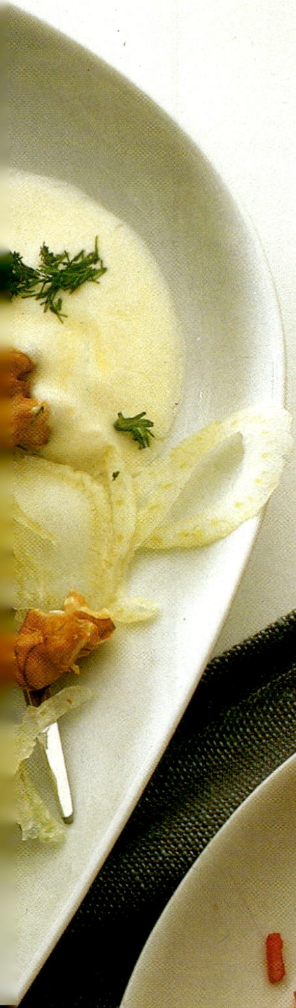

Sie benötigen für 4 Personen:

- etwa 300 g rote Bete
- 1 rote Zwiebel
- 2 Äpfel
- 1 Becher Joghurt
- 50 g Sahne
- 3 EL Öl
- Saft von 1/2 bis 1 Orange
- 2 TL abgeriebene Schale von einer unbehandelten Orange
- 1 TL Senf oder 2 TL Senfsprossen
- 1 TL Curry
- 1 TL Kräutersalz
- einige Radicchioblätter

So wird's gemacht:

1. Die roten Bete waschen, bürsten, schälen und grob raspeln.
2. Die Zwiebel schälen, in feine Würfel schneiden, die Äpfel waschen und ebenfalls in Würfel schneiden.
3. Den Joghurt mit der Sahne, dem Öl und dem Orangensaft glattrühren. Die Orangenschale, den Senf oder die Senfsprossen unterrühren und die Marinade mit Curry und Kräutersalz würzen.
4. Die Salatzutaten vorsichtig mischen, die Marinade unterziehen und die Frischkost auf Radicchioblättern anrichten.

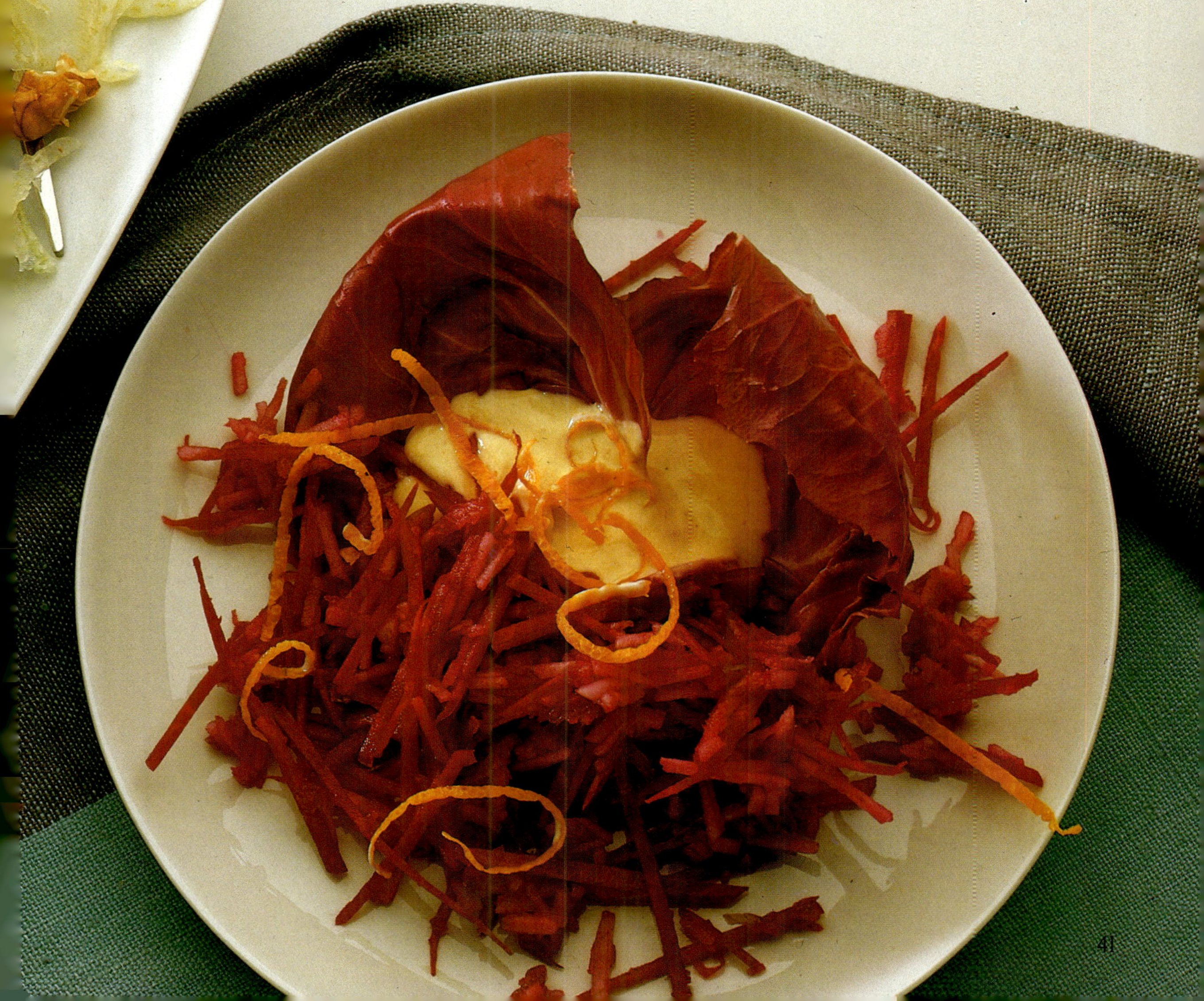

Sauerkraut-frischkost

Sie benötigen für 4 Personen:

- 250 g Sauerkraut (nicht pasteurisiert)
- 4 Scheiben frische Ananas
- 100 g Sahne
- 3 EL Öl
- Kräutersalz
- 5 Datteln

So wird's gemacht:

1. Das Sauerkraut grob auseinanderzupfen.
2. Die Ananasscheiben in Würfel schneiden und mit dem Sauerkraut vermischen.
3. Die Sahne mit dem Öl verrühren, mit Kräutersalz abschmekken und unter das Sauerkraut heben.
4. Die Frischkost mit den in Streifen geschnittenen Datteln garnieren.

○ ○ ○ ○ ○ ○ ○ ○ ○ ○ ○ ○ ○ ○ ○ ○

Der Tip

Statt der Ananas können Sie auch grob geraspelte Äpfel und/oder eine kleine geraspelte rote Bete unter die Frischkost mengen.

○ ○ ○ ○ ○ ○ ○ ○ ○ ○ ○ ○ ○ ○ ○ ○

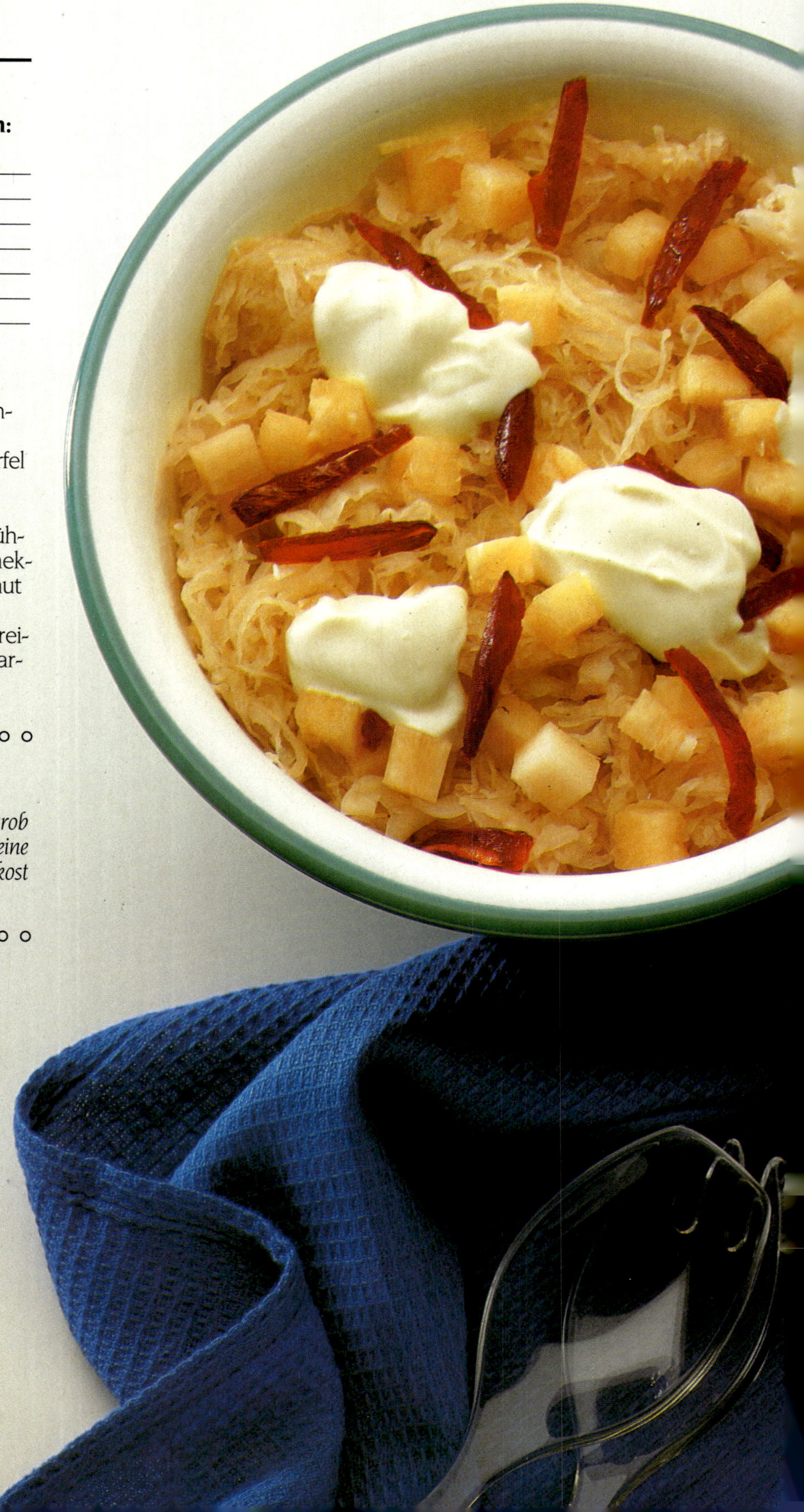

Rotkohlsalat

Sie benötigen für 4 Personen:

etwa 350 g Rotkohl
etwas Kräutersalz
250 g Äpfel

Für die Salatsauce:

100 bis 150 g saure Sahne
2 EL Honig oder Sanddorn
2 EL Obstessig
3 EL Sonnenblumenöl
½ TL Ingwer
2 EL gehackte Walnüsse

So wird's gemacht:

1. Den Rotkohl putzen, den Strunk herausschneiden, den Kohl in sehr feine Streifen hobeln, mit Kräutersalz bestreuen und mit dem Kartoffelstampfer etwas stampfen, damit der Kohl weicher wird.
2. Die Äpfel waschen, bei Bedarf schälen und in Würfel oder hauchdünne Scheiben schneiden.
3. Aus den übrigen Zutaten eine Marinade rühren und diese zusammen mit den Äpfeln untermischen.
4. Mit den grob gehackten Walnüssen bestreuen.

Der Tip

Anstelle des Rotkohls können Sie Weißkohl verwenden, statt der Äpfel eine Mischung aus Äpfeln, Banane, Orange und einigen Rosinen.

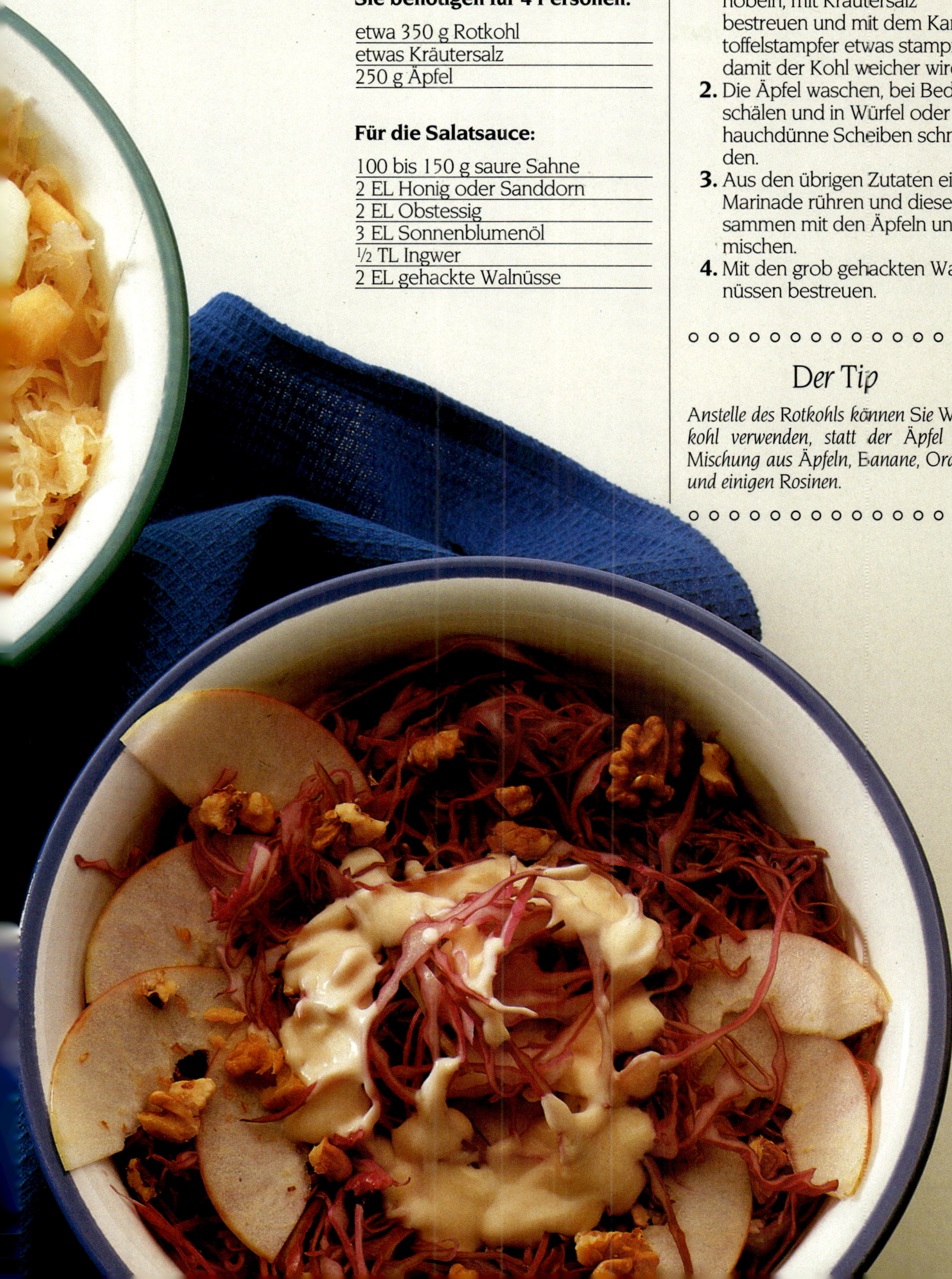

Chicoréesalat mit Früchten

Sie benötigen für 4 Personen:

500 g Chicorée
1 bis 2 Bananen
1 Orange
1 Apfel

Für die Salatsauce:

100 g Sahne
3 EL Sonnenblumenöl
etwas Zitronensaft
Kräutersalz
½ TL Honig
50 g Mandeln

So wird's gemacht:

1. Den Chicorée waschen, putzen und das untere bittere Ende keilförmig herausschneiden. Anschließend die Stauden in etwa fingerdicke Streifen schneiden.
2. Die Bananen schälen und in Scheiben schneiden, die Orange schälen, den Apfel waschen, beides in Würfel schneiden und daruntermischen.
3. Die Sahne mit dem Öl verrühren und mit Zitronensaft, Kräutersalz und Honig fein abschmecken.
4. Über den Salat gießen, unterziehen und den Salat mit den abgezogenen, blättrig geschnittenen Mandeln bestreuen.

Feldsalat mit Orangen

Sie benötigen für 4 Personen:

200 g Feld- oder Friséesalat
2 Orangen

Für die Salatsauce:

4 EL Sonnenblumenöl
2 EL Zitronensaft
4 EL Sahne
Kräutersalz
frisch gemahlenen Pfeffer
eventuell 1 kleine Zwiebel

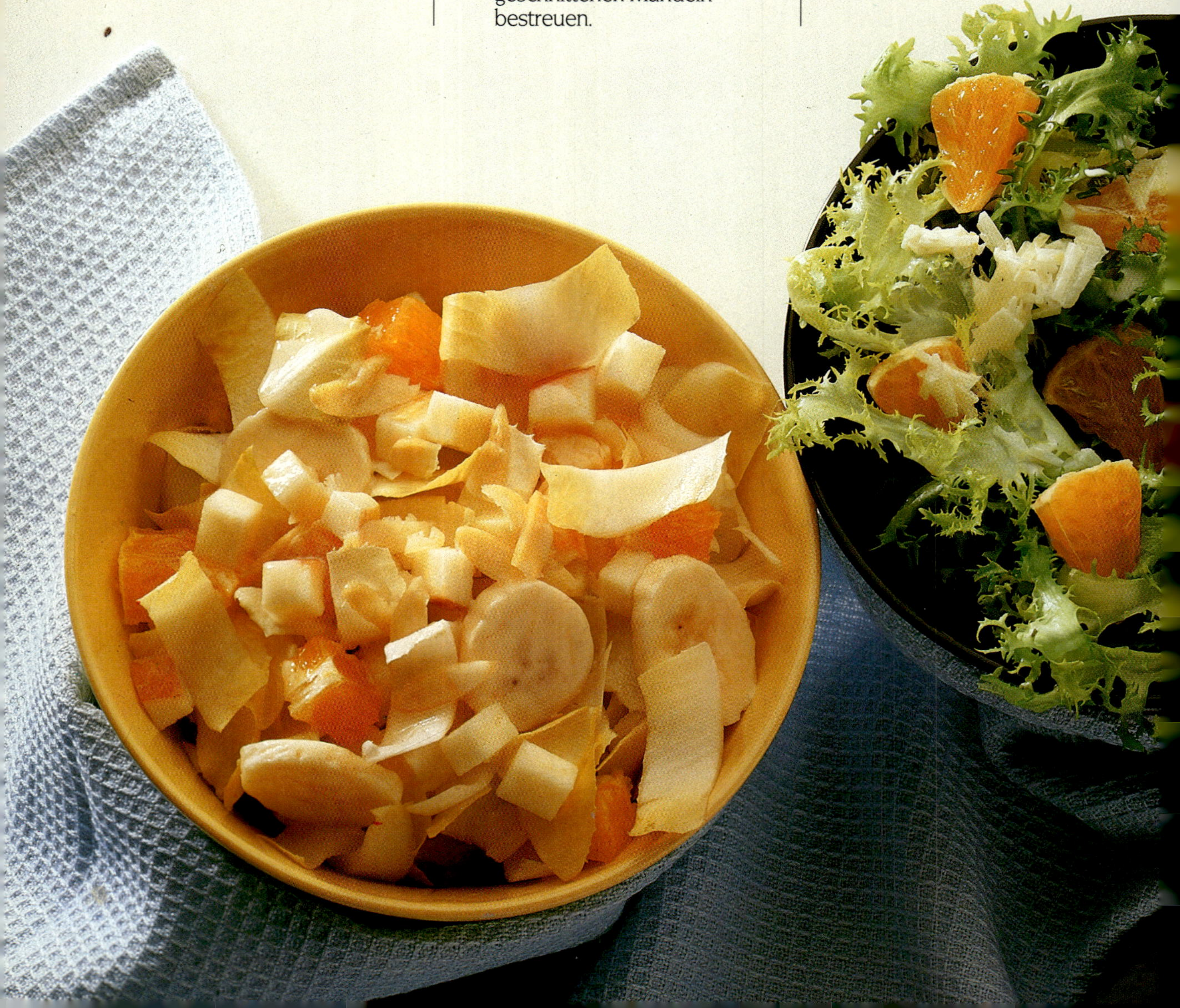

So wird's gemacht:

1. Den Feldsalat waschen, verlesen und abtropfen lassen.
2. Die Orangen schälen, in dünne Scheiben schneiden und diese auseinanderpflücken.
3. Aus dem Öl, dem Zitronensaft und der Sahne eine Sauce rühren, mit Kräutersalz und Pfeffer abschmecken und eventuell die feingewürfelte Zwiebel unterrühren.
4. Den Feldsalat mit den Orangenstückchen mischen und die Marinade unterheben.

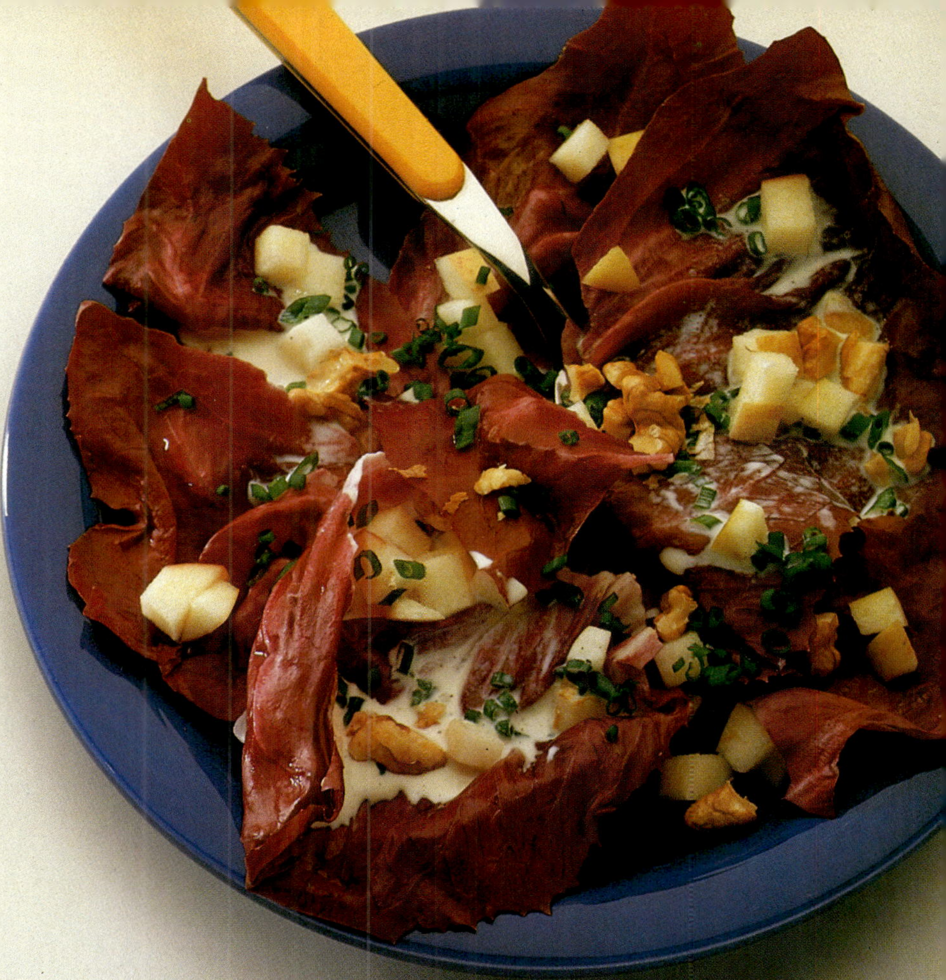

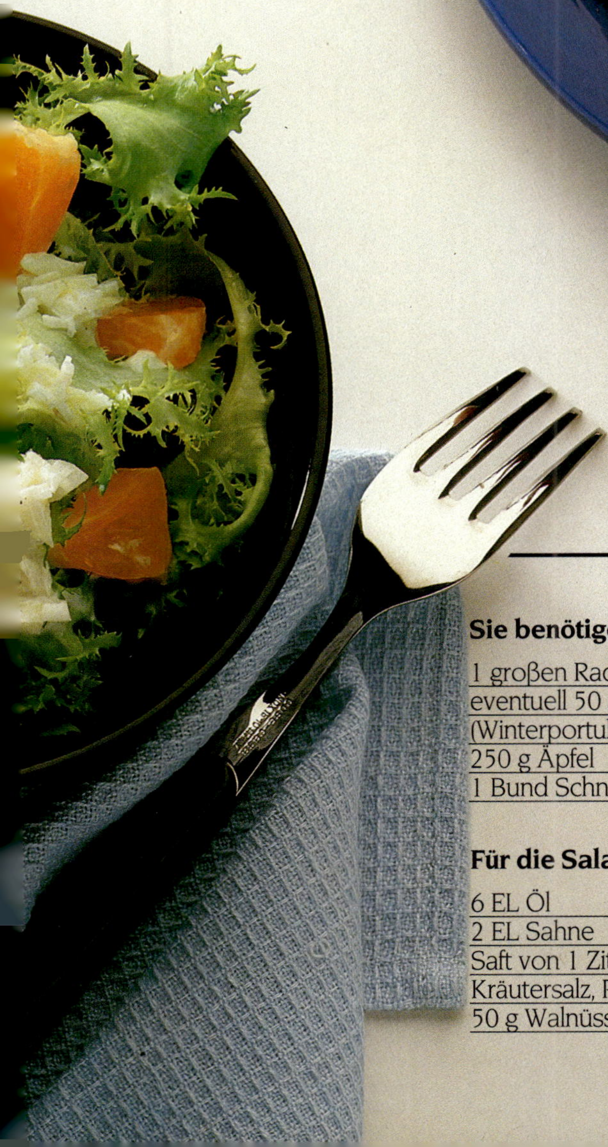

Radicchiosalat

Sie benötigen für 4 Personen:

1 großen Radicchio (etwa 200 g)
eventuell 50 g Postelein (Winterportulak)
250 g Äpfel
1 Bund Schnittlauch

Für die Salatsauce:

6 EL Öl
2 EL Sahne
Saft von 1 Zitrone
Kräutersalz, Pfeffer
50 g Walnüsse

So wird's gemacht:

1. Den Radicchio putzen, den Strunk herausschneiden, die Blätter waschen, gut trockenschleudern und dann in mundgerechte Stücke zupfen.
2. Den Postelein ebenfalls waschen, verlesen und trokkenschleudern.
3. Die Äpfel waschen, eventuell schälen und in Würfel schneiden. Den Schnittlauch waschen und in feine Röllchen schneiden.
4. Aus den übrigen Zutaten eine Sauce rühren, diese unter die Salatzutaten ziehen und das Ganze dann mit grob gehackten Walnüssen bestreuen.

Topinambur-frischkost

Sie benötigen für 4 Personen:

etwa 300 g Topinambur
200 g Dickmilch oder saure Sahne
1 EL Zitronensaft
Kräutersalz
frisch gemahlenen Pfeffer
2 EL feingehackte Petersilie oder Dill
50 g gehackte Walnüsse oder gemahlene Haselnüsse

So wird's gemacht:

1. Die Topinamburknollen waschen und ungeschält grob raspeln oder auch stifteln.
2. Aus den übrigen Zutaten eine Sauce rühren und diese mit dem Topinambur vermischen.

Der Tip

Man kann unter diese Frischkost noch sehr gut grob geraspelte Äpfel oder 100 bis 200 g grob geraspelte Möhren, Rote Bete, Weißkohl, Rotkohl, Sellerie oder Sauerkraut mischen. Oder nehmen Sie statt des Topinamburs Sellerie oder Schwarzwurzeln, die unter fließendem Wasser geschabt und einzeln in die Marinade geraspelt werden.

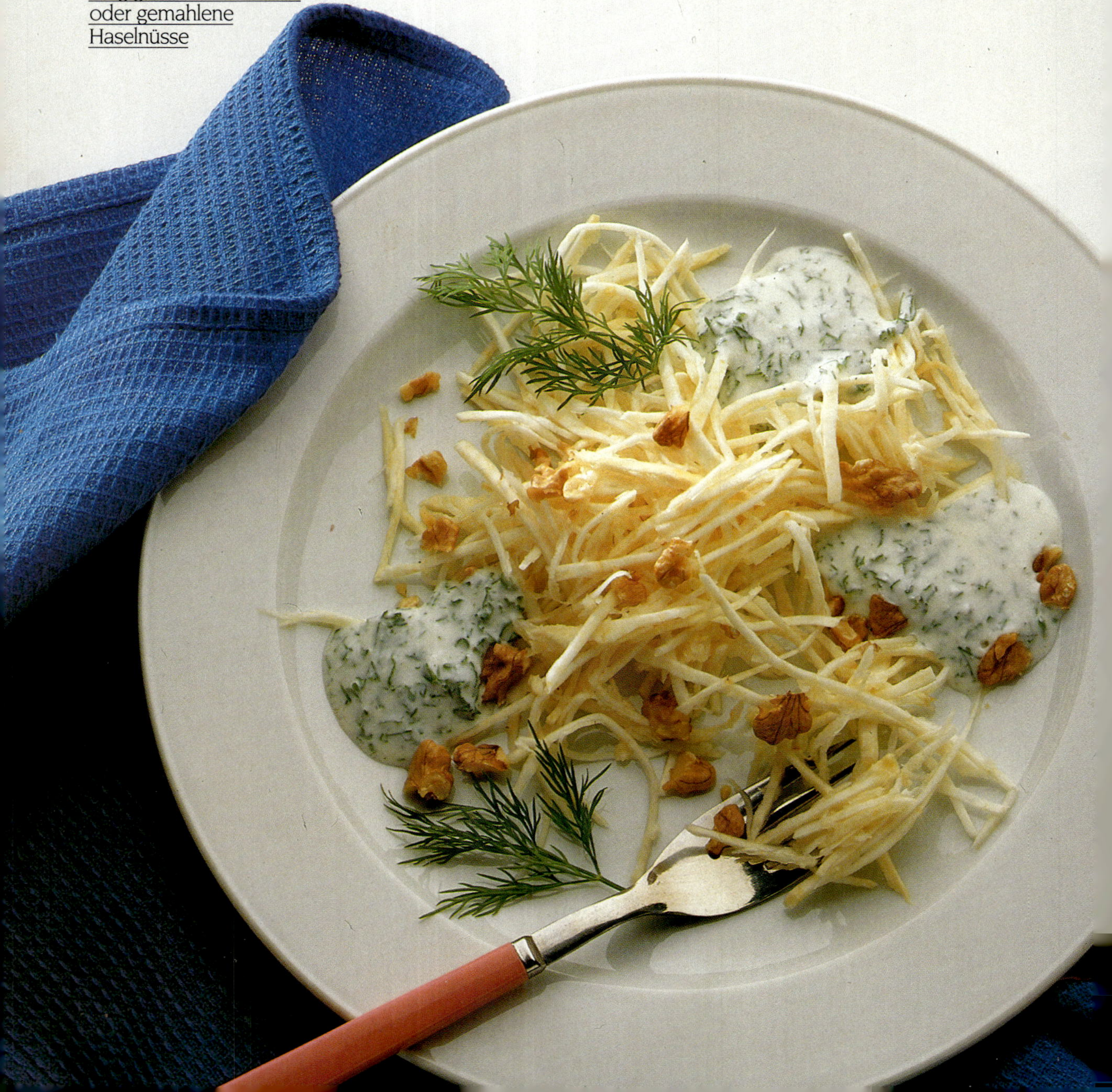

Bunte Selleriefrischkost

Sie benötigen für 4 Personen:

¼ bis ½ Sellerieknolle
2 Möhren
2 Äpfel
1 Orange oder 3 Scheiben frische Ananas
1 Kiwi oder 1 Handvoll Trauben
100 g Hasel- oder Walnüsse
200 g süße Sahne
Kräutersalz
1 EL Zitronensaft

So wird's gemacht:

1. Das Gemüse und das Obst waschen, putzen und bei Bedarf schälen.
2. Die Äpfel in kleine Würfel schneiden, die Möhren und den Sellerie stifteln. Das Obst in Würfel schneiden, Trauben halbieren und entkernen.
3. Die Nüsse grob hacken und 50 g beiseitelegen.
4. Alle Salatzutaten mit den restlichen Nüssen mischen.
5. Die Sahne halbsteif schlagen, mit Kräutersalz und Zitronensaft abschmecken und unter den Salat ziehen.
6. Die Frischkost mit den restlichen Nüssen bestreuen.

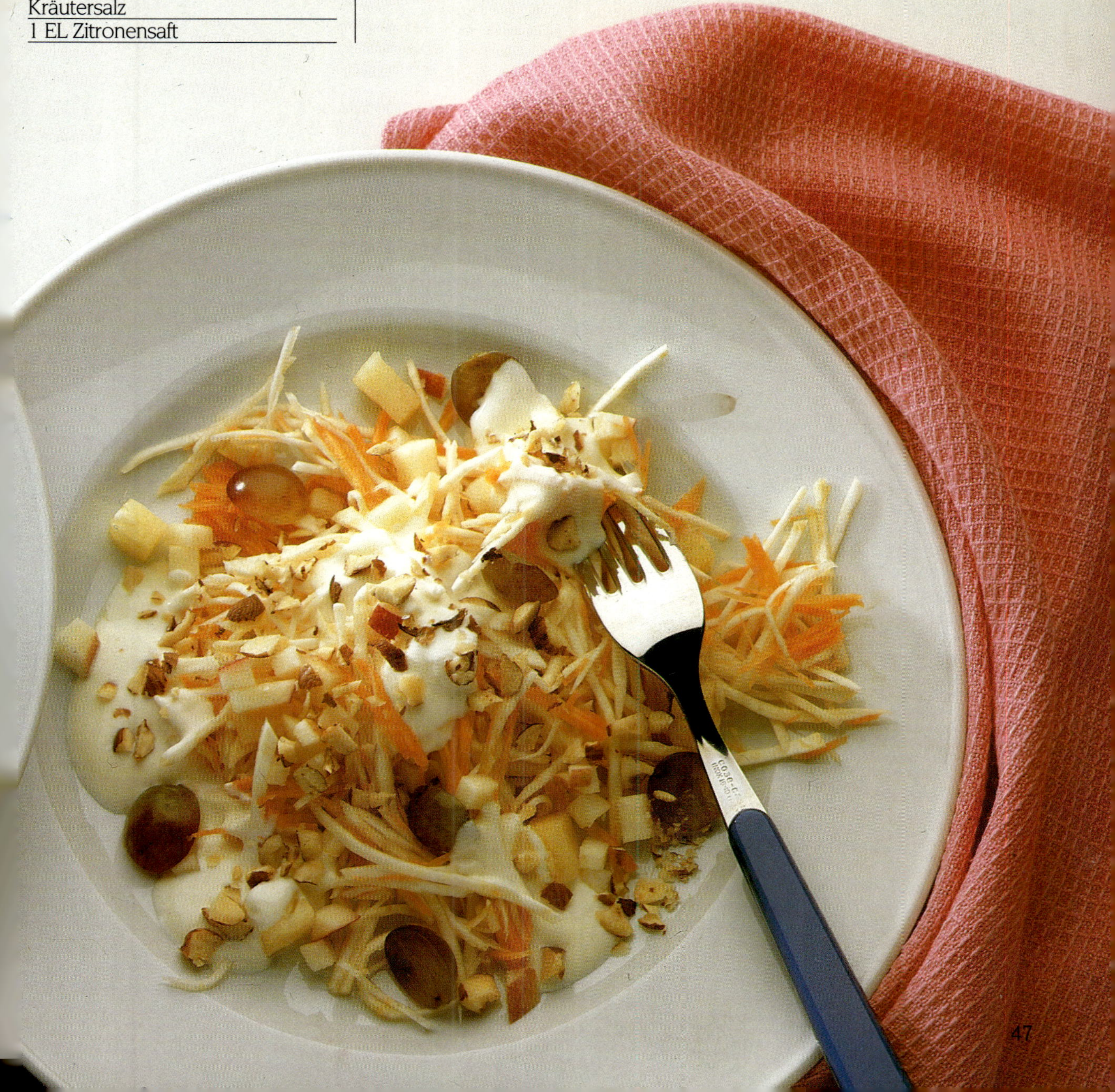

Bunter Eissalat

Sie benötigen für 4 Personen:

1 Eissalat oder eine entsprechende Menge bunt gemischten Pflücksalat aus dem Garten
½ Salatgurke oder 1 kleine Zucchini
250 g Erdbeeren
200 g Frischkäse
4 EL Sonnenblumensprossen oder Sonnenblumenkerne

Für die Salatsauce:

⅛ l süße Sahne
3 EL Sonnenblumenöl
1 EL Obstessig oder Zitronensaft
1 EL selbstgemachtes Tomatenketchup
Kräutersalz
frisch gemahlenen Pfeffer

So wird's gemacht:

1. Den Salat waschen, putzen, trockenschleudern und zerpflücken.
2. Die Salatgurke waschen, eventuell schälen und in Scheiben schneiden.
3. Die Erdbeeren waschen, putzen und je nach Größe halbieren oder vierteln.
4. Alles in einer Schüssel anrichten. Den Frischkäse zusammen mit den Sonnenblumensprossen darüber verteilen.
5. Aus den übrigen Zutaten eine Sauce rühren, diese über den Salat gießen und vorsichtig unterziehen.

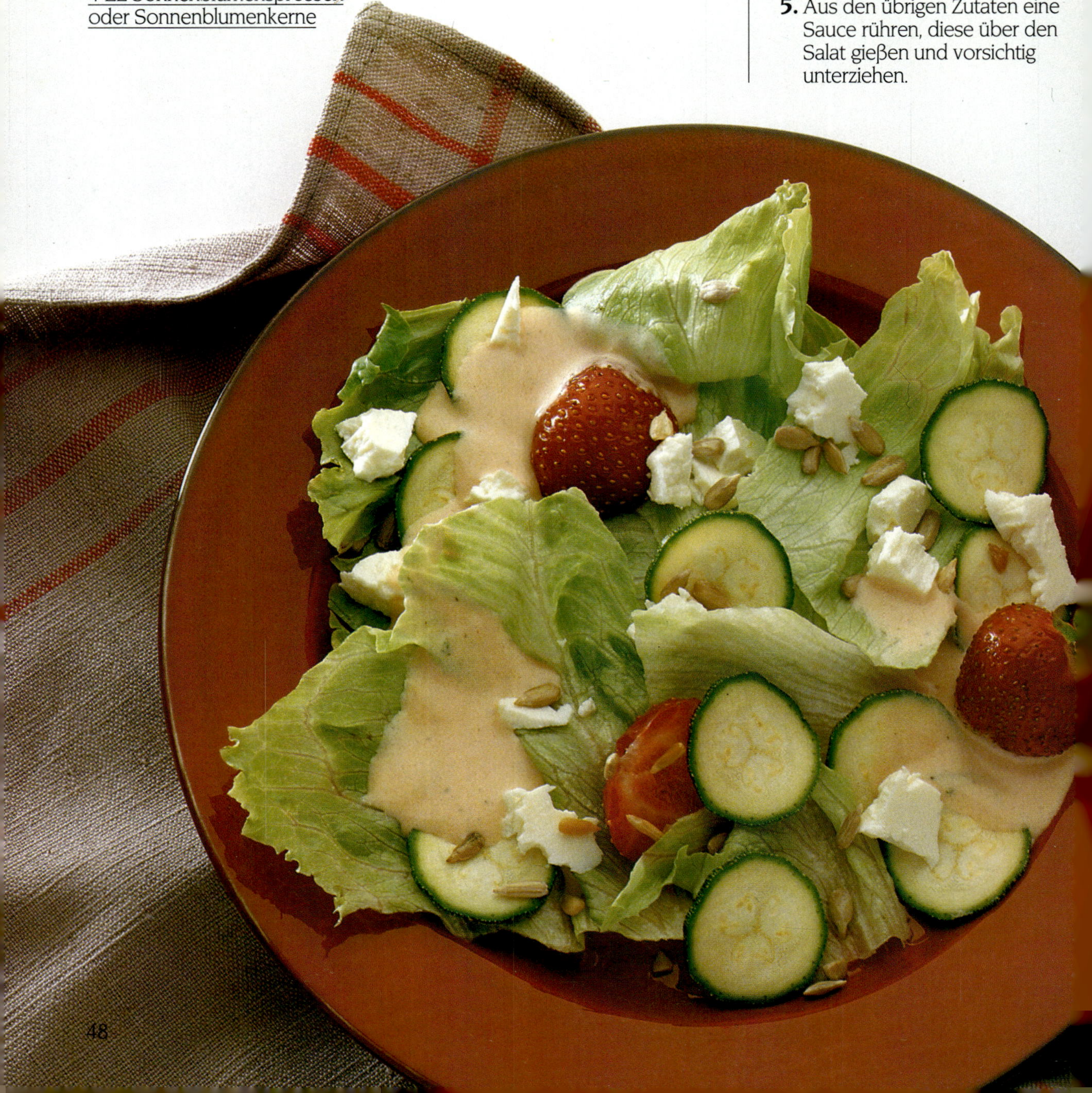

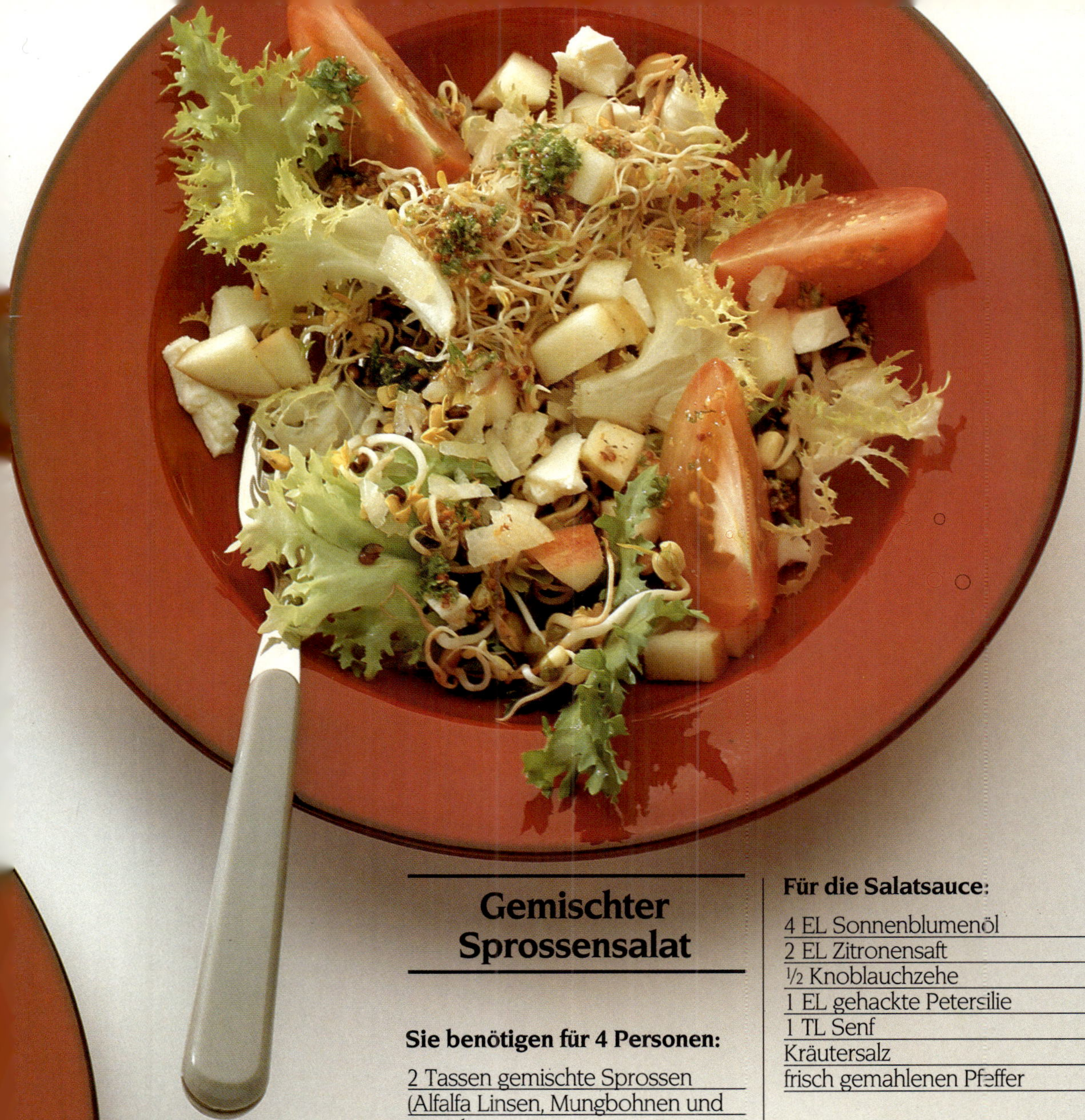

Gemischter Sprossensalat

Sie benötigen für 4 Personen:

2 Tassen gemischte Sprossen (Alfalfa Linsen, Mungbohnen und Rettiche)
1 kleinen Kopfsalat oder eine entsprechende Menge Feld- oder Friséesalat
oder Pflücksalat aus dem Garten
1 Apfel
1 kleine Zwiebel
2 Tomaten
150 g Schafskäse

Für die Salatsauce:

4 EL Sonnenblumenöl
2 EL Zitronensaft
½ Knoblauchzehe
1 EL gehackte Petersilie
1 TL Senf
Kräutersalz
frisch gemahlenen Pfeffer

So wird's gemacht:

1. Die Sprossenmischung etwas auseinanderzupfen. Den Salat putzen, waschen, trockenschleudern und kleinzupfen.
2. Den Apfel waschen, die Zwiebel schälen. Beides in feine Würfel schneiden, die Tomaten waschen und achteln, den Schafskäse grob zerteilen.
3. Aus den übrigen Zutaten eine Sauce rühren.
4. Alle Zutaten locker miteinander vermischen. Die Sauce darübergeben, vorsichtig unterziehen und sofort servieren.

Salatfondue

Sie benötigen für 8 Personen:

etwa 1 kg Salat und rohes Gemüse (es eignen sich alle Blattsalate, Rettich, Gurken, Zucchini, Tomaten, Gemüsezwiebeln, Paprikaschoten, Möhren, Blumenkohlröschen usw.)
500 g Obst (Bananen, Orangen, Birnen, Äpfel, Weintrauben, Kiwi)
Zitronensaft
verschiedene Käsewürfel (Schafskäse, Gorgonzola oder milder Schnittkäse)

So wird's gemacht:

1. Die Salate, das Gemüse und das Obst waschen und putzen. Dabei die Salatblätter möglichst ganz lassen und auf einer großen Platte anrichten.
2. Das Gemüse und das Obst in Scheiben, Ringe, Schnitze oder Stifte schneiden, dazugeben und mit Zitronensaft leicht beträufeln.
3. Die Platte mit Käsewürfeln garnieren. Die Zutaten der einzelnen Dips jeweils zusammenrühren.
4. Die Salate mit den Dips servieren.
Dazu reichen Sie am besten frische Vollkornbrötchen oder heißes Knoblauchbrot.

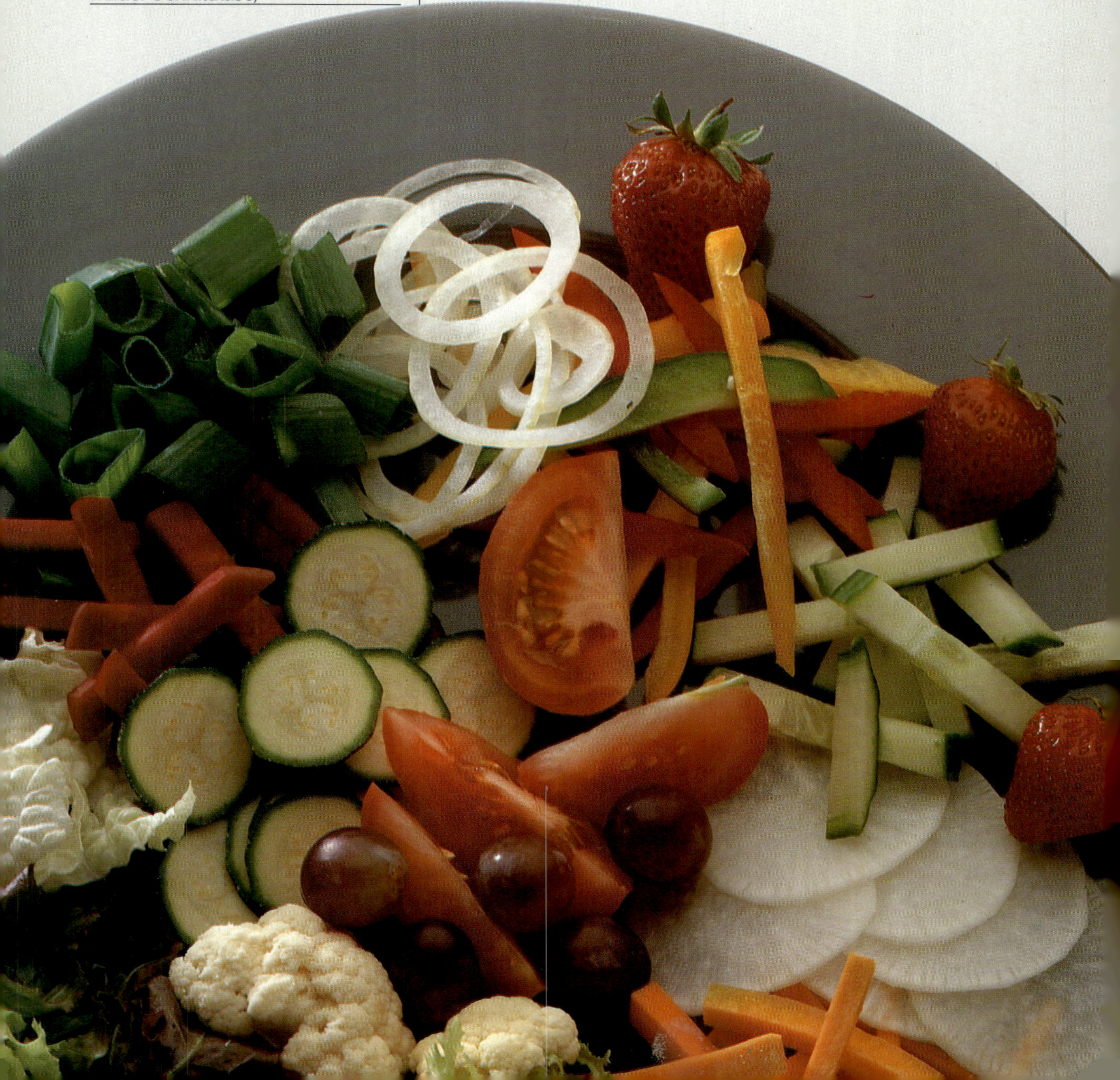

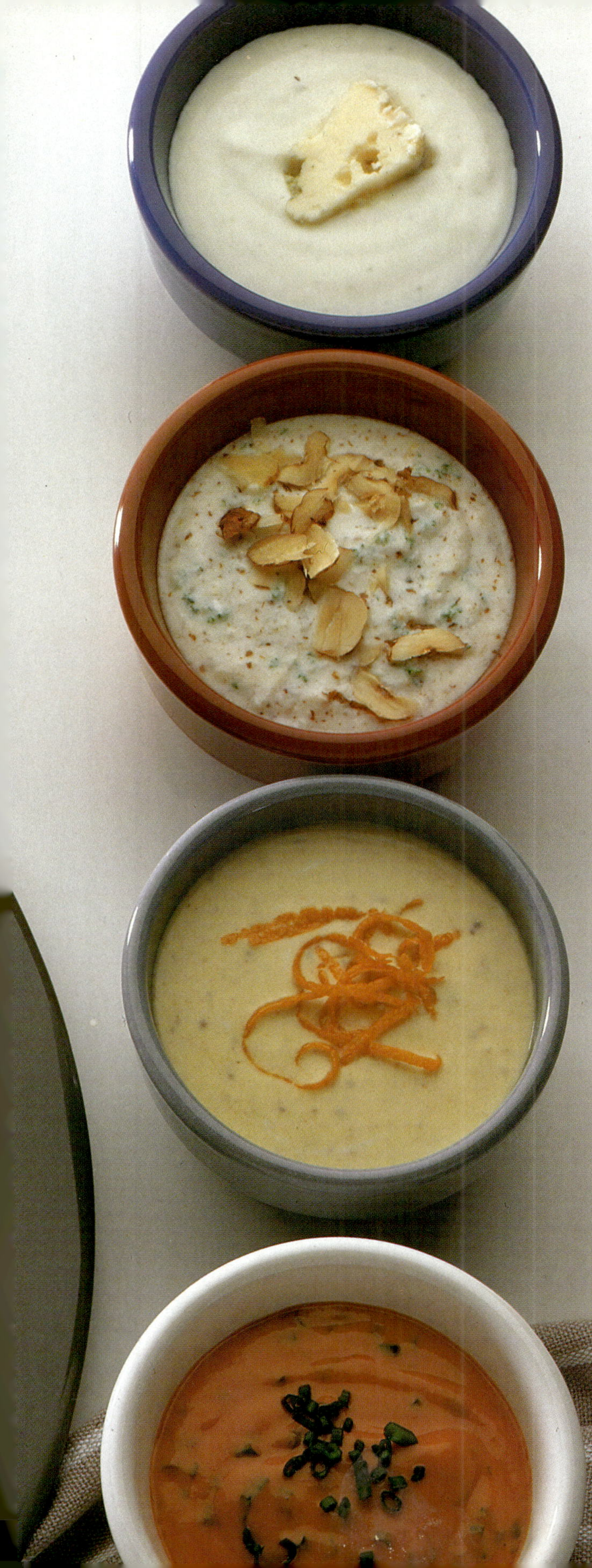

Dips

Für den Roquefortdip:

- 200 g Quark
- etwas Milch
- 50 g Roquefort
- Kräutersalz
- Zitronensaft
- eventuell 2 EL Weißwein

Für den Nußdip:

- 250 g Dickmilch
- 2 EL Öl
- 50 g gehackte Walnüsse oder gemahlene Haselnüsse
- 1 EL Zitronensaft
- Kräutersalz
- frisch gemahlenen Pfeffer
- 2 EL feingehackte Kräuter

Für den Orangendip:

- 1 Becher Joghurt
- 50 g Sahne
- 1 TL Senf
- Saft von ½ bis 1 Orange
- Kräutersalz
- Curry

Für den roten Dip:

- 6 EL süße Sahne
- 2 EL selbstgemachtes Tomatenketchup
- 1 bis 2 EL Obstessig
- 2 EL Öl
- 1 zerdrückte Knoblauchzehe
- Kräutersalz
- Schnittlauchröllchen

So wird's gemacht:

Die Zutaten jeweils zu einer Sauce verrühren und zu dem Gemüse servieren.

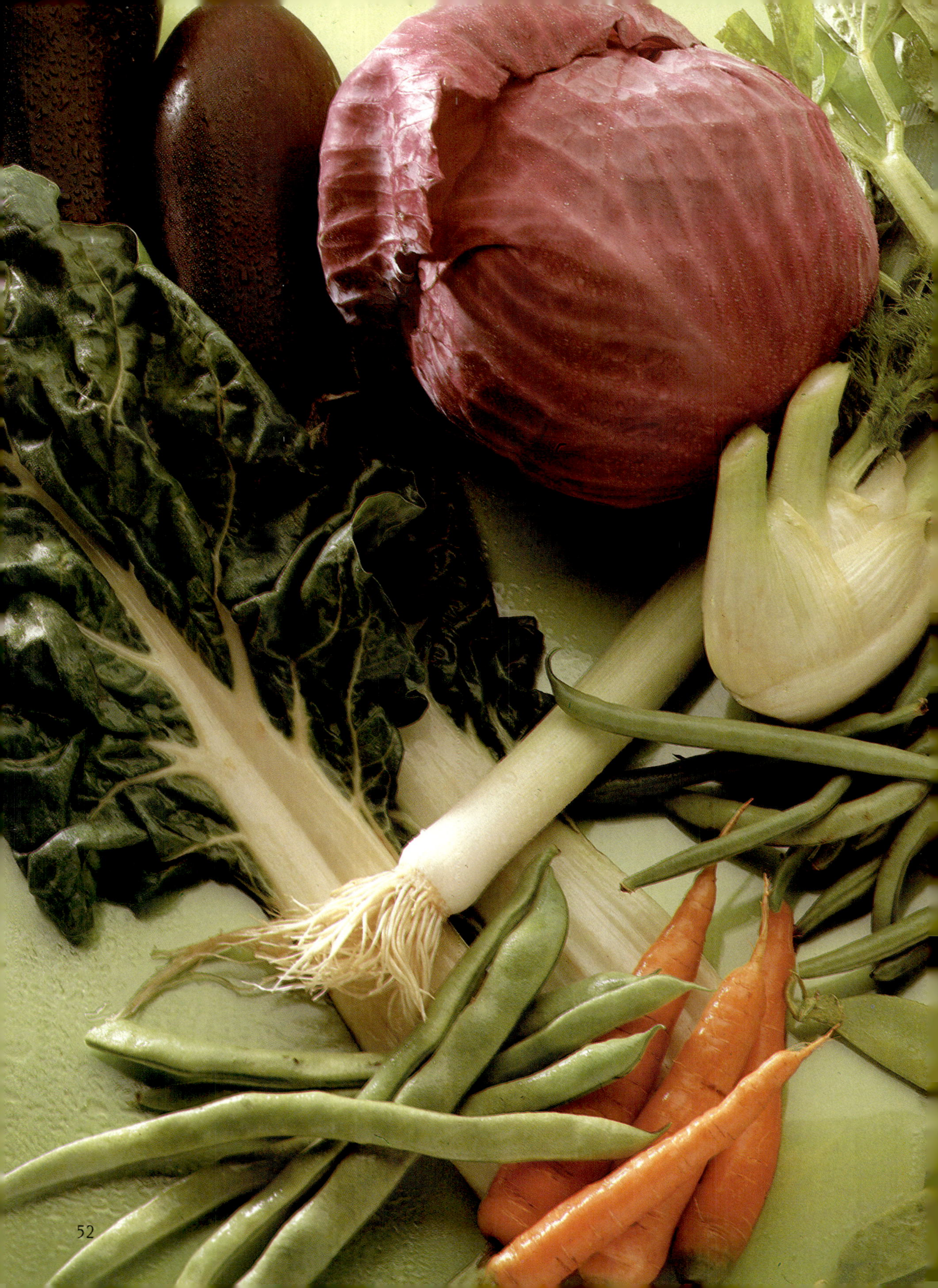

Quer durch den Gemüsegarten

Ob Sommer oder Winter – jede Jahreszeit liefert uns schmackhafte Gemüsesorten, die – auf schonende Weise gegart – oft im Mittelpunkt einer vollwertigen Mahlzeit stehen.

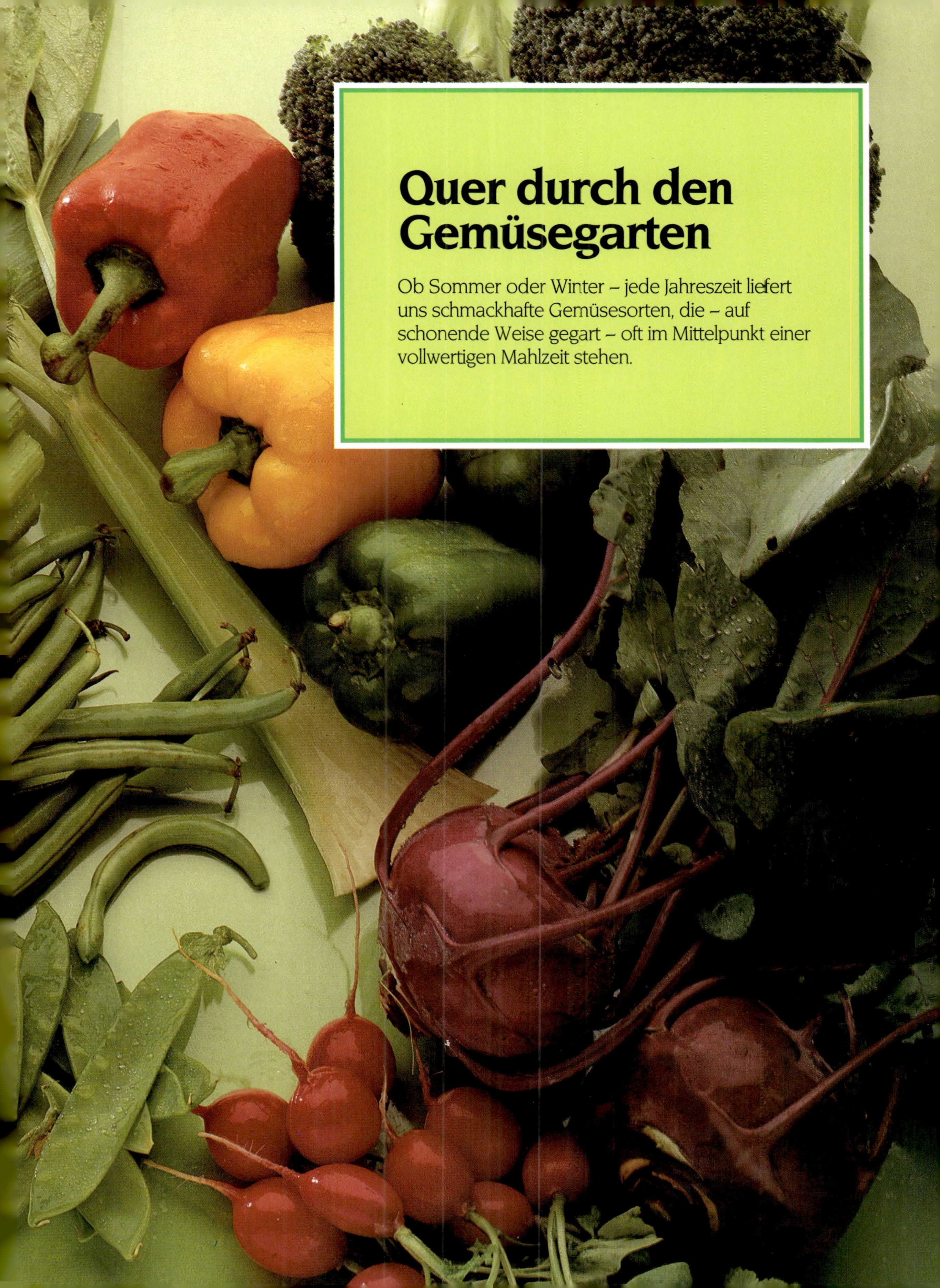

Auberginencurry

Sie benötigen für 4 Personen:

500 g Auberginen
Salz
100 g Sonnenblumenkerne
1 Zwiebel
5 EL Öl
100 g Rosinen
1 Knoblauchzehe
½ Gemüsebrühwürfel
2 EL Tomatenmark (selbstgemacht)
1 TL Koriander
1 TL Curry
1 TL Ingwer
1 TL Mohn
1 TL abgeriebene Schale einer unbehandelten Zitrone
frisch gemahlenen Pfeffer
eventuell 1 Becher Joghurt

So wird's gemacht:

1. Die Auberginen waschen, putzen, in kleine Würfel schneiden, mit Salz bestreuen und etwa 30 Minuten stehenlassen, danach abtropfen lassen.
2. In der Zwischenzeit die Sonnenblumenkerne in einer trokkenen Pfanne rösten, bis sie anfangen zu duften.
3. Die Zwiebel schälen, fein würfeln und zusammen mit den Auberginenwürfeln im Öl anbraten. Die gewaschenen Rosinen sowie die geschälte, zerdrückte Knoblauchzehe hinzufügen.
4. Den Gemüsebrühwürfel in ¼ l heißem Wasser auflösen, mit dem Tomatenmark verrühren und die Auberginen damit ablöschen, bei kleiner Hitze etwa 10 Minuten garen.
5. Dann die Gewürze hinzufügen, die Sonnenblumenkerne unterrühren und das Ganze noch einmal 5 Minuten ziehen lassen, eventuell noch einmal mit Salz abschmecken.
6. Wer mag, kann vor dem Servieren den Joghurt unterziehen.

Dazu schmecken frische Vollkornbrötchen oder ein Getreidegericht.

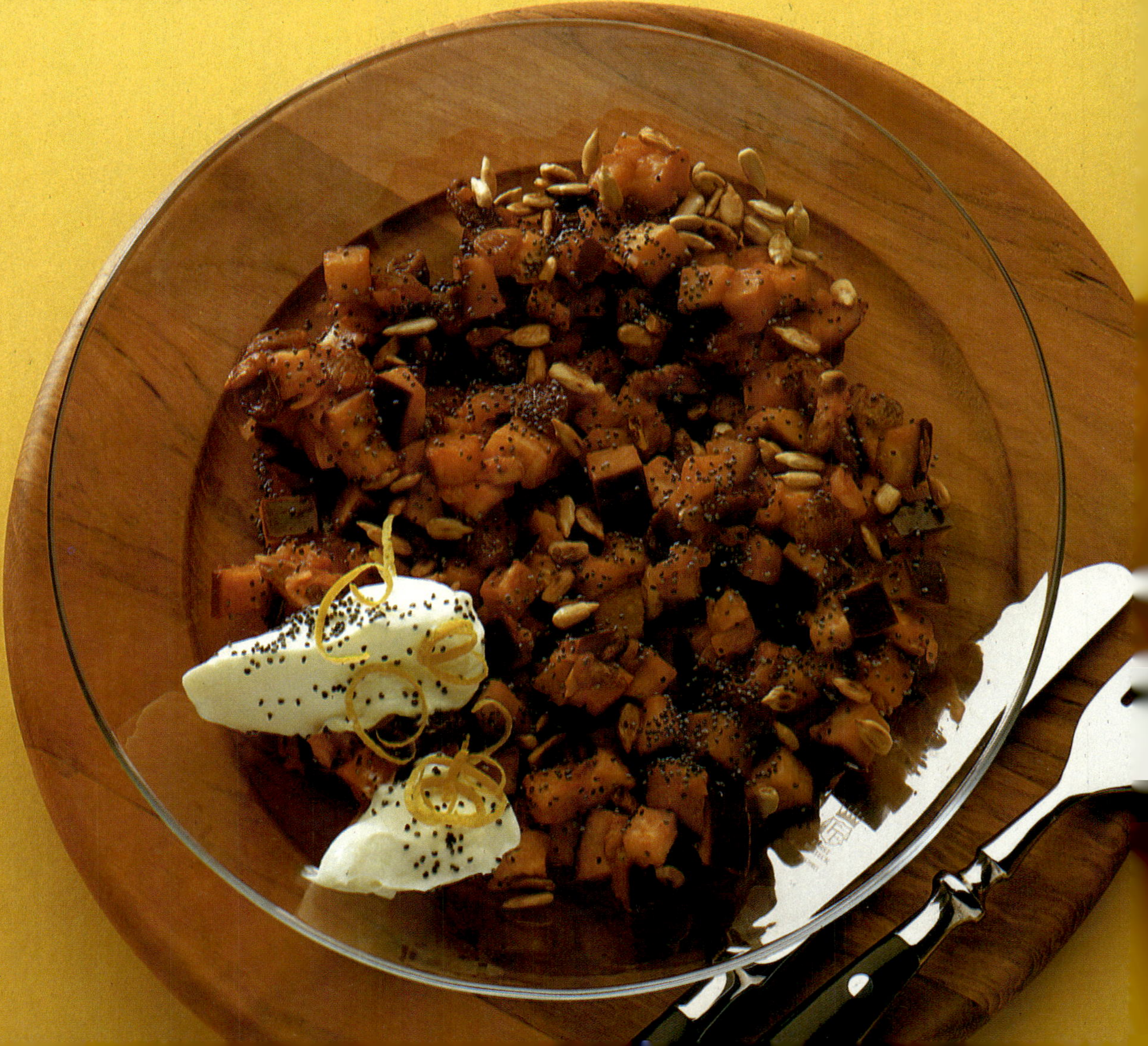

Sommerliches Gemüsecurry

Sie benötigen für 4 Personen:

100 g Erbsen
100 g grüne Bohnen
100 g Paprikaschoten
150 g Mangold, Spinat oder Wirsing
150 g Möhren
250 g Blumenkohl
70 g Rosinen
2 EL Butter
1 kleine Zwiebel
1 bis 2 Knoblauchzehen
1 TL Koriander
2 TL Curry
½ TL Ingwer
½ TL Kreuzkümmel
150 g Tofu, selbstgemachten Weichkäse oder Mozzarella
1 Becher Joghurt
2 bis 3 Tomaten
100 g Sonnenblumenkerne
eventuell 2 Scheiben frische Ananas oder 1 Orange

So wird's gemacht:

1. Alle Gemüsesorten waschen und putzen. Dabei die Paprikaschoten und den Mangold in Streifen und die Möhren in Scheiben schneiden, den Blumenkohl in Röschen zerteilen.
2. Die Rosinen waschen und knapp mit Wasser bedeckt einweichen.
3. Zunächst die Bohnen in wenig Salzwasser etwa 5 bis 10 Minuten garen, dann die Paprikastreifen, die Möhrenscheiben und die Blumenkohlröschen hinzufügen. Weitere 5 bis 10 Minuten bei mittlerer Hitze garen.
4. Zum Schluß die jungen Erbsen und die Mangoldstreifen dazugeben und nochmals etwa 5 bis 10 Minuten garen.
5. Die Butter in einer Pfanne zerlassen. Die geschälte, feingewürfelte Zwiebel, die geschälten und zerdrückten Knoblauchzehen und die Gewürze hinzufügen und andünsten.
6. Den Käse in Würfel schneiden, kurz mitdünsten, dann aber wieder herausnehmen.
7. Den Joghurt mit den enthäuteten und kleingeschnittenen Tomaten oder dem Tomatenmark verrühren, zu den Zwiebeln geben und ablöschen.
8. Die gut abgetropfte Gemüsemischung, die gequollenen, aber abgegossenen Rosinen sowie die Sonnenblumenkerne in die Pfanne geben und alles noch 5 Minuten ziehen lassen.
9. Die Käsewürfel und eventuell gewürfelte Ananasscheiben oder Orangen auf dem Gemüse verteilen, noch einmal nachwürzen.
   Das Gemüsecurry zu einem Getreidegericht servieren.

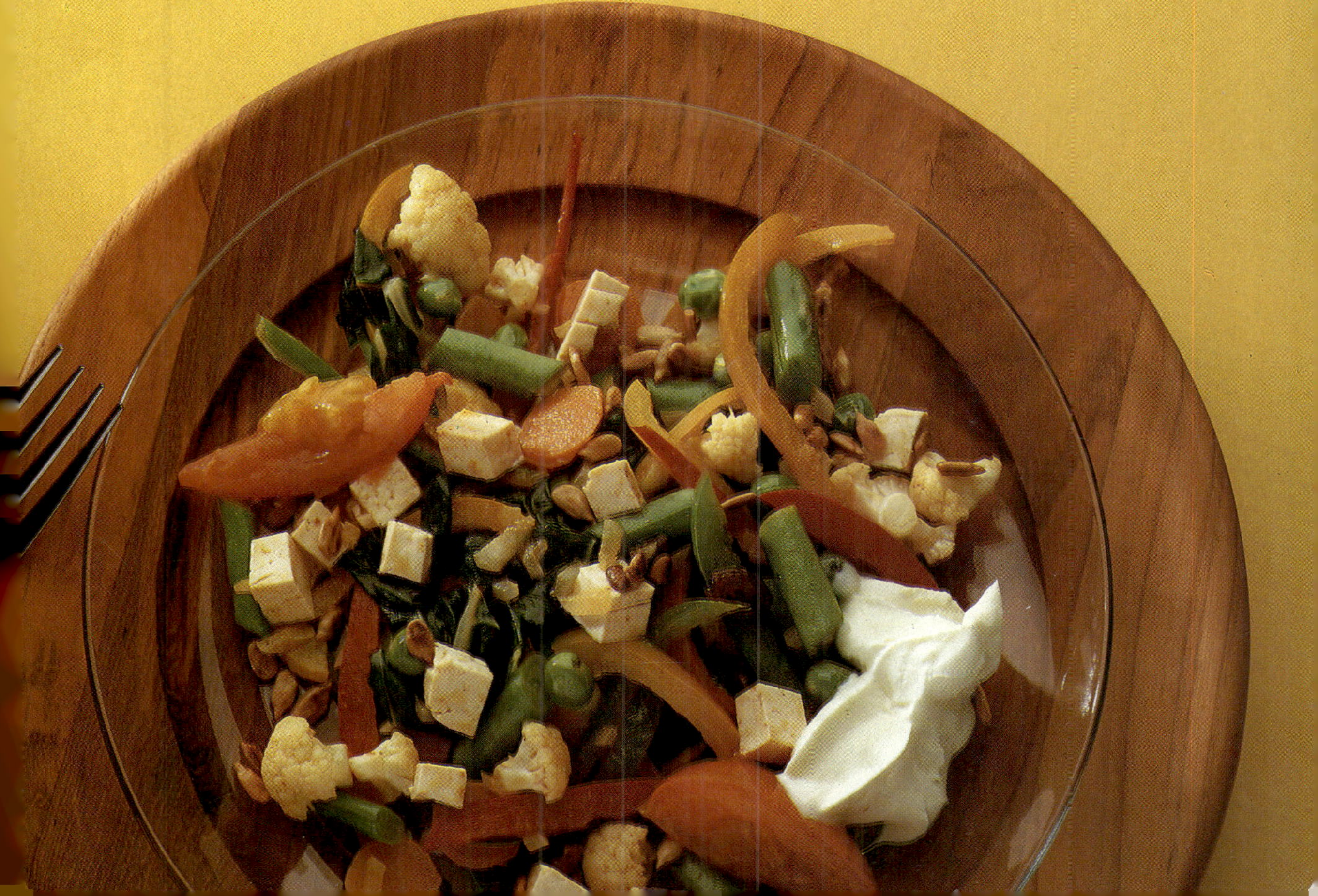

Gebackene Paprika mit Weizenfladen

Sie benötigen für 2 bis 4 Personen:

Für die Weizenfladen:

200 g Weizen
150 g kaltes Wasser
2 EL Sonnenblumenöl
½ TL Meersalz
1 TL Kümmel
1 TL gemahlenen Koriander

Für die gebackenen Paprika:

je 1 rote, grüne und gelbe Paprikaschote
3 bis 5 EL Kapern
50 g schwarze Oliven
Öl zum Ausfetten
50 g Weizen
50 g Sonnenblumenkerne
1 bis 2 Knoblauchzehen

Außerdem:

Basilikum
Oregano
Kräutersalz
frisch gemahlenen Pfeffer
Olivenöl

So wird's gemacht:

1. Den Weizen für die Fladen fein mahlen und mit dem Wasser, dem Öl und den Gewürzen zu einem mittelfesten Teig kneten, diesen mindestens 30 Minuten ruhen lassen.
2. Die Paprikaschoten waschen, putzen und in dünne Streifen schneiden.
3. Zusammen mit den Kapern und den kleingeschnittenen Oliven in eine gefettete Auflaufform geben.
4. Den Weizen grob schroten und zusammen mit den Sonnenblumenkernen und der geschälten, zerdrückten Knoblauchzehe in einer trockenen Pfanne so lange rösten, bis es anfängt zu duften.
5. Nun den Teig in vier Stücke teilen und diese zu dünnen Fladen ausrollen.
6. Auf ein gefettetes Backblech geben und mit Basilikum und Oregano bestreuen.
7. Das Blech auf die mittlere Leiste in den kalten Backofen schieben und bei 200°C etwa 25 Minuten backen. Auf einem Kuchengitter auskühlen lassen.
8. Die Paprikamischung mit Kräutersalz und Pfeffer bestreuen, die Sonnenblumenkern-Weizenschrot-Mischung darüberstreuen und mit dem Olivenöl beträufeln.
9. Den Paprikaauflauf auf die mittlere Schiene in den auf 220°C vorgeheizten Backofen schieben und etwa 20 Minuten backen.

Der Tip

Das Gericht reicht als Vorspeise für 4, als Hauptgericht für 2 Personen. Auch ein pikant gewürztes Risotto schmeckt sehr gut dazu.

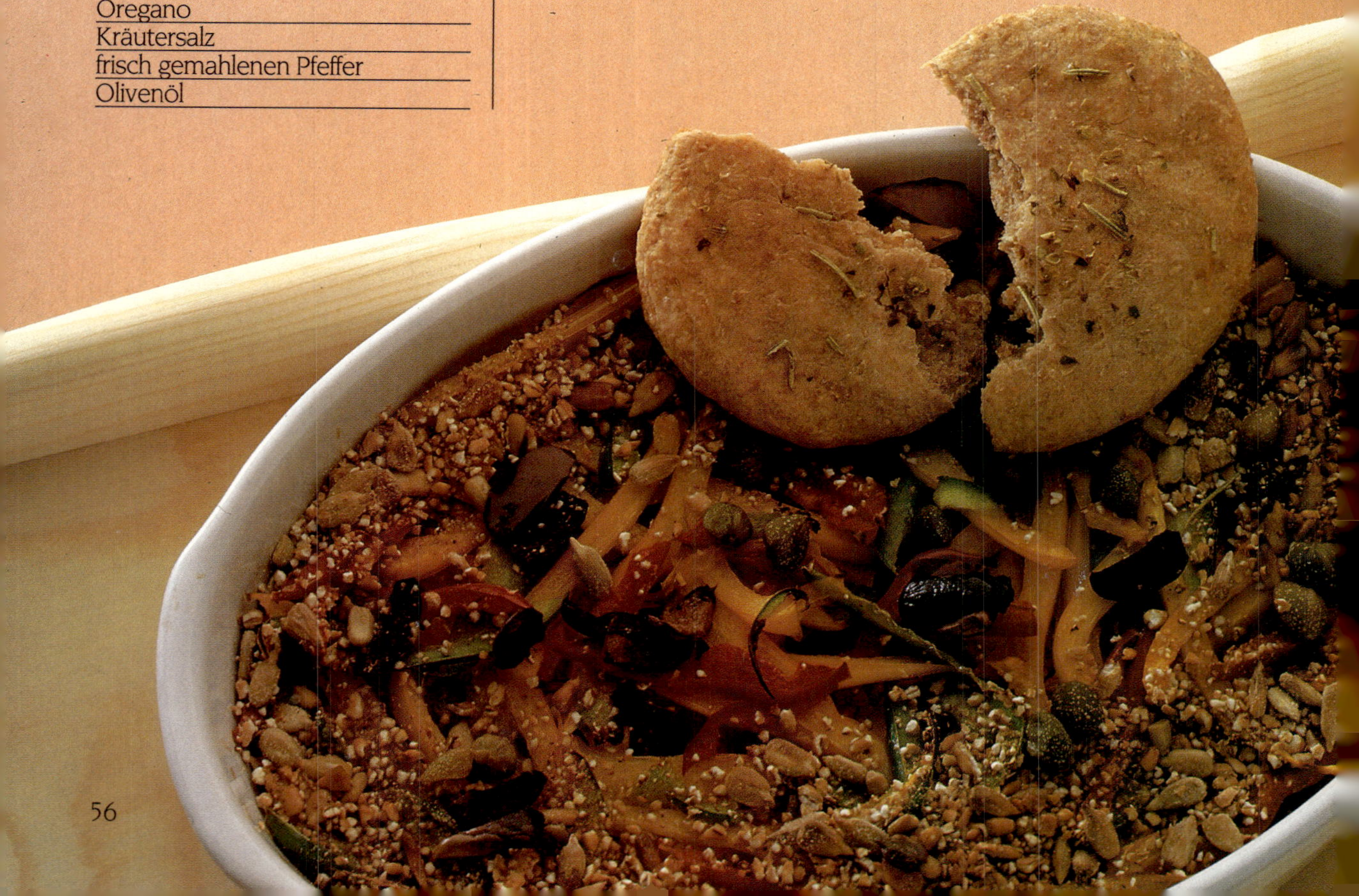

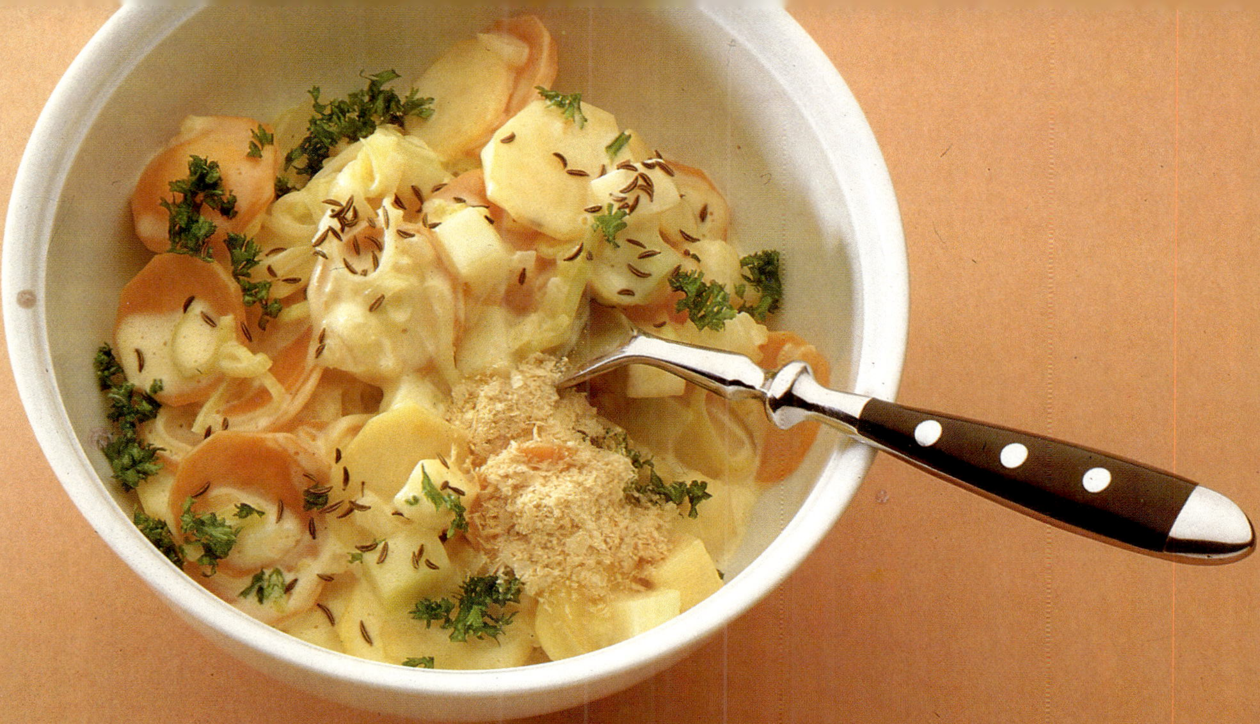

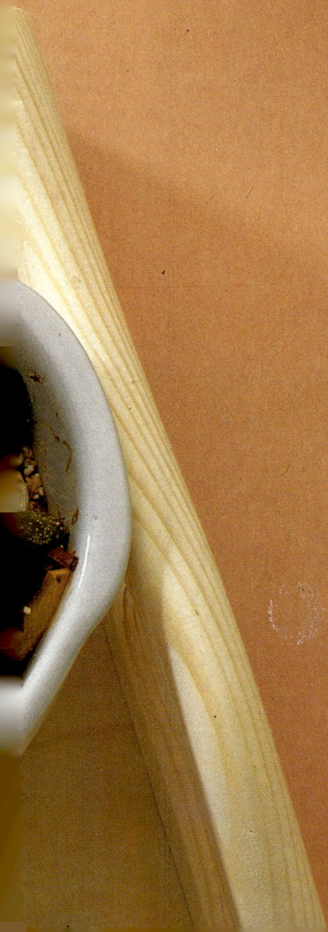

Großmutters Wurzeltopf

Sie benötigen für 4 Personen:

750 g gemischtes Wurzelgemüse (Möhren, Sellerie, Pastinaken, Steckrüben, Petersilienwurzeln)
250 g Lauch
600 g Kartoffeln
1 Zwiebel
3 EL Öl
1/4 l Milch
1/2 bis 1 Gemüsebrühwürfel
1 TL Kümmel
frisch geriebene Muskatnuß
frisch gemahlenen Pfeffer
Kräutersalz
2 EL Hefeflocken
gehackte Petersilie
100 g Sahne
1 Eigelb

So wird's gemacht:

1. Das Gemüse waschen, putzen und bei Bedarf schälen. Das Wurzelgemüse bis auf die Möhren würfeln. Die Möhren in Scheiben schneiden.
2. Den Lauch putzen und in dünne Ringe, die geschälten Kartoffeln in Scheiben schneiden.
3. Die geschälte, feingewürfelte Zwiebel in dem Öl glasig dünsten, das Wurzelgemüse und die Kartoffeln hinzufügen, kurz mitdünsten, dann mit der Milch auffüllen. Den halben Gemüsebrühwürfel und den Kümmel dazugeben und alles etwa 15 Minuten bei mittlerer Hitze garen.
4. Die Lauchringe hinzufügen und alles in weiteren 15 Minuten weichkochen.
5. Den Wurzeltopf mit reichlich Muskatnuß, Pfeffer und Kräutersalz abschmecken. Die Hefeflocken und die gehackte Petersilie darüberstreuen.
6. Nach Belieben mit einer Sahne-Eigelb-Masse legieren oder eine Béchamelsauce mit Nüssen oder Meerrettich (siehe Seite 70) dazu servieren.

Brokkoligratin mit roten Beten

Sie benötigen für 4 Personen:

etwa 300 bis 400 g rote Bete
900 g Brokkoli
1/8 bis 1/4 l Wasser
Salz
geriebene Muskatnuß
100 g Hafer
120 g Mandeln
1 Knoblauchzehe
Öl zum Ausfetten
Kräutersalz
frisch gemahlenen Pfeffer
etwa 150 g Hartkäse (Sorte nach Belieben)

So wird's gemacht:

1. Die roten Bete waschen, putzen und in kochendem Wasser etwa 40 bis 60 Minuten (je nach Größe der Knollen) weichkochen, anschließend mit kaltem Wasser abschrekken, die Haut abziehen und die Knollen in dünne Scheiben schneiden.
2. Die Brokkoli waschen, putzen, in Röschen zerteilen, auch die Stiele mitverwenden, diese schälen.
3. 1/8 bis 1/4 l Wasser zum Kochen bringen, mit Salz und Muskatnuß würzen und die Brokkoli etwa 10 bis 20 Minuten darin bißfest garen.
4. In der Zwischenzeit den Hafer mittelgrob schroten. Zusammen mit 70 g gemahlenen Mandeln und der geschälten und zerdrückten Knoblauchzehe in einer trockenen Pfanne rösten, bis es anfängt zu duften.
5. Eine gefettete Auflaufform mit den Rote-Bete-Scheiben auslegen, diese mit Kräutersalz und Pfeffer würzen.
6. Die gegarten, abgetropften Brokkoli mit der Hafer-Mandel-Masse mischen und auf die roten Beten verteilen.
7. Das Gratin mit den restlichen gehobelten Mandeln und dem grob geraspelten Käse bestreuen und auf der mittleren Leiste im vorgeheizten Backofen bei 200 °C so lange backen, bis der Käse zu schmelzen beginnt.

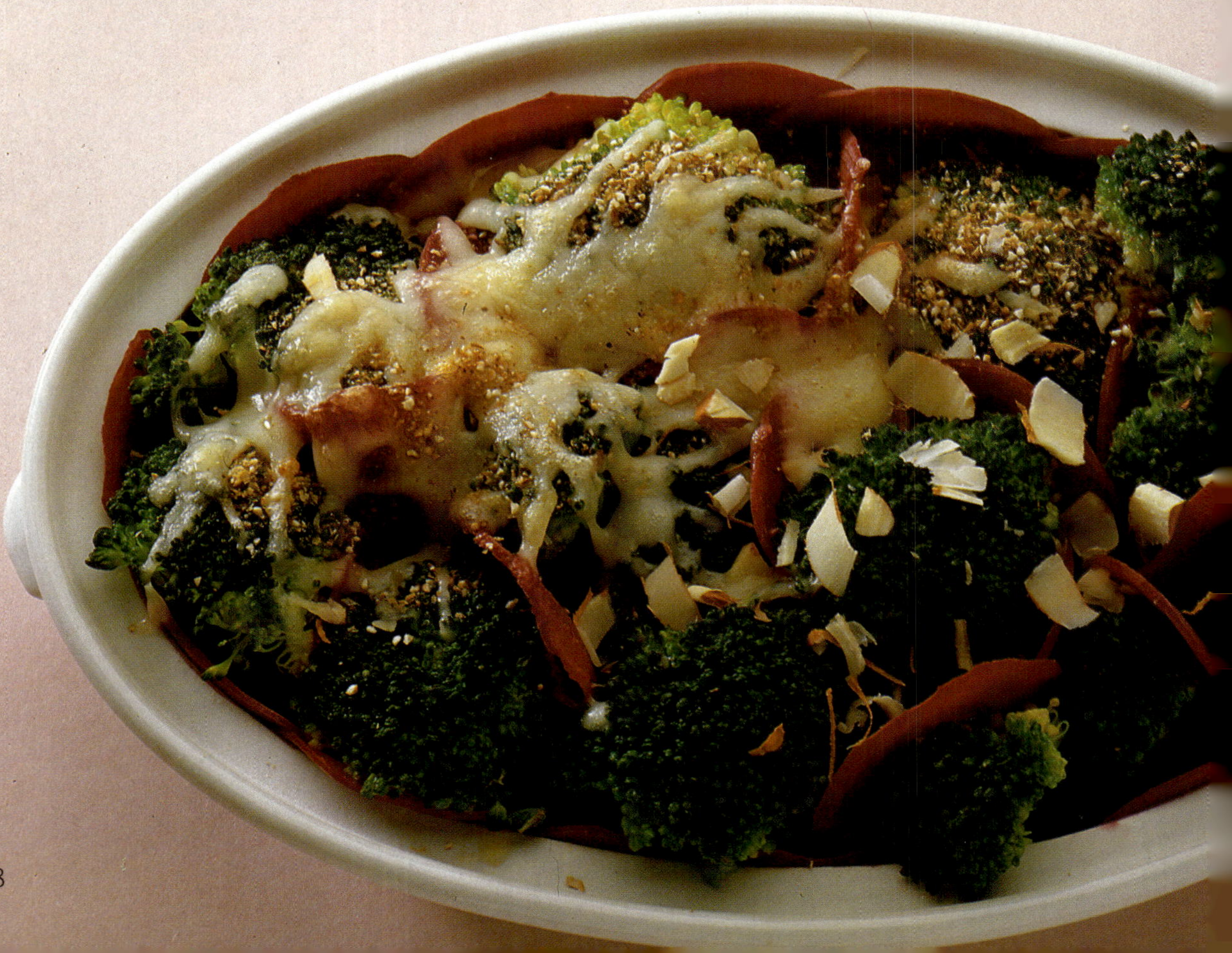

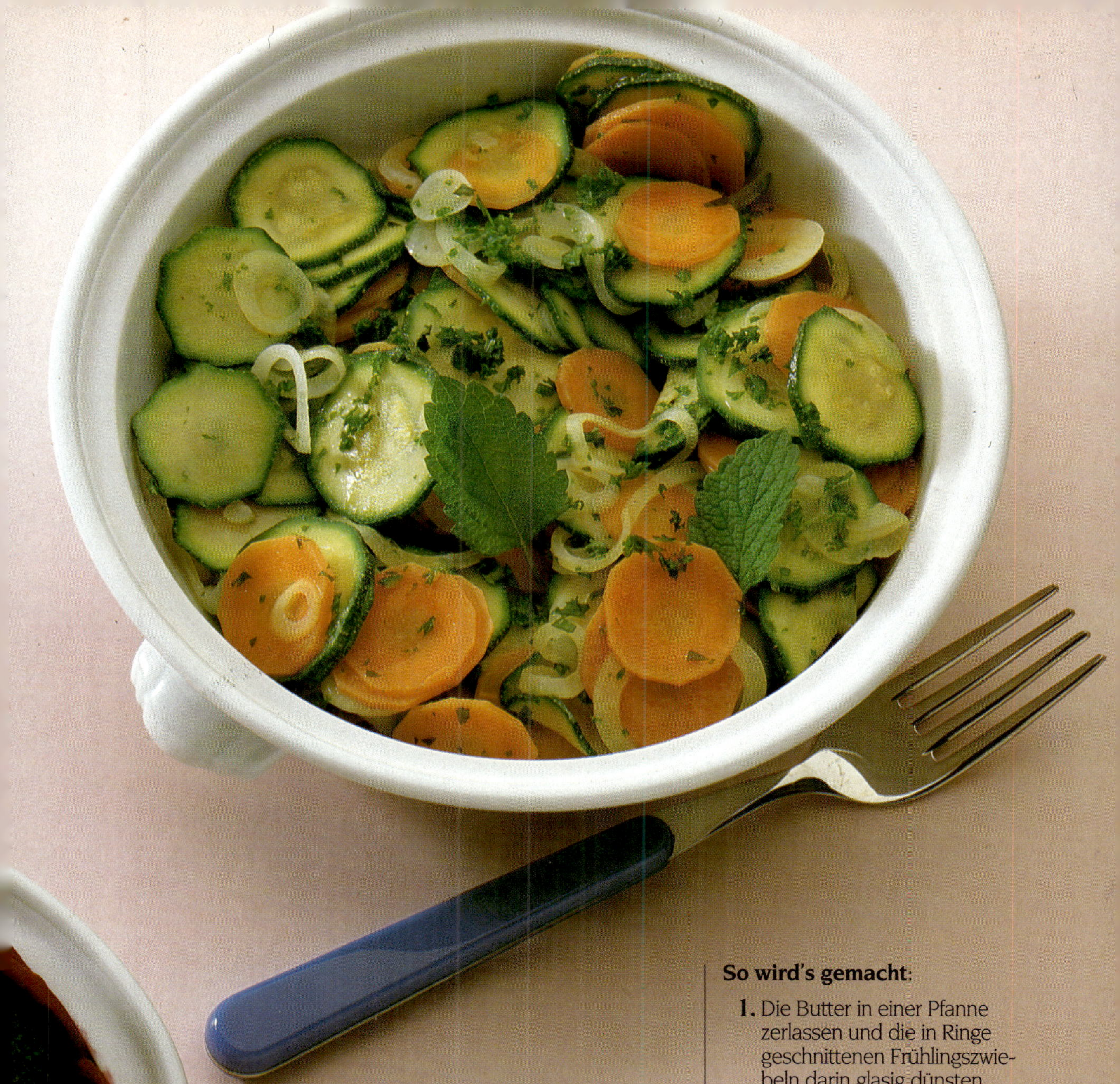

Zucchinipfanne

Sie benötigen für 4 Personen:

3 EL Butter
1 Bund Frühlingszwiebeln
1 Bund Möhren (etwa 300 g)
etwa 750 g Zucchini
einige Zweige Küchenkräuter
Borretsch, Dill, Petersilie,
Zitronenmelisse, Pimpinelle
Kräutersalz
frisch gemahlenen Pfeffer

So wird's gemacht:

1. Die Butter in einer Pfanne zerlassen und die in Ringe geschnittenen Frühlingszwiebeln darin glasig dünsten.
2. Die Möhren und Zucchini waschen und in Scheiben schneiden, zu den Zwiebeln geben, eventuell mit etwas Wasser ablöschen und 10 bis 15 Minuten bei geringer Hitze garen.
3. Die Kräuter waschen, sorgfältig trocknen und fein wiegen.
4. Die Zucchinipfanne mit Kräutersalz und Pfeffer abschmecken und mit den Kräutern bestreuen.
Dazu paßt gekochtes Getreide oder Sesamkartoffeln.

Chicoréeragout

Sie benötigen für 4 Personen:

500 g Chicorée
500 g Tomaten
etwa 300 g Champignons
2 EL Butter
1/2 Gemüsebrühwürfel
Kräutersalz
frisch gemahlenen Pfeffer
Curry
Soja-Pilz-Sauce (aus dem Reformhaus)
1 Becher süße Sahne
eventuell 1 Eigelb

So wird's gemacht:

1. Den Chicorée waschen, putzen, das bittere Ende keilförmig herausschneiden und den Chicorée in etwa 2 cm dicke Streifen schneiden.
2. Die Tomaten waschen und in Scheiben schneiden, die Champignons putzen, sehr große Pilze in Scheiben schneiden oder halbieren.
3. Die Butter in einem Topf zerlassen, die Chicoréestreifen darin andünsten und die Tomaten, die Pilze und den Gemüsebrühwürfel dazugeben.
4. Etwa 5 bis 10 Minuten bei kleiner Hitze garen, dann das Ragout mit dem Kräutersalz und den Gewürzen abschmekken, die Sahne unterziehen oder die Sahne steif schlagen, mit dem Eigelb mischen und das Gemüse damit legieren.

Dazu passen frische Weizenfladen (siehe Seite 56) oder ein Risotto (siehe Seite 112).

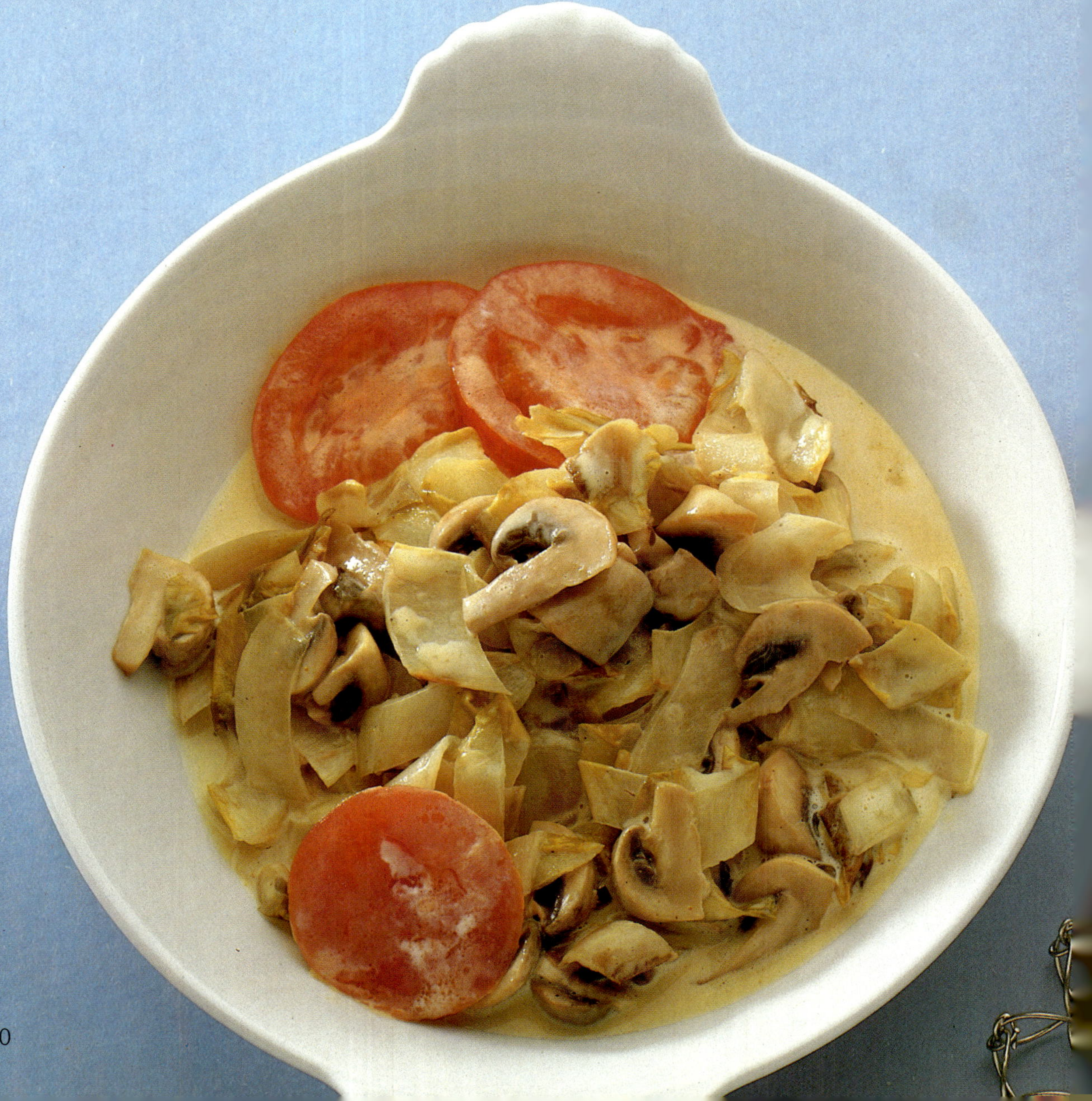

Überbackener Fenchel

Sie benötigen für 4 Personen:

4 Fenchelknollen (etwa 800 g)
1 Zwiebel
1 Knoblauchzehe
3 EL Öl
1 kleine Möhre
1 kleines Stück Sellerie
1 dünne Stange Lauch
500 g Tomaten
Paprikapulver
frisch gemahlenen Pfeffer
Kräutersalz
1 Lorbeerblatt
Öl zum Ausfetten
200 g Mozzarella oder milden Gouda
50 g Sonnenblumenkerne

So wird's gemacht:

1. Die Fenchelknollen waschen, putzen, die braunen Stellen wegschneiden, das Fenchelgrün beiseite legen, die Knollen vierteln und den Strunk herausschneiden.
2. Die Zwiebel und die Knoblauchzehe schälen, in feine Würfel schneiden und in dem Öl glasig dünsten.
3. Die geputzten, gewürfelten Möhren und Sellerie sowie den in Scheiben geschnittenen Lauch dazugeben.
4. Die Tomaten häuten, grob zerschneiden und zusammen mit den Gewürzen, dem Kräutersalz und dem Lorbeerblatt hinzufügen.
5. Alles kurz aufkochen lassen, dann die Fenchelviertel dazugeben und alles bei mittlerer Hitze etwa 20 bis 30 Minuten köcheln lassen. Während dieser Zeit den Fenchel einmal wenden.
6. Alles in eine große gefettete Auflaufform geben, jedes Fenchelviertel mit einer Scheibe Mozzarella oder Gouda belegen, mit etwas Pfeffer bestreuen und auf der mittleren Leiste im vorgeheizten Backofen bei 200°C etwa 10 Minuten überbacken.
7. In der Zwischenzeit die Sonnenblumenkerne in einer trockenen Pfanne rösten, bis es zu duften beginnt und vor dem Servieren zusammen mit dem feingehackten Fenchelgrün über den Auflauf streuen.

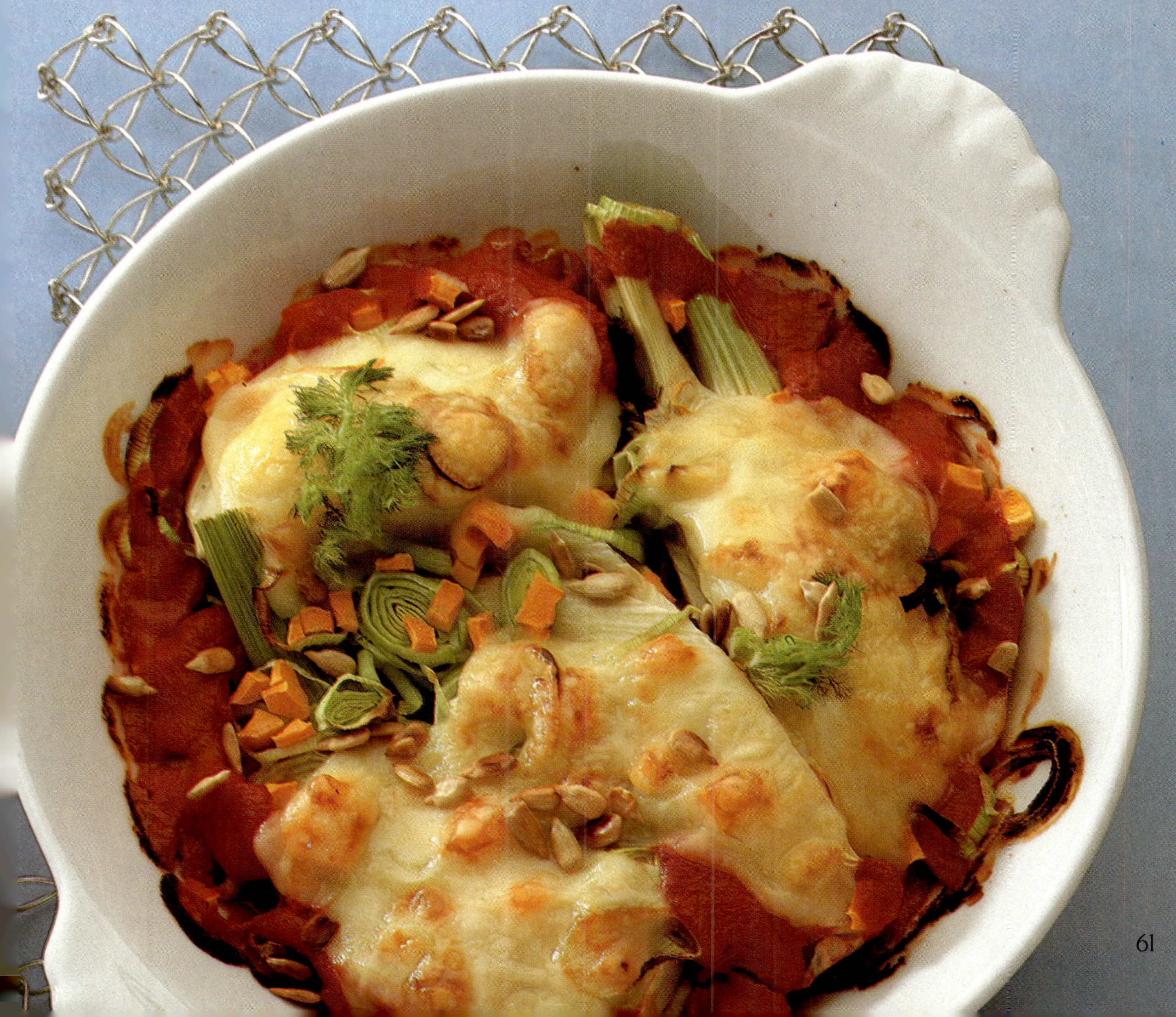

Gedünstetes Gemüse in Haselnußsauce

Sie benötigen für 4 Personen:

750 g Schwarzwurzeln, Kohlrabi und/oder Möhren
1 Gemüsebrühwürfel
Kräutersalz, Pfeffer, Muskatnuß

Für die Haselnußsauce:

1 EL Weizen
50 g gemahlene Haselnüsse
Gemüsebrühe
1 EL Butter
1 EL Hefeflocken
etwas feingehackte Petersilie

So wird's gemacht:

1. Die Schwarzwurzeln waschen, schälen, in Stücke schneiden und sofort in Milch oder Essigwasser legen, damit sie nicht braun werden.
2. ½ l Wasser mit dem Gemüsebrühwürfel zum Kochen bringen und das Gemüse etwa 20 bis 30 Minuten darin garen.
3. Das Kochwasser abschütten und auffangen, das Gemüse mit den Gewürzen abschmekken und warm stellen.
4. Den Weizen fein mahlen, zusammen mit den Haselnüssen in einer trockenen Pfanne ohne Fett rösten, bis sie leicht braun sind.
5. Das Gemüsewasser mit Gemüsebrühe auf ½ l auffüllen, mit dem Weizen und den Nüssen verrühren, noch einmal aufkochen lassen.
6. Die Butter unter die Sauce ziehen, die Hefeflocken unterrühren, die Sauce nicht mehr kochen lassen. Die Schwarzwurzelstücke in die Sauce geben und alles mit gehackter Petersilie bestreuen.
   Dazu schmeckt ein Kartoffelgericht (siehe Seite 72) sehr gut.

Steckrübenauflauf mit Meerrettichsauce

Sie benötigen für 4 Personen:

Für den Steckrübenauflauf:

750 g Steckrüben
1 TL Salz
Öl zum Ausfetten
⅛ l Sahne
1 EL Honig
2 Eier
geriebene Muskatnuß
frisch gemahlenen Pfeffer
Kräutersalz
einige Butterflöckchen

Für die Meerrettichsauce:

2 bis 3 EL Weizen
Gemüsebrühe und/oder Milch
3 EL saure Sahne
2 EL Zitronensaft
2 EL frisch geriebenen Meerrettich
Kräutersalz
Curry
eventuell 1 EL Zitronenmelisse

So wird's gemacht:

1. Die Steckrüben waschen, schälen und in Würfel schneiden.
2. ¼ l Wasser mit dem Salz zum Kochen bringen und die Steckrübenwürfel in etwa 15 bis 25 Minuten darin weich garen.
3. Anschließend das Kochwasser abgießen und auffangen, es kann für die Sauce weiterverwendet werden. Die Steckrübenwürfel in eine gefettete Auflaufform geben.
4. Die Sahne mit dem Honig und den Eiern verquirlen, mit reichlich Muskatnuß, Pfeffer und Kräutersalz würzen.
5. Die Sahne über die Steckrüben gießen, mit den blättrig geschnittenen Haselnüssen bestreuen und mit einigen Butterflöckchen belegen.
6. Den Auflauf bei 200°C etwa 20 Minuten backen.
7. In der Zwischenzeit für die Sauce den Weizen fein mahlen, in einer Pfanne rösten und abkühlen lassen.
8. Das Steckrübenwasser mit Brühe und/oder Milch auf ½ l auffüllen, zum Weizen geben, gut verrühren, aufkochen lassen und vom Herd nehmen.
9. Die saure Sahne, den Zitronensaft und den Meerrettich unterziehen, mit Kräutersalz und Curry abschmecken.

Tofugemüse

Sie benötigen für 4 Personen:

500 g Möhren
je 2 grüne und rote Paprika
4 EL Öl
3 Schalotten
400 bis 500 g Tofu
Kräutersalz, Pfeffer
1 Bund Petersilie
3 Zweige frisches Basilikum

So wird's gemacht:

1. Das Gemüse waschen und putzen. Die Möhren in Scheiben und die Paprika in Streifen schneiden.
2. 2 Eßlöffel Öl in einer Pfanne erhitzen und das Gemüse etwa 10 bis 15 Minuten andünsten, mit etwas Wasser ablöschen.
3. Die Schalotten schälen, in feine Würfel schneiden, den Tofu ebenfalls würfeln und beides in dem restlichen Öl in einer zweiten Pfanne anbraten.
4. Das gedünstete Gemüse mit den Tofu- und Schalottenwürfeln mischen und mit Kräutersalz und Pfeffer würzen. Mit den feingehackten Kräutern bestreuen.

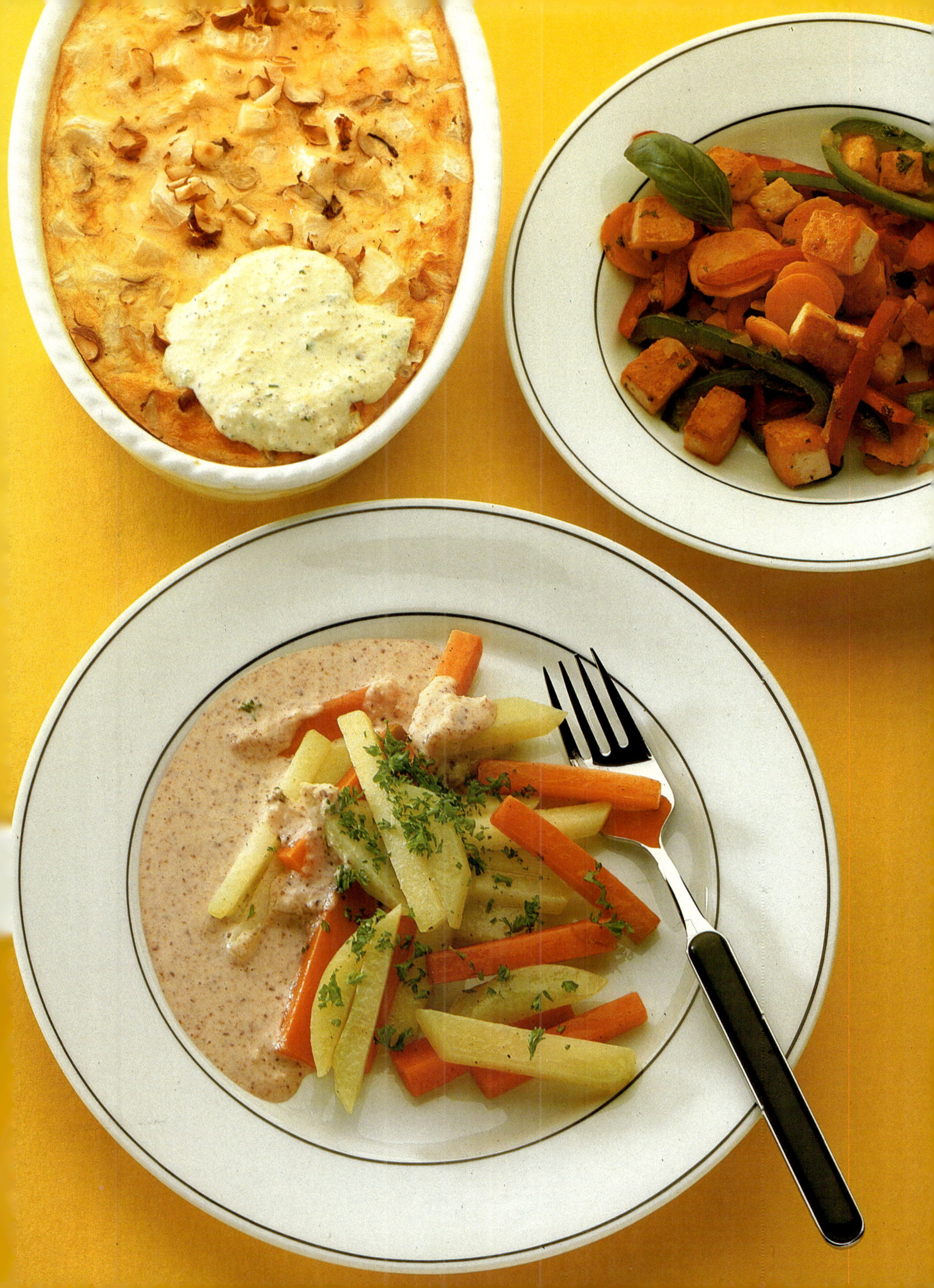

Apfelrotkohl im Kartoffel-Käse-Ring

Sie benötigen für 4 Personen:

Für den Apfelrotkohl:

4 bis 8 getrocknete Pflaumen
1 kg Rotkohl
2 EL Butter
1 Zwiebel
1 Lorbeerblatt
4 Nelken
2 bis 3 säuerliche Äpfel

Für den Kartoffel-Käse-Ring:

750 g Kartoffeln
3/8 bis 1/2 l Milch
1 EL Butter
Kräutersalz
frisch gemahlenen Pfeffer
geriebene Muskatnuß
2 Eier
70 bis 100 g geriebenen Emmentaler Käse
1 Knoblauchzehe
1 Bund Petersilie oder eine entsprechende Menge verschiedene Küchenkräuter
Öl zum Ausfetten
Sesam zum Ausstreuen der Form

Außerdem:

Kräutersalz
frisch gemahlenen Pfeffer
1 bis 2 EL Essig

So wird's gemacht:

1. Die getrockneten Pflaumen in kleine Stücke schneiden und knapp mit Wasser bedeckt etwa 1 Stunde einweichen.
2. Den Rotkohl waschen, putzen, vierteln, den Strunk entfernen und den Rotkohl in feine Streifen schneiden.
3. Die Butter zerlassen, die geschälte und feingewürfelte Zwiebel darin goldgelb dünsten. Die Rotkohlstreifen sowie die abgetropften Pflaumenstücke hinzufügen, kurz mitdünsten und mit etwas Wasser ablöschen.
4. Das Lorbeerblatt, die Nelken und die gewaschenen, in Scheiben geschnittenen Äpfel dazugeben und alles auf kleiner Flamme etwa 30 bis 50 Minuten garen.
5. Die Kartoffeln waschen, in der Schale kochen und pellen. Noch heiß durch die Kartoffelpresse drücken.
6. Die Milch mit der Butter, dem Kräutersalz und dem Pfeffer erhitzen, nicht kochen.
7. Das Kartoffelpüree hineinrühren, die Eier und den geriebenen Käse untermengen und mit der geschälten und zerdrückten Knoblauchzehe würzen.
8. Die geputzte, feingehackte Petersilie oder andere Küchenkräuter untermischen.
9. Eine Ringform gut ausfetten, mit Sesam ausstreuen und die Kartoffelmasse hineinfüllen.
10. Auf die mittlere Leiste in den kalten Backofen schieben und bei 220°C etwa 30 bis 35 Minuten backen.
11. Aus dem Rotkohl das Lorbeerblatt und die Nelken entfernen, nochmal kurz erhitzen, mit Kräutersalz und Pfeffer würzen und mit Essig abschmecken.
12. Die Form aus dem Ofen nehmen, mit einem spitzen Messer den Rand etwas lösen und auf eine vorgewärmte Platte stürzen. Das Gemüse in den Kartoffelring füllen.

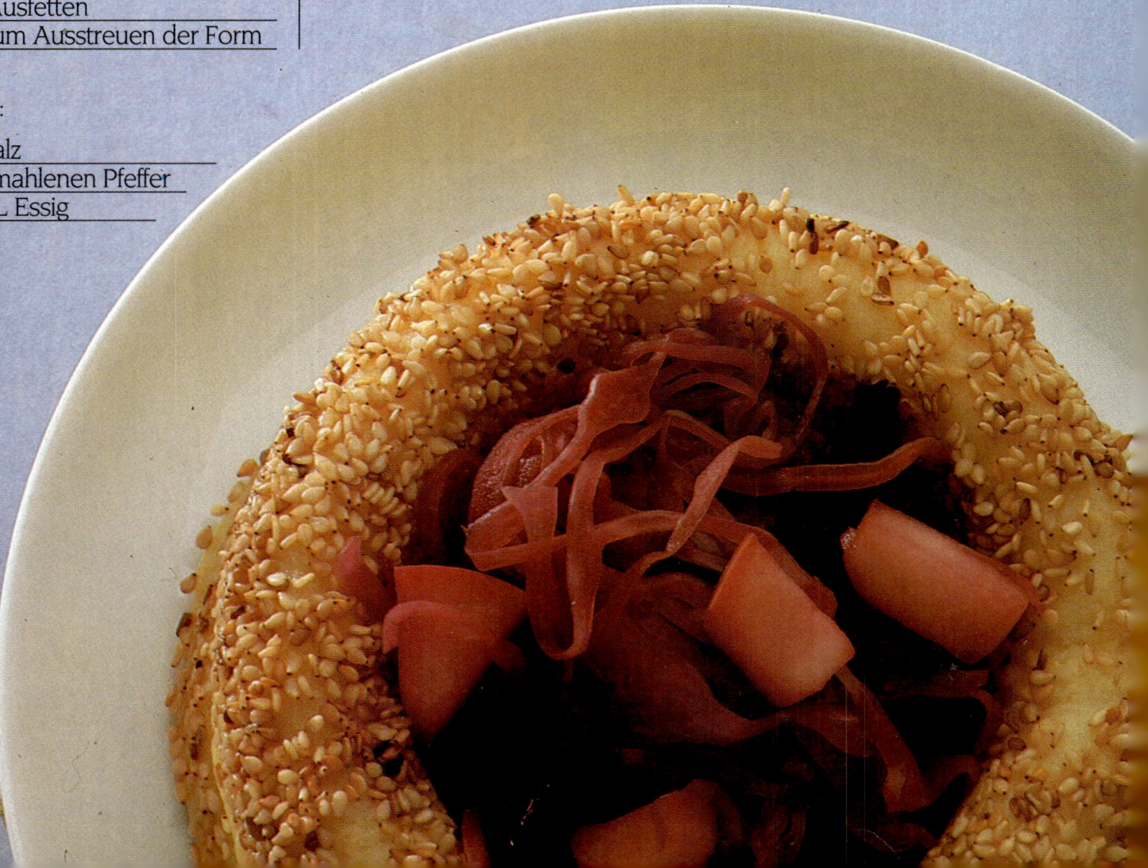

Gefüllter Kürbis

Sie benötigen für 4 Personen:

2 Kürbisse oder Zucchini (etwa 1 kg, z. B. Türkenturban, Squash, Spaghettikürbis oder Zucchini)
500 g Lauch
2 Knoblauchzehen
50 g Butter
knapp 1/8 l Gemüsebrühe
Curry
frisch geriebene Muskatnuß
Kräutersalz
frisch gemahlenen Pfeffer
50 g Sonnenblumenkerne
150 g Schafskäse
1/2 Becher Sahne

So wird's gemacht:

1. Die ganzen Kürbisse in Salzwasser etwa 30 Minuten kochen, Zucchini müssen vorher nicht gekocht werden.
2. Dann einen flachen Deckel abschneiden, die Kerne entfernen und das Fruchtfleisch bis auf einen schmalen Rand herauslösen und würfeln.
3. Den Lauch waschen, putzen und in feine Ringe schneiden. Die Knoblauchzehen schälen und fein hacken.
4. Lauch und Knoblauch in der zerlassenen Butter andünsten, mit der Gemüsebrühe ablöschen und etwa 10 Minuten bei geringer Hitze garen. Danach mit Curry, Muskatnuß, Kräutersalz und Pfeffer pikant abschmecken.
5. Das gewürfelte Kürbisfleisch, die Sonnenblumenkerne und den zerbröckelten Schafskäse mit den Lauchringen mischen und die Sahne unterziehen.
6. Die ausgehöhlten Kürbisse leicht salzen und pfeffern, die Masse hineinfüllen und die Kürbisse in eine feuerfeste Form setzen. Auf die unterste Leiste in den kalten Backofen schieben und bei 200° C etwa 30 Minuten backen.

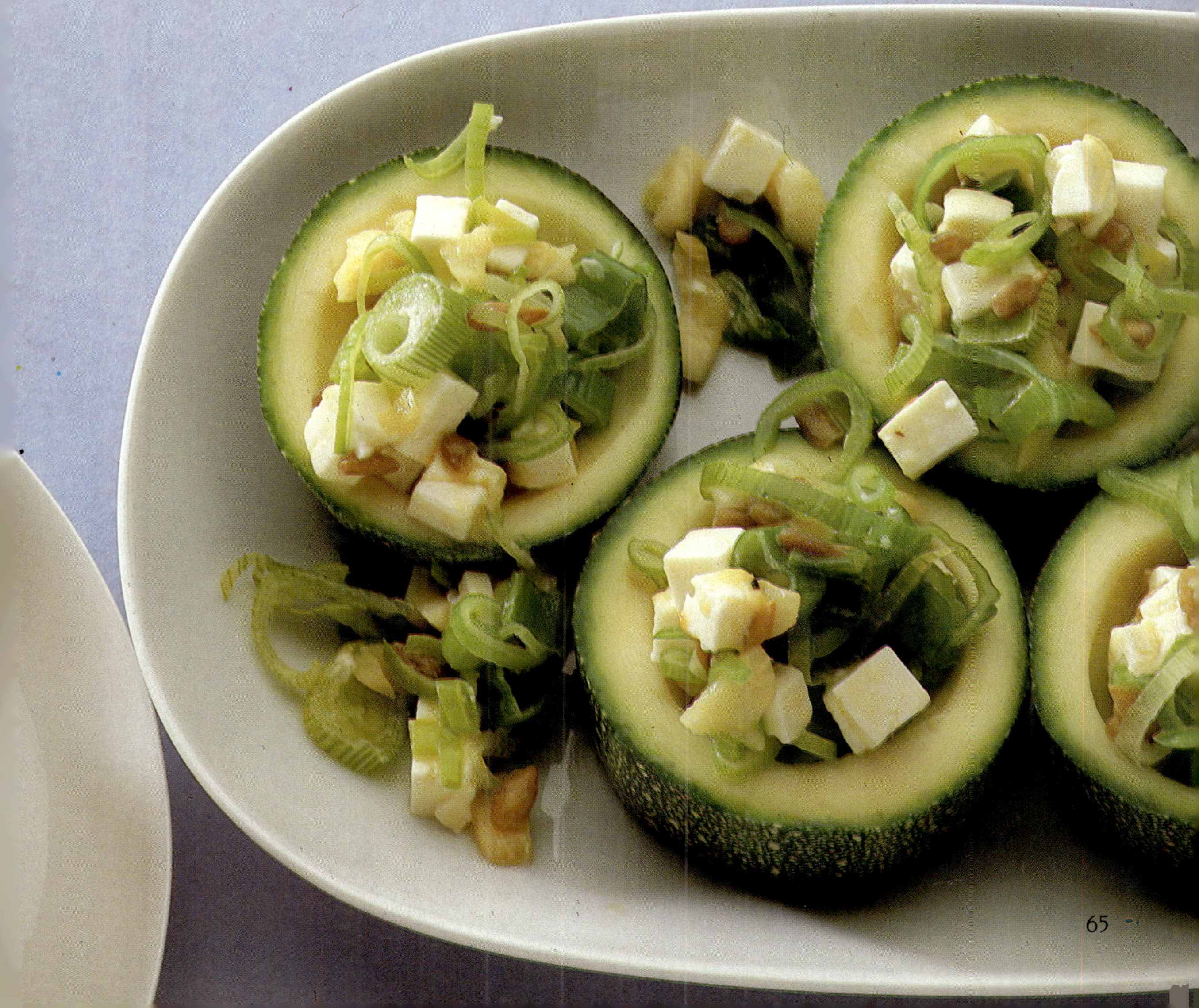

Gemüse in Kartoffelschneenestern

Sie benötigen für 4 Personen:

Für die Kartoffelschneenester:

etwa 600 g Kartoffeln
1 Ei
1 EL Butter
1/8 l Milch
1 TL Kräutersalz
1 TL Meersalz
frisch geriebene Muskatnuß
Öl zum Ausfetten
100 g geriebenen Emmentaler
Käse oder Appenzeller
2 Eier
Kräutersalz
frisch gemahlenen Pfeffer
1 TL Majoran
1 zerdrückte Knoblauchzehe
1/2 TL Delikata (Gewürzmischung)
eventuell 1/2 TL Schabziegerklee

Für das Gemüse:

600 g Rosenkohl oder Brokkoli
1 Gemüsebrühwürfel
2 EL Butter
1 Knoblauchzehe
2 EL gehackte Mandeln oder
Walnüsse
4 EL gehackte Petersilie

So wird's gemacht:

1. Die gewaschenen Kartoffeln in der Schale kochen, pellen und durch die Kartoffelpresse drücken. Mit dem Ei, der Butter und der heißen Milch verrühren und mit Kräutersalz, Meersalz und Muskatnuß abschmecken.
2. Ein Backblech ausfetten. Die Kartoffelmasse in einen Spritzbeutel mit großer Sterntülle füllen und zuerst 8 runde Böden auf das Blech spritzen, dann auf jeden Boden einen Rand aus Kartoffelmasse aufspritzen.
3. Den geriebenen Käse mit den Eiern verrühren und mit den Gewürzen pikant abschmekken. Die Masse in die Kartoffelschneenester füllen.
4. Das Blech auf die mittlere Leiste in den vorgeheizten Backofen schieben und bei 220°C etwa 10 bis 15 Minuten überbacken.
5. Den Rosenkohl putzen und in 1/2 l Gemüsebrühe etwa 10 bis 15 Minuten garen.
6. 1 Eßlöffel Butter schmelzen, die geschälte und durch die Presse gedrückte Knoblauchzehe zugeben und den abgetropften Rosenkohl darin schwenken.
7. Die gehackten Mandeln in der restlichen Butter rösten und zusammen mit der Petersilie über den Rosenkohl streuen.

Feines Sahnegemüse

Sie benötigen für 2 Personen:

etwa 800 g Wirsing
2 EL Butter
1 kleine Zwiebel
1 Gemüsebrühwürfel
1 Becher Sahne
eventuell 1 Eigelb
frisch geriebene Muskatnuß
frisch gemahlenen Pfeffer
3 EL feingehackte Petersilie

So wird's gemacht:

1. Den Wirsing waschen, die Blätter von den Stielen streifen, dabei einige zarte Blätter zurückbehalten, die restlichen in feine Streifen schneiden.
2. 1 Eßlöffel Butter zerlassen und die geschälte, gewürfelte Zwiebel darin glasig dünsten.
3. Den Kohl, etwa 1/8 l Wasser und den Gemüsebrühwürfel hinzufügen und 15 bis 25 Minuten auf kleiner Flamme garen.
4. Die zurückbehaltenen Wirsingblättchen sehr fein hacken und zusammen mit der Sahne und der restlichen Butter unterrühren, oder die Sahne schlagen, mit dem Eigelb mischen und das Gemüse damit legieren.
5. Den Wirsing mit Muskatnuß und Pfeffer abschmecken und die Petersilie darüberstreuen. Sehr gut schmecken dazu Kartoffelschneenester.

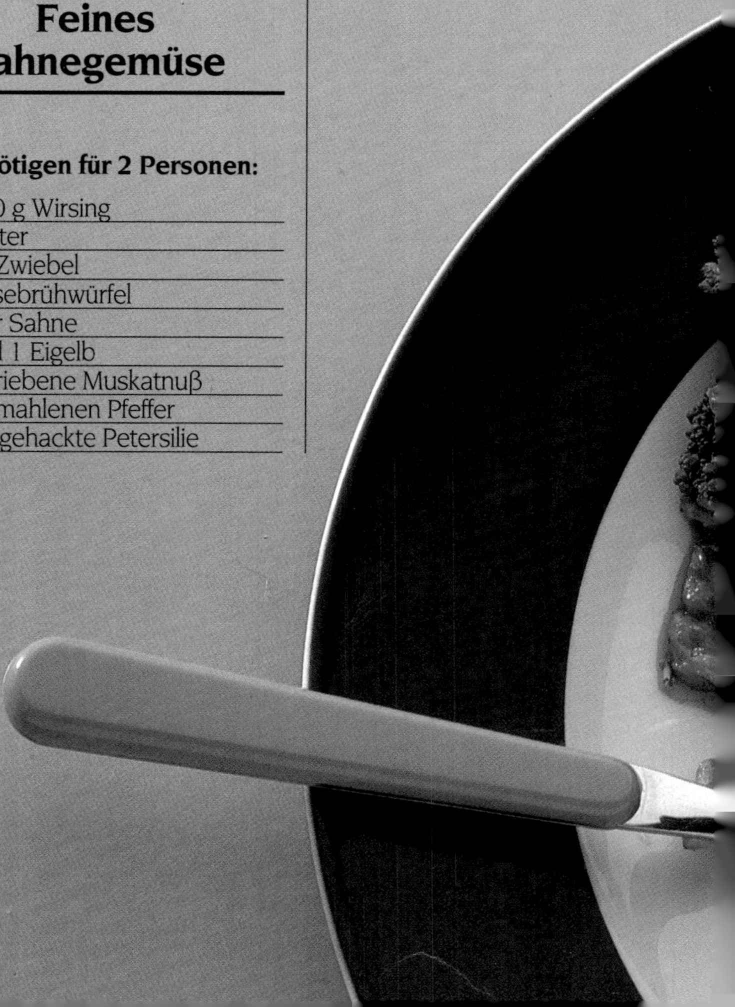

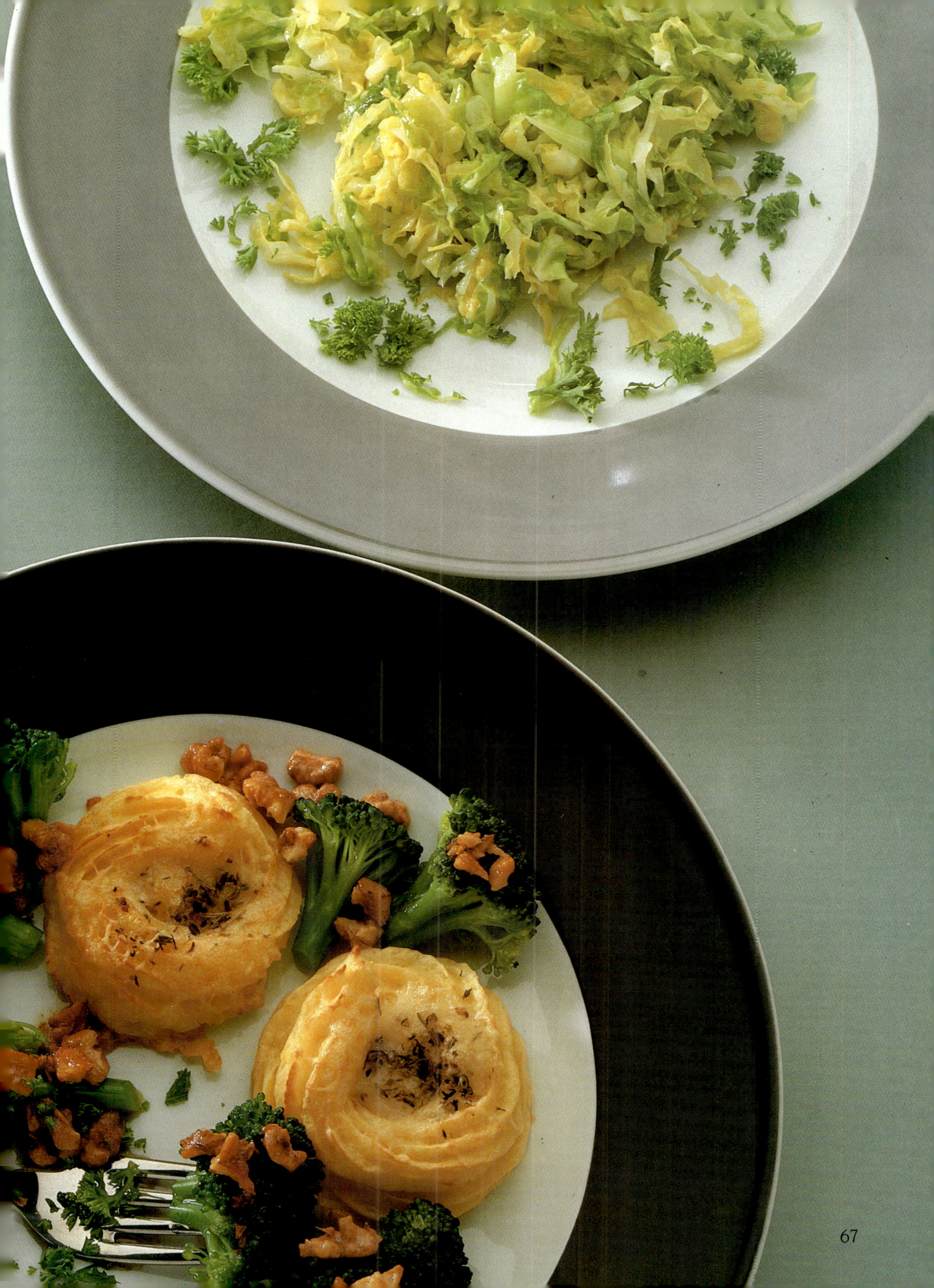

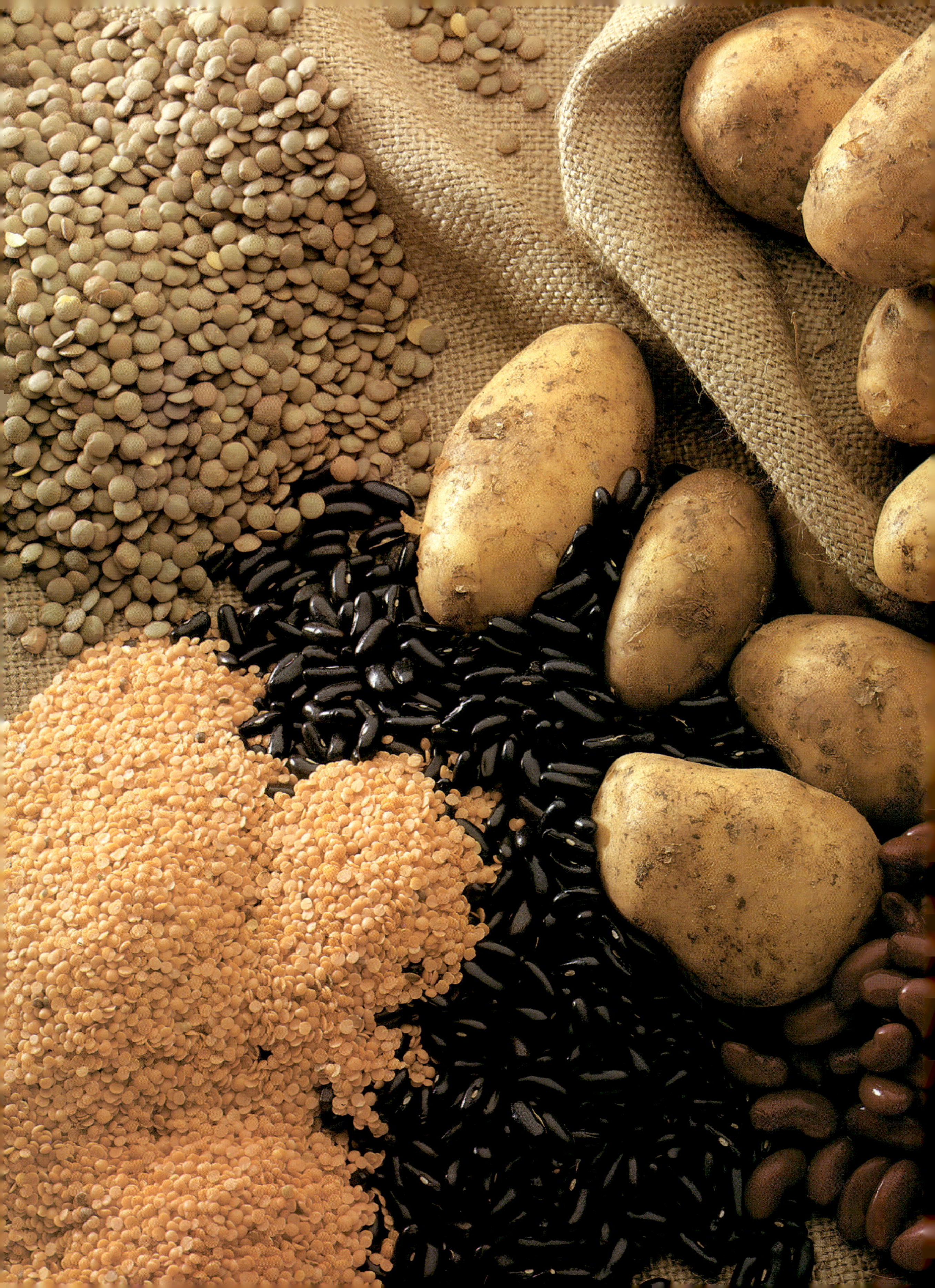

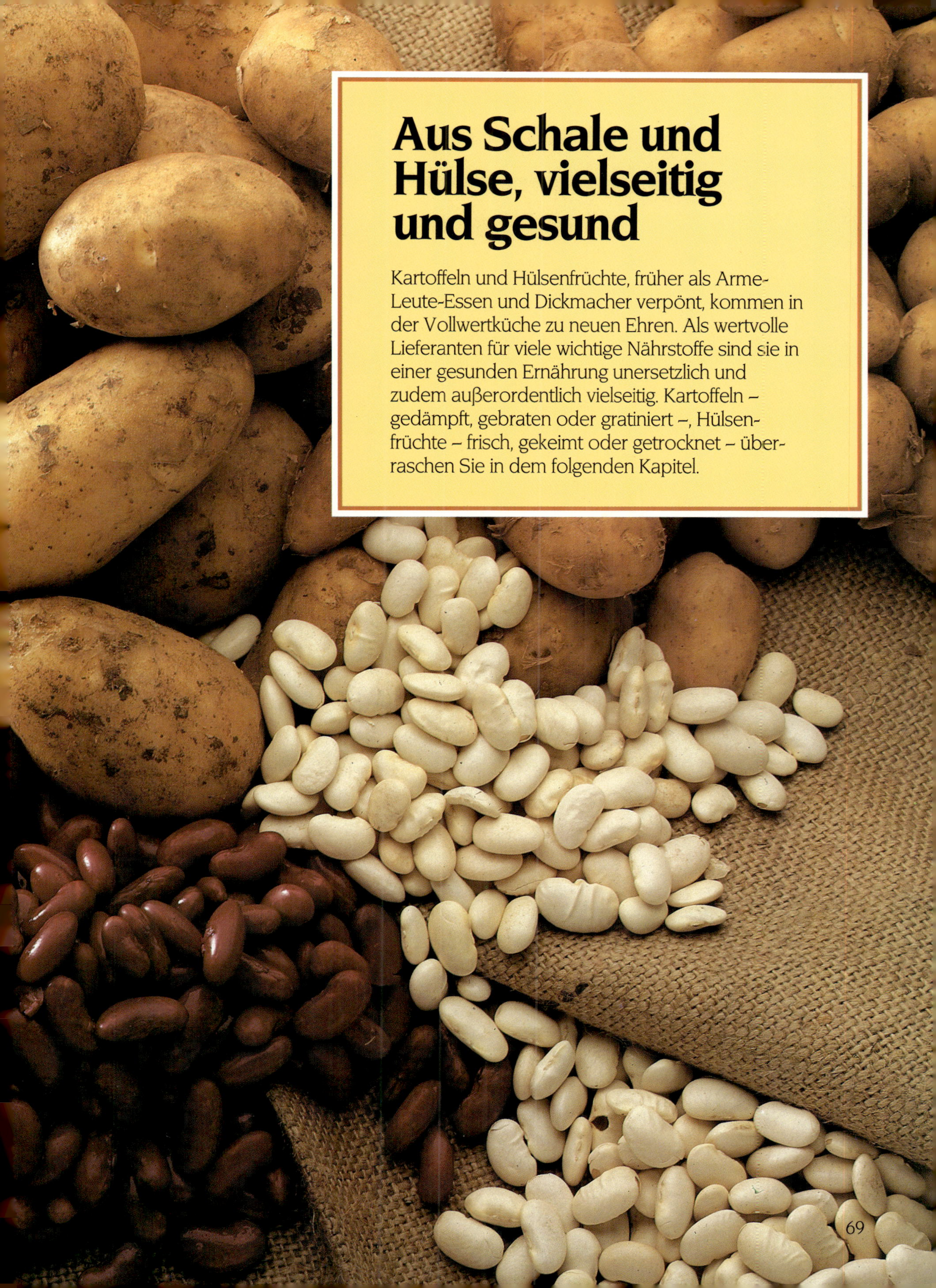

Aus Schale und Hülse, vielseitig und gesund

Kartoffeln und Hülsenfrüchte, früher als Arme-Leute-Essen und Dickmacher verpönt, kommen in der Vollwertküche zu neuen Ehren. Als wertvolle Lieferanten für viele wichtige Nährstoffe sind sie in einer gesunden Ernährung unersetzlich und zudem außerordentlich vielseitig. Kartoffeln – gedämpft, gebraten oder gratiniert –, Hülsenfrüchte – frisch, gekeimt oder getrocknet – überraschen Sie in dem folgenden Kapitel.

Béchamelsauce

Sie benötigen für 4 Personen:

40 g Weizen
¼ l Milch
gut ¼ l Gemüsewasser oder -brühe
1 Lorbeerblatt
Kräutersalz
frisch gemahlenen Pfeffer
Zitronensaft
2 EL Hefeflocken
2 EL Butter

So wird's gemacht:

1. Den Weizen fein mahlen, in einer trockenen Pfanne rösten (er muß dabei noch hell bleiben) und abkühlen lassen.
2. Unter Rühren die Milch, die Gemüsebrühe und das Lorbeerblatt zugeben und 3 bis 5 Minuten kochen lassen.
3. Die Sauce mit dem Kräutersalz, Pfeffer und Zitronensaft sowie den Hefeflocken abschmecken und zum Schluß die Butter dazugeben.

Kürbiskern-Quark-Sauce

Sie benötigen für 4 Personen:

etwa 400 g Quark
⅛ bis ¼ l Milch
frisch gemahlenen Pfeffer
Kräutersalz
1 kleine Sellerieknolle
100 g Kürbiskerne
1 Bund Schnittlauch

So wird's gemacht:

1. Den Quark mit der Milch cremig rühren und mit Pfeffer und Kräutersalz abschmecken.
2. Den Sellerie schälen und fein raspeln. Die Kürbiskerne fein mahlen, dabei jedoch einige ganze Kerne zum Garnieren zurückbehalten. Den Schnittlauch waschen und in feine Röllchen schneiden.
3. Alles gut mit der Quarkcreme vermischen und mit einigen Kürbiskernen garnieren.

Zucchinitsatsiki

Sie benötigen für 4 Personen:

1 bis 2 kleine Zucchini
2 Becher Joghurt
1 Becher saure Sahne
1 bis 2 EL Zitronensaft
2 EL Olivenöl
1 EL feingehackte Walnüsse
2 Bund Dill
Kräutersalz
frisch gemahlenen Pfeffer
Knoblauchzehen nach Geschmack

So wird's gemacht:

1. Die Zucchini waschen und mit der Schale fein raspeln.
2. Mit Hilfe eines Schneebesens den Joghurt mit der sauren Sahne, dem Zitronensaft und dem Olivenöl gründlich verquirlen.
3. Die Walnüsse und den gewaschenen, fein geschnittenen Dill sowie die Zucchiniraspeln unterziehen und alles mit Kräutersalz, Pfeffer und den geschälten, zerdrückten Knoblauchzehen würzen.

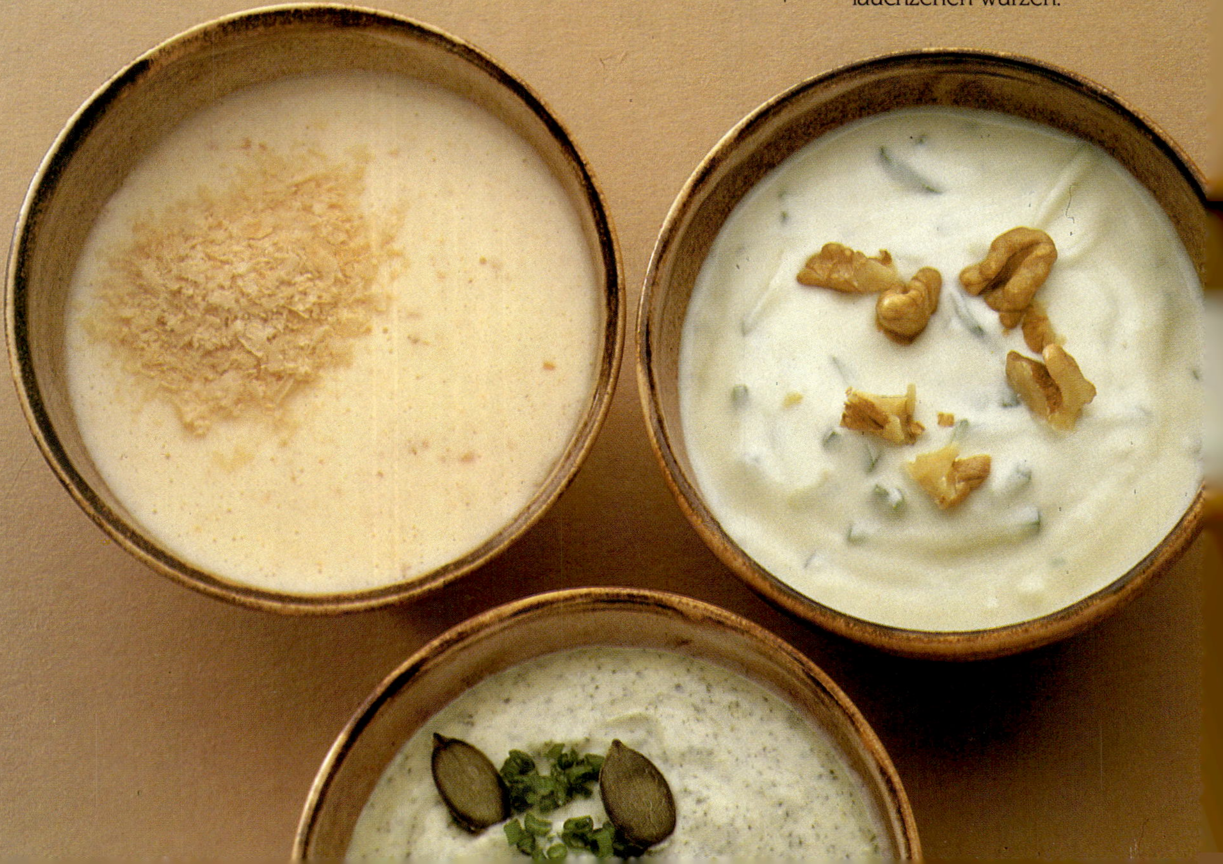

Pellkartoffeln

Sie benötigen für 4 Personen:

750 bis 1000 g Kartoffeln
1 TL Kümmel

So wird's gemacht:

1. Die Kartoffeln waschen, bürsten und mit dem Kümmel und Wasser aufsetzen.
2. Sobald das Wasser kocht, benötigen mittelgroße Kartoffeln etwa 15 Minuten.
3. Pellen Sie die Kartoffeln so heiß wie möglich und servieren Sie sie entweder als Hauptgericht mit verschiedenen Saucen oder als Beilage.

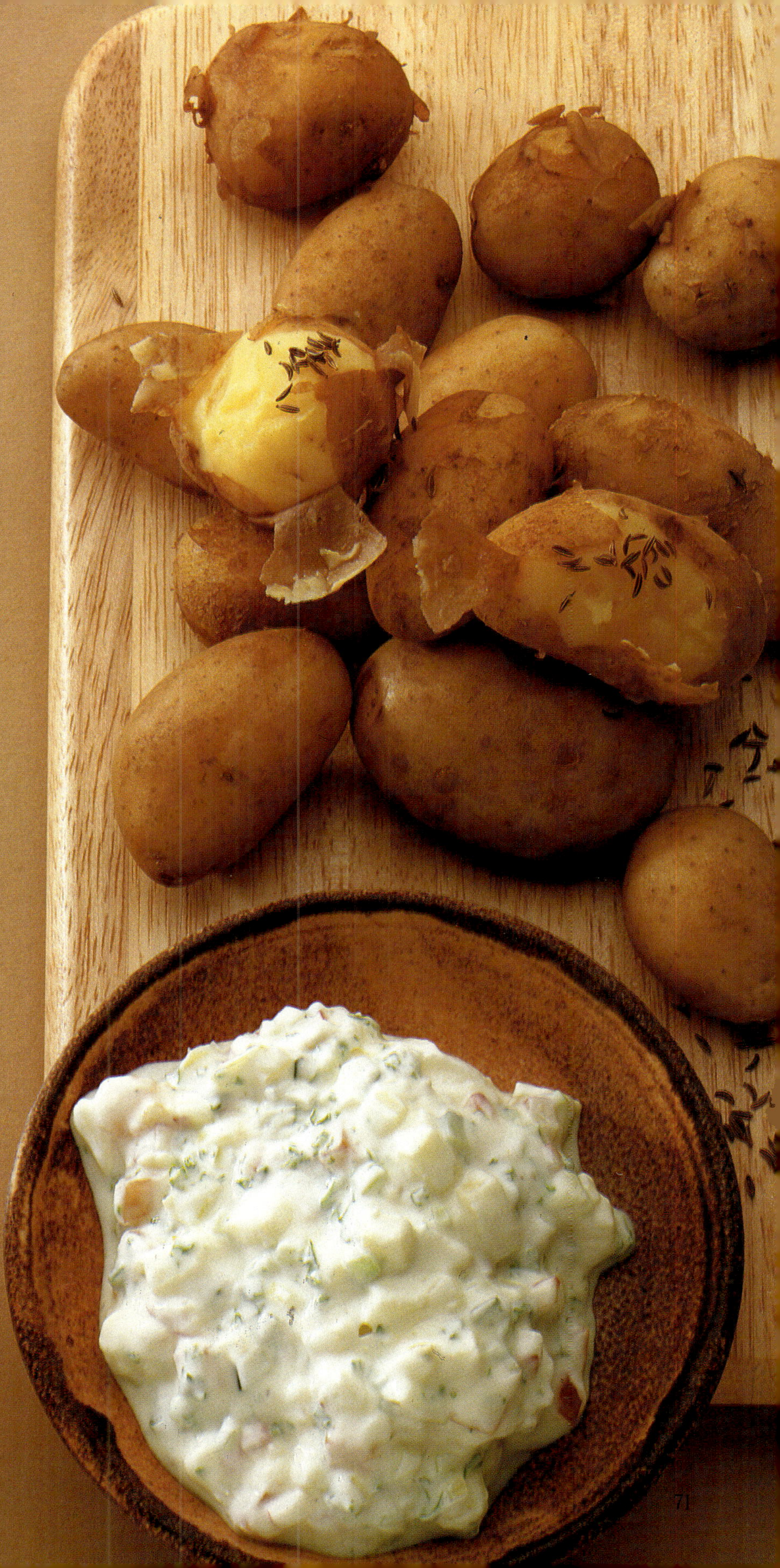

Sommerquark

Sie benötigen für 4 Personen:

etwa 1 kg Quark
etwas Milch
3 EL Öl
3 TL Kräutersalz, Pfeffer
1 Zwiebel
1 kleine Salatgurke
1 großen Apfel
1 Bund Radieschen
500 g Tomaten
je 1 Bund Dill und Petersilie

So wird's gemacht:

1. Quark mit Milch und Öl verrühren und mit Kräutersalz und Pfeffer abschmecken.
2. Die Zwiebel schälen, die Gurke, den Apfel, die Radieschen und die Tomaten waschen, alles fein würfeln. Den geputzten Dill und die geputzte Petersilie fein hacken.
3. Alles vorsichtig unter den Quark rühren.

Käserösti

Sie benötigen für 4 Personen:

etwa 1 kg festkochende Kartoffeln
1 Zwiebel
100 g Emmentaler Käse
4 EL Butter
Kräutersalz
frisch gemahlenen Pfeffer
1 Bund Petersilie

So wird's gemacht:

1. Die Kartoffeln waschen, in der Schale kochen und heiß abpellen (siehe Seite 71). Auf einer Rohkostreibe in nicht zu feine Streifen raspeln und etwas abkühlen lassen.
2. Die Zwiebel schälen und fein würfeln, den Käse reiben.
3. Die Butter in einer Pfanne zerlassen, die Zwiebelwürfel darin hellgelb anrösten.
4. Anschließend die Kartoffelraspel hinzugeben und mit Kräutersalz und Pfeffer würzen, die Kartoffeln auf dem Pfannenboden verteilen.
5. Bei mittlerer Hitze auf jeder Seite etwa 4 bis 5 Minuten braten. Zum Wenden die Pfanne mit einem passenden, flachen Deckel abdecken, die Pfanne stürzen und die Rösti vom Deckel wieder in die Pfanne gleiten lassen.
6. Den geriebenen Käse darüberstreuen und noch weitere 5 Minuten mit geschlossenem Deckel braten.
7. Mit der geputzten und feingehackten Petersilie bestreuen und sofort servieren.

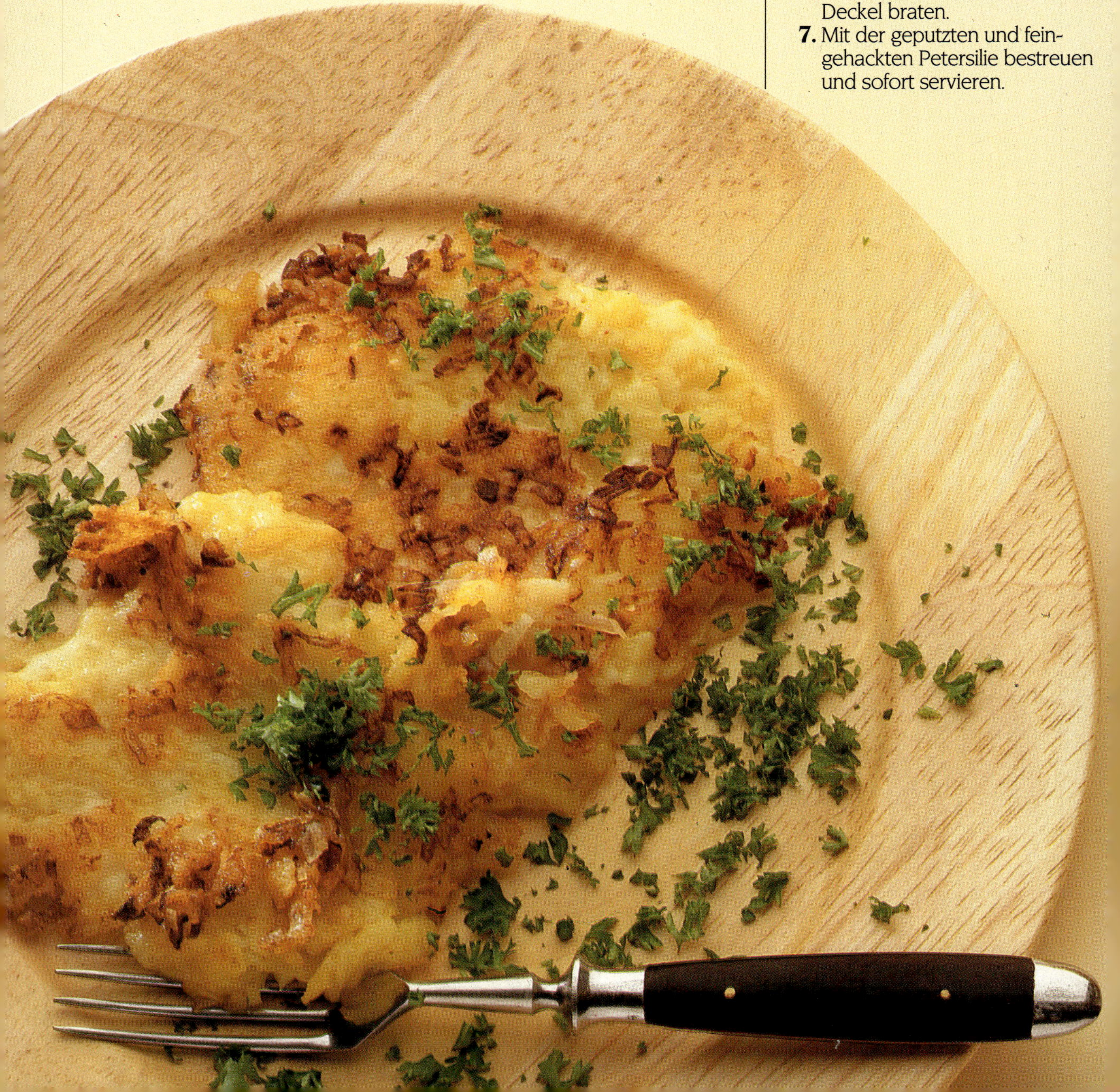

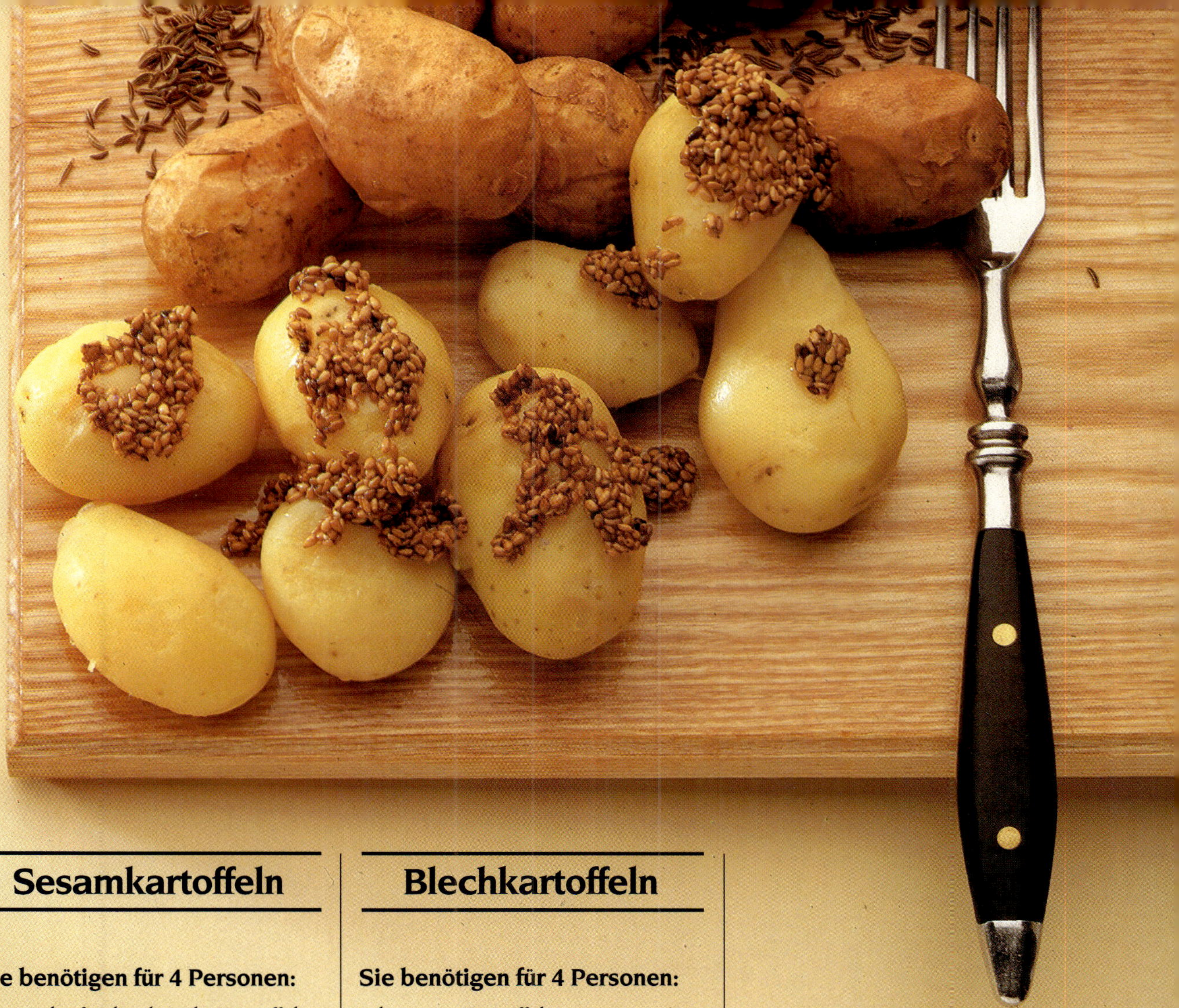

Sesamkartoffeln

Sie benötigen für 4 Personen:

etwa 1 kg festkochende Kartoffeln
100 g Sesam, Mandeln oder Haselnüsse
100 g Butter
Kräutersalz

So wird's gemacht:

1. Die Kartoffeln waschen, in der Schale kochen und noch heiß pellen (siehe Seite 71).
2. Den Sesam in einer trockenen Pfanne leicht rösten, bis er anfängt zu duften, erst dann die Butter dazugeben und schmelzen lassen.
3. Die Sesambutter über die Kartoffeln gießen und mit etwas Kräutersalz bestreuen.
Das schmeckt zu allen Gemüsegerichten und zu Rohkostplatten.

Blechkartoffeln

Sie benötigen für 4 Personen:

1 kg neue Kartoffeln
Öl
Kümmel oder Sesam

So wird's gemacht:

1. Die Kartoffeln gründlich waschen und bürsten, nicht schälen! Kartoffeln ganz oder halbiert auf ein geöltes Backblech dicht nebeneinander setzen.
2. Entweder mit Kümmel oder mit reichlich Salz bestreuen.
3. Das Blech auf mittlerer Leiste bei 220°C je nach Größe der Kartoffeln 30 bis 45 Minuten backen.
Zusammen mit einer großen Schüssel Salat und/oder pikant abgeschmecktem Quark reichen.

Der Tip

Geben Sie einmal halbierte Zwiebeln oder Knoblauchzehen mit auf das Backblech und bestreuen Sie die Kartoffeln mit Basilikum, Rosmarin, Thymian, Oregano und Salbei. Oder bedecken Sie die Kartoffeln nach 2/3 der Garzeit mit Raclettekäsescheiben oder einem anderen geriebenen Käse.

Kartoffelgratin

Sie benötigen für 4 Personen:

750 bis 1000 g Kartoffeln
1 Knoblauchzehe
Butter zum Ausfetten
Kräutersalz
frisch gemahlenen Pfeffer
frisch geriebene Muskatnuß
200 g geriebenen Käse nach Geschmack (Emmentaler, Appenzeller usw.)
2 Becher Joghurt (oder 300 g Sahne oder Milch)
1 TL Senf
Butterflöckchen

So wird's gemacht:

1. Die Kartoffeln waschen, in der Schale kochen, pellen und in Scheiben schneiden.
2. Eine Auflaufform mit einer halbierten Knoblauchzehe ausreiben, dann ausfetten.
3. Eine Schicht Kartoffelscheiben in die Form legen, mit Kräutersalz, Pfeffer, Muskatnuß und etwas geriebenem Käse bestreuen. Die nächste Schicht Kartoffeln darauflegen und wieder mit Gewürzen und Käse bestreuen. So fortfahren, bis alle Kartoffeln verbraucht sind.
4. Den Joghurt mit Kräutersalz, Pfeffer und Senf verrühren, über den Auflauf gießen und mit einigen Butterflöckchen belegen.
5. Auf die mittlere Leiste in den auf 220°C vorgeheizten Backofen schieben und 20 Minuten backen.

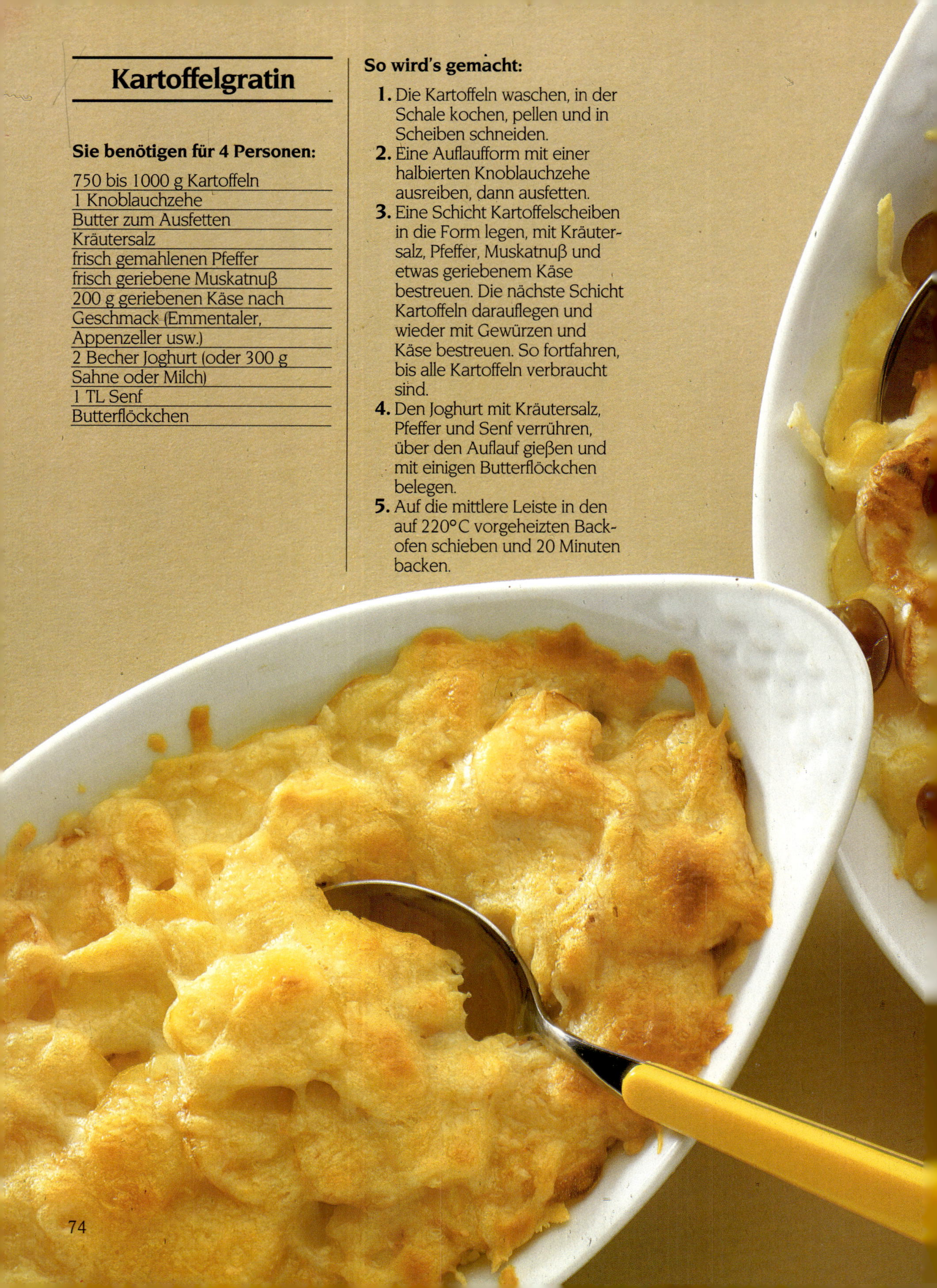

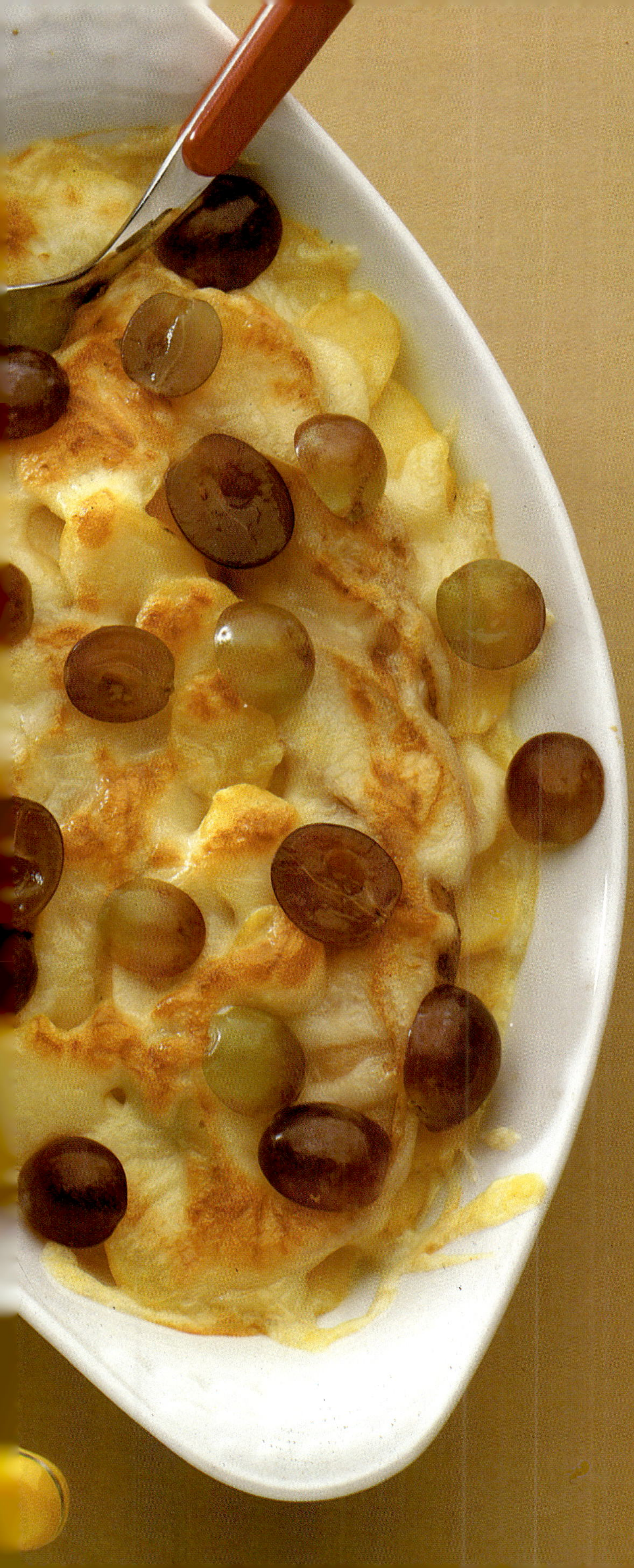

Herbstlicher Kartoffelauflauf

Sie benötigen für 4 Personen:

750 bis 1000 g Kartoffeln
300 g Äpfel
500 g Birnen
Butter zum Ausfetten
Kräutersalz
frisch gemahlenen Pfeffer
¼ l Milch, Sahne oder Joghurt
2 Eier
Curry oder Paprikapulver
100 bis 150 g geriebenen Käse
250 g blaue Trauben

So wird's gemacht:

1. Die Kartoffeln waschen, in der Schale kochen, noch heiß pellen und in Scheiben schneiden.
2. Die Äpfel und Birnen waschen, eventuell schälen, vom Kerngehäuse befreien und in Spalten schneiden.
3. Zusammen mit den Kartoffelscheiben in eine gefettete Auflaufform schichten, leicht salzen und pfeffern.
4. Die Milch und die Sahne mit den Eiern verquirlen und mit Kräutersalz, Pfeffer und Curry würzen.
5. Die Eiermilchmasse über den Auflauf gießen, mit dem geriebenen Käse bestreuen und auf der mittleren Leiste im Backofen bei 220° C etwa 30 Minuten backen.
6. Vor dem Servieren mit halbierten und entkernten Weintrauben belegen.

Der Tip

Das Obst kann durch kurz gedünstetes Gemüse (Lauch, Pilze, Paprikaschoten, Tomaten) ersetzt werden.

Kartoffelpizza mit Mangold

Sie benötigen für 4 Personen:
Für den Kartoffelteig:

- 1 kg Kartoffeln
- 3/8 bis 1/2 l Milch
- 2 EL Butter
- Kräutersalz, Pfeffer
- frisch geriebene Muskatnuß

Für den Belag:

- 500 g Tomaten
- 1 Zwiebel
- 5 EL Öl
- Kräutersalz, Pfeffer
- 2 TL feingehackten Oregano
- 1 TL feingehacktes Basilikum
- 1/2 TL feingehackten Thymian
- 1/4 TL feingschnittenen Rosmarin
- 2 Zweige feingehackten Liebstöckel
- einige feingehackte Sellerieblätter
- 2 Knoblauchzehen
- etwa 750 g Mangold
- 1 bis 2 TL Curry
- 150 bis 200 g geriebenen Käse

So wird's gemacht:

1. Die Kartoffeln waschen und mit der Schale in wenig Salzwasser weich kochen. Anschließend pellen und noch heiß durch die Kartoffelpresse drücken.
2. Die Milch mit der Butter, Kräutersalz, Pfeffer und Muskatnuß erhitzen, nicht kochen.
3. Die zerdrückten Kartoffeln in die heiße Milch rühren, dabei so lange rühren, bis ein schaumiger Brei entstanden ist. Wenn nötig, noch einmal nachwürzen. Die Masse gleichmäßig auf ein gefettetes Backblech streichen.
4. Die Tomaten über Kreuz einschneiden, mit kochendem Wasser überbrühen und häuten. Die Zwiebel schälen und in feine Würfel schneiden.
5. Die Zwiebel in 2 Eßlöffeln Öl glasig dünsten, die Tomaten, die Gewürze und die Kräuter hinzufügen und alles einmal aufkochen lassen, mit dem Schneidstab des Handrührgerätes pürieren, nochmals mit Kräutersalz, Pfeffer und einer geschälten, zerdrückten Knoblauchzehe abschmecken und gleichmäßig auf die Kartoffelmasse streichen.
6. Den Mangold waschen, putzen, in feine Streifen schneiden und in dem restlichen Öl so lange dünsten, bis er zusammengefallen ist. Mit Kräutersalz, Pfeffer, Curry und eventuell Knoblauch abschmecken, das Gemüse auf der Pizza verteilen.
7. Alles mit geriebenem Käse bestreuen. Die Kartoffelpizza auf die mittlere Leiste in den kalten Backofen schieben und bei 200° C etwa 25 Minuten überbacken.

Der Tip

Statt des Mangolds können Sie auch Spinat oder römischen Bindesalat (Romanasalat) verwenden.

Geschmortes Thymiansauerkraut mit panierten Kartoffelröllchen

Sie benötigen für 4 Personen:

- 750 g Sauerkraut (nicht pasteurisiert)
- 2 EL Butter
- 1 Zwiebel
- etwa 1/8 l Apfelsaft
- 2 TL Thymian
- Kräutersalz
- frisch gemahlenen Pfeffer
- 2 Äpfel

Für die Kartoffelröllchen:

- 750 g Kartoffeln
- 1 EL Butter
- 3 Eier
- 3 EL frisch gemahlenen Weizen
- Kräutersalz, Muskatnuß
- Koriander, Majoran
- 1 Knoblauchzehe, zerdrückt
- Curry
- Vollkornbrösel
- Öl zum Braten

Außerdem:

- eventuell 1/8 l Sahne oder Crème fraîche

So wird's gemacht:

1. Das Sauerkraut grob auseinanderzupfen und etwa 200 g beiseite legen.
2. Die Butter zerlassen und die geschälte, feingewürfelte Zwiebel darin goldgelb dünsten. Das Sauerkraut hinzufügen, kurz mitdünsten und mit dem Apfelsaft ablöschen.
3. Mit Thymian, Kräutersalz und Pfeffer würzen, die gewaschenen, in Scheiben geschnittenen Äpfel auf das Sauerkraut legen und etwa 15 bis 20 Minuten bei kleiner Hitze und geschlossenem Topf garen.
4. Die Kartoffeln waschen, kochen, pellen und noch heiß stampfen.
5. Die Butter, zwei Eier und den Weizen hinzufügen, mit Kräutersalz, Muskatnuß, Koriander, Majoran und Knoblauchzehe würzen und zu einem Teig vermengen.
6. Das restliche Ei verquirlen und mit Curry würzen.
7. Aus dem Teig Röllchen formen, diese im Ei, dann in Vollkornbröseln wälzen und in Öl leicht goldbraun braten.
8. Das Sauerkraut nochmal kurz erhitzen, das rohe Kraut untermischen, noch einmal nachwürzen und eventuell Sahne oder Crème fraîche unterziehen. Das Sauerkraut mit den Kartoffelröllchen servieren.

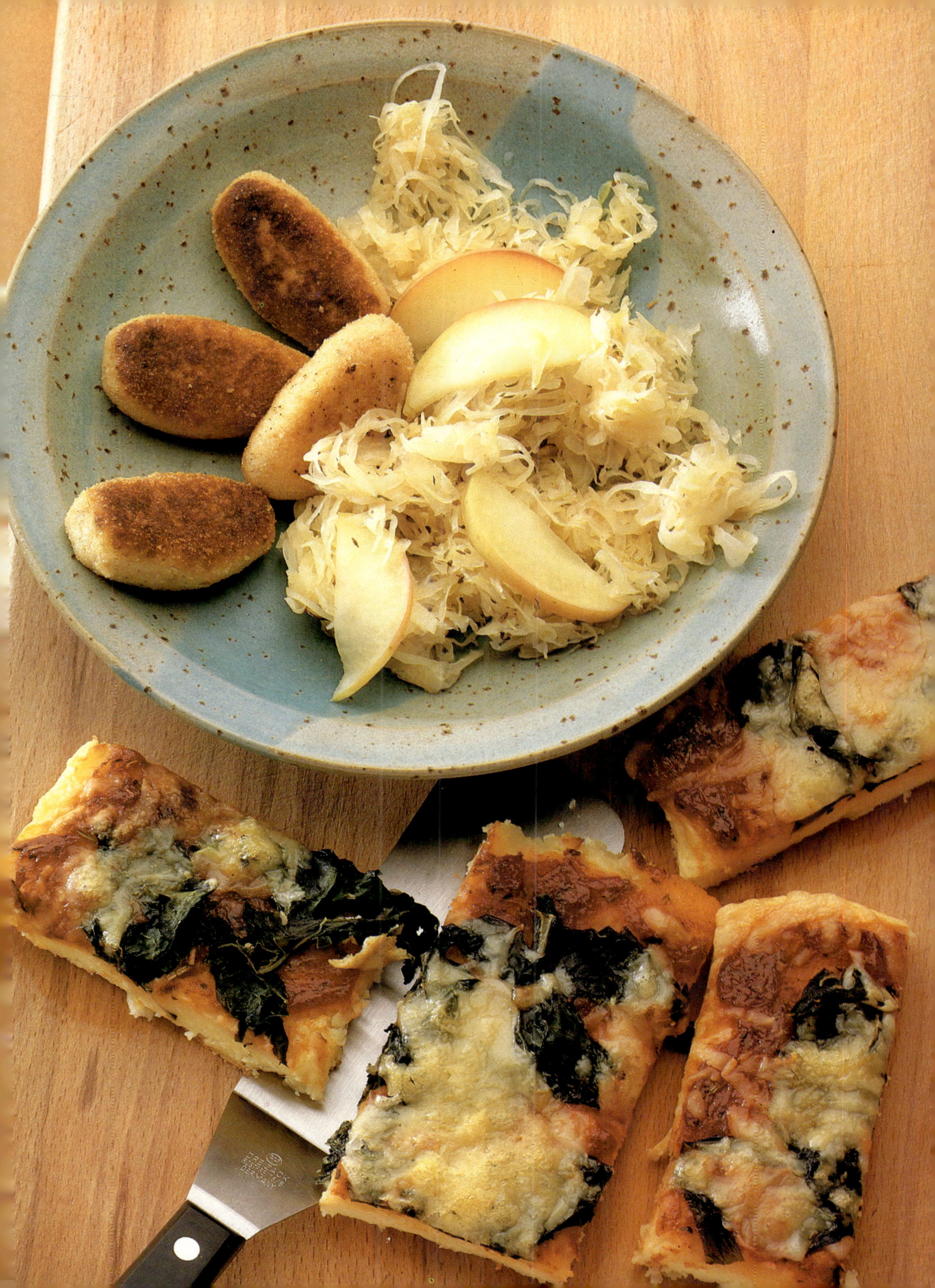

Bunte Linsenpfanne

Sie benötigen für 6 Personen:

400 g Linsen
½ Gemüsebrühwürfel
1 Lorbeerblatt
200 g grüne Paprikaschoten
400 g gelbe Paprikaschoten
200 g Möhren
500 g Tomaten
1 Zwiebel
2 EL Öl
2 TL Oregano
1 TL Basilikum
Paprikapulver
Kräutersalz
frisch gemahlenen Pfeffer
1 Knoblauchzehe
3 EL Rotwein nach Geschmack
oder 1 bis 2 EL Obstessig

So wird's gemacht:

1. Die Linsen verlesen, waschen und etwa 2 Stunden in 1 l Wasser einweichen, dann zusammen mit dem Einweichwasser, dem Gemüsebrühwürfel und dem Lorbeerblatt aufsetzen und etwa 30 Minuten garen.
2. Das Gemüse waschen und putzen. Die Paprika in Streifen und die Möhren in Scheiben schneiden, die Tomaten in Viertel schneiden.
3. Die geschälte Zwiebel fein würfeln, in dem Öl glasig dünsten, das Gemüse sowie die Gewürze hinzufügen und alles bei mittlerer Hitze etwa 15 bis 20 Minuten dünsten.
4. Die abgetropften Linsen unterheben, eventuell noch einmal nachwürzen und die Linsenpfanne mit der geschälten, zerdrückten Knoblauchzehe und dem Rotwein oder dem Obstessig abschmecken.

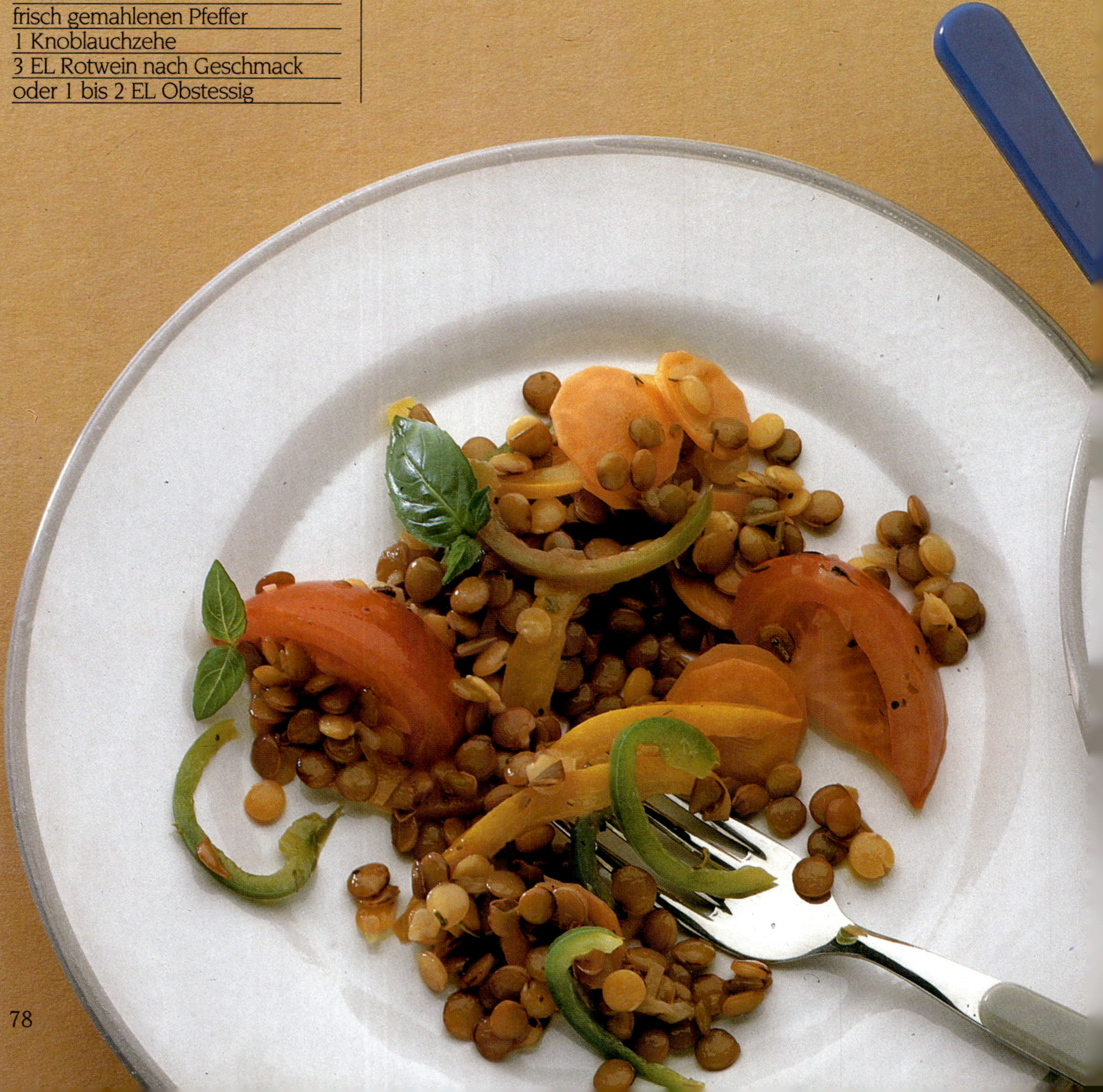

Bohnengemüse

Sie benötigen für 4 Personen:

150 g rote Bohnen
150 g weiße Bohnen
1 Gemüsebrühwürfel
500 g Staudensellerie
1 große Zwiebel
2 EL Öl
2 Tomaten
2 TL Oregano
Kräutersalz
frisch gemahlenen Pfeffer
1 bis 2 EL Zitronensaft
1 Bund Petersilie

So wird's gemacht:

1. Die Bohnen verlesen, waschen und in 1 1/4 l Wasser über Nacht etwa 10 Stunden einweichen.
2. Am nächsten Tag zusammen mit dem Einweichwasser und dem Gemüsebrühwürfel aufkochen und 60 Minuten auf kleiner Flamme garen.
3. In der Zwischenzeit den Staudensellerie waschen, putzen und in kleine Stücke zerschneiden.
4. Die Zwiebel schälen, fein würfeln und in dem Öl glasig dünsten, die Staudenselleriewürfel hinzufügen, kurz mitdünsten und mit etwas Wasser ablöschen.
5. Die gehäuteten und in Würfel geschnittenen Tomaten mit dem Oregano hinzufügen. Auf kleiner Flamme etwa 10 bis 20 Minuten garen.
6. Die abgetropften Bohnen zum Selleriegemüse geben, beides miteinander vermengen und mit Kräutersalz, Pfeffer und Zitronensaft abschmecken. Vor dem Servieren mit der gewaschenen und feingehackten Petersilie bestreuen.

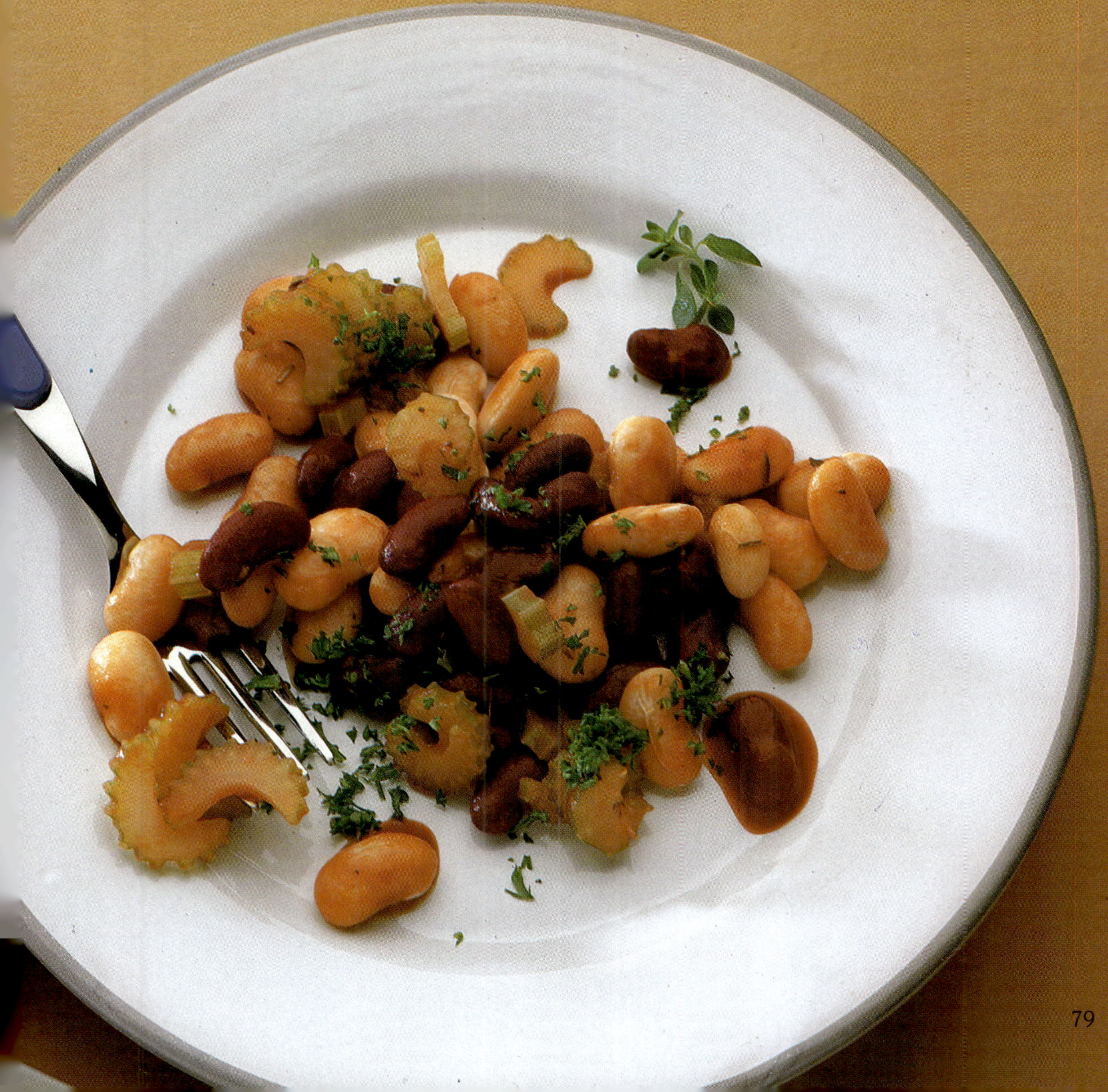

Kichererbsen-kroketten

Sie benötigen für 4 Personen:

150 g Kichererbsen
1 Gemüsebrühwürfel
½ TL Fenchel
½ TL Anis
½ TL Koriander
1 Ei
3 bis 4 EL geröstete Sesamsamen
1 Knoblauchzehe
je 1 TL Basilikum und Majoran
Kräutersalz, Pfeffer
Öl
Weizenflocken

So wird's gemacht:

1. Die Kichererbsen waschen, verlesen und in ½ bis ¾ l Wasser etwa 10 Stunden über Nacht quellen lassen.
2. Am nächsten Tag die Kichererbsen mit dem Einweichwasser, dem Gemüsebrühwürfel, dem Fenchel, Anis und Koriander zum Kochen bringen und in etwa einer Stunde bei kleiner Hitze weich kochen, ½ Stunde auf der ausgeschalteten Herdplatte nachquellen lassen.
3. Überschüssiges Kochwasser abgießen, die Kichererbsen etwas abkühlen lassen und dann pürieren.
4. Das Ei und den gerösteten Sesam unter das Püree mengen und mit der geschälten und zerdrückten Knoblauchzehe und den Gewürzen abschmecken.
5. Mit leicht geölten Händen aus der Masse Kroketten oder Frikadellen formen.
6. Diese in den Weizenflocken wälzen, in Öl braten oder auf einem gefetteten Backblech im auf 220°C vorgeheizten Backofen etwa 15 Minuten backen. Dazu schmeckt gedünstetes Gemüse und/oder eine Rohkostplatte.

Süß-saure Linsensuppe

Sie benötigen für 4 Personen:

250 g Linsen
200 g Zwiebeln
1 ½ l Wasser
3 Gemüsebrühwürfel
250 g gekochte Kartoffeln
2 milchsauer eingelegte rote Paprikaschoten
1 Orange
1 Prise Muskatnuß
¼ TL Zimt
1 TL Koriander
½ TL Piment
¼ TL gemahlene Nelken
Kräutersalz, Pfeffer
Saft von ½ Zitrone
6 EL gemischte, feingeschnittene Küchenkräuter oder nur Petersilie

So wird's gemacht:

1. Die Linsen waschen und mit den geschälten und feingewürfelten Zwiebeln, dem Wasser und den Gemüsebrühwürfeln zum Kochen bringen.
2. Auf kleiner Flamme 25 bis 30 Minuten köcheln, und die weichen Linsen pürieren.
3. Die Kartoffeln schälen und würfeln, die Paprikaschoten in Streifen schneiden und die Orange schälen und würfeln.
4. Alles zu den Linsen geben, erhitzen, aber nicht mehr kochen lassen.
5. Anschließend die Suppe mit den Gewürzen und dem Zitronensaft abschmecken und die Kräuter unterziehen.

Der Tip

Statt den milchsauren Paprikaschoten können Sie auch in Essig eingelegte Paprikaschoten oder frische Schoten verwenden. Letztere sollten Sie dann aber vorher kurz andünsten.

Geschmorte Kichererbsensprossen

Sie benötigen für 4 Personen:

1 Zwiebel
2 EL Öl
3 Tassen Kichererbsensprossen
1 TL gemahlenen Koriander
1 TL Kurkuma
½ TL Cayennepfeffer
⅛ l Gemüsebrühe
500 g Tomaten
3 EL Sahne
1 TL Basilikum
1 bis 3 Knoblauchzehen
1 EL Zitronensaft
etwas gehackte Petersilie

So wird's gemacht:

1. Die geschälte und feingewürfelte Zwiebel in Öl glasig dünsten. Die Kichererbsensprossen hinzufügen und mit dem Koriander, Kurkuma und dem Cayennepfeffer bestäuben.
2. Mit der Gemüsebrühe ablöschen und alles 5 bis 10 Minuten bei kleiner Hitze garen.
3. Danach die enthäuteten und gewürfelten Tomaten hinzugeben, die Sahne unterziehen, das Gericht noch einmal kurz erhitzen.
4. Mit Basilikum, den geschälten, zerdrückten Knoblauchzehen und dem Zitronensaft abschmecken und mit der Petersilie bestreuen.

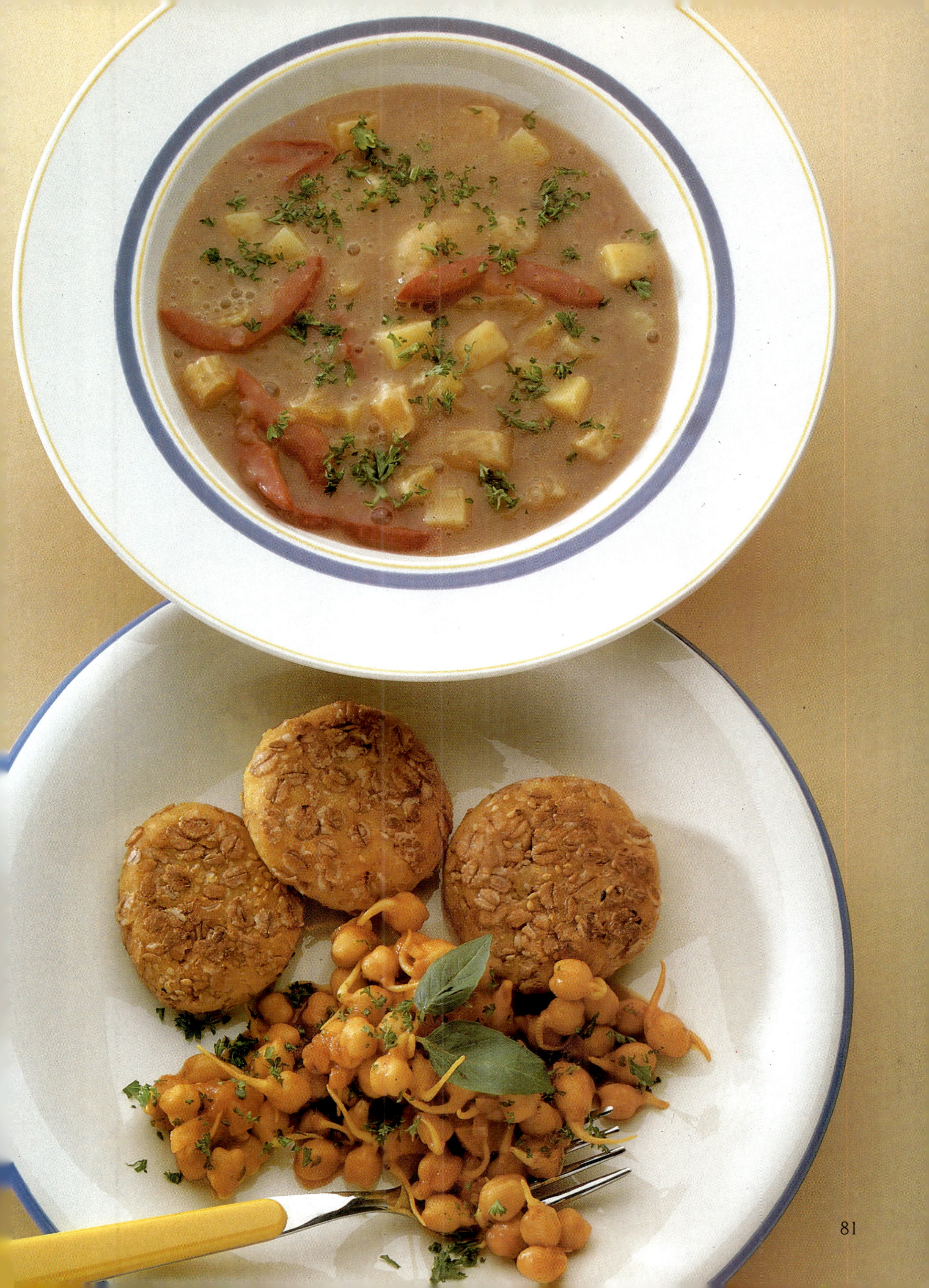

Erbsencremesuppe

Sie benötigen für 4 Personen:

300 g grüne oder gelbe Erbsen
1 Lorbeerblatt
1 TL Fenchel
3 Möhren
1 Petersilienwurzel
1 Stück Sellerie
1 Stange Lauch
1 Zwiebel
4 bis 5 Kartoffeln
2 TL Majoran
1 TL Thymian
1 TL Basilikum
1 Gemüsebrühwürfel
Kräutersalz
frisch gemahlenen Pfeffer
frisch geriebene Muskatnuß
1 EL Butter
150 g Joghurt oder saure Sahne
geröstete Brotwürfel und/oder
geröstete Sonnenblumenkerne
zum Bestreuen
gehackte Petersilie

So wird's gemacht:

1. Die Erbsen waschen, verlesen und über Nacht in 1 l Wasser etwa 10 Stunden einweichen.
2. Am nächsten Tag mit dem Einweichwasser, dem Lorbeerblatt und dem Fenchel aufsetzen und in etwa 60 Minuten weich kochen. (Wenn Sie geschälte Erbsen verwenden, verringert sich die Kochzeit um etwa 30 Minuten.)
3. Das Gemüse und die Kartoffeln waschen, putzen, gegebenenfalls schälen und kleinschneiden.
4. Das Gemüse zusammen mit dem Majoran, Thymian und Basilikum sowie dem Gemüsebrühwürfel zu den Erbsen geben und nochmal 20 Minuten garen.
5. Anschließend die Suppe pürieren und mit Kräutersalz, Pfeffer und Muskatnuß abschmecken.
6. Die Butter und die saure Sahne unterziehen und nach Belieben mit den gerösteten Sonnenblumenkernen, Brotwürfeln und der gehackten Petersilie bestreuen.

Der Tip

Diese Suppe schmeckt auch sehr gut mit frischen Erbsen.

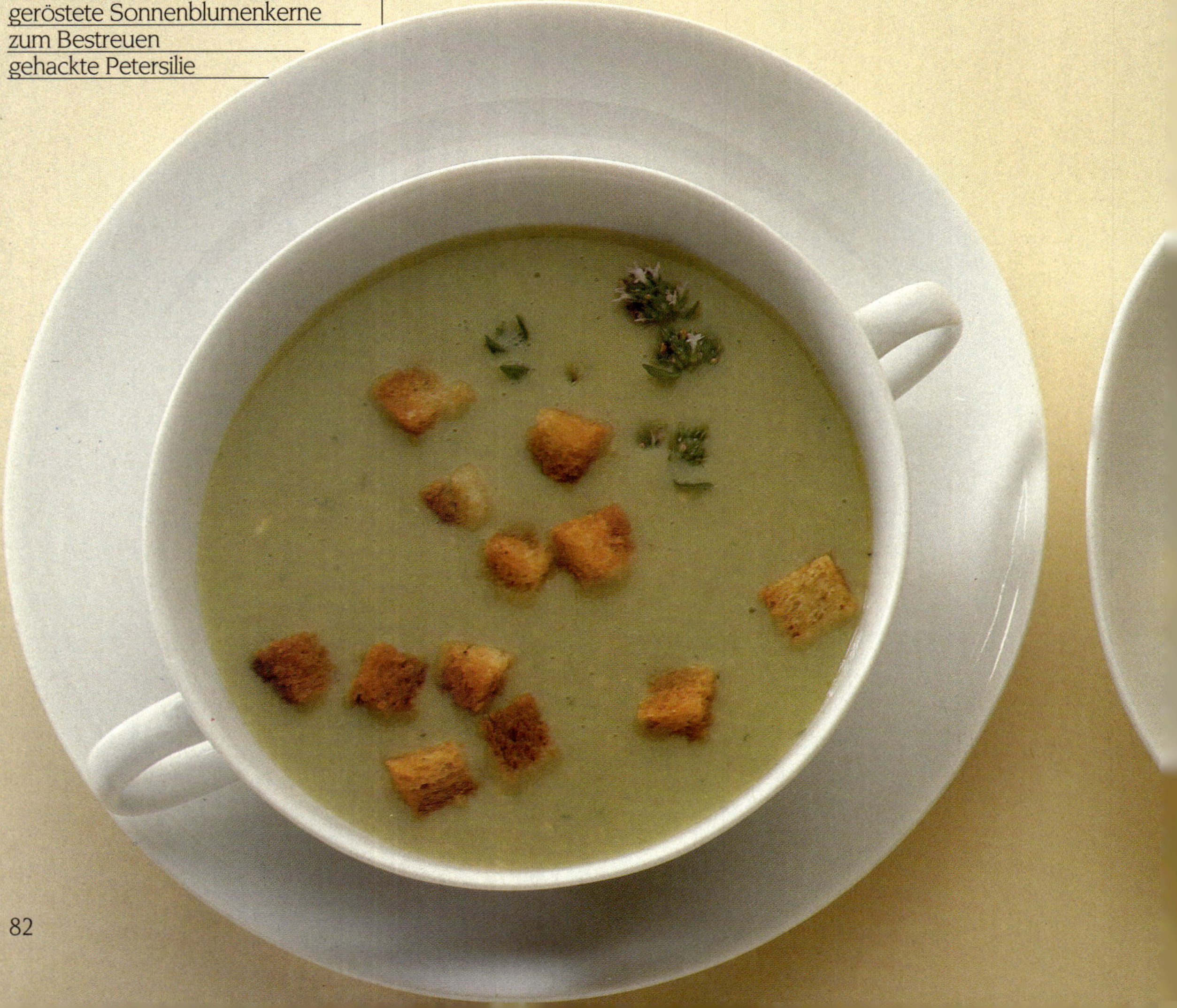

Dicke Bohnen überbacken

Sie benötigen für 4 Personen:

300 g getrocknete, dicke Bohnen
1 Gemüsebrühwürfel
1 TL Thymian
1 TL Kümmel
1 TL getrocknetes Bohnenkraut
etwa 300 g Möhren
1 Petersilienwurzel
etwa 150 g Lauch
etwa 100 g Sellerie
1 Zwiebel
Öl
1/8 bis 1/4 l Gemüsebrühe
Kräutersalz
frisch gemahlenen Pfeffer
2 Becher Joghurt oder saure Sahne
100 g geriebenen Käse
3 bis 5 EL gehackte Petersilie

So wird's gemacht:

1. Die dicken Bohnen waschen, verlesen und am besten über Nacht in 1 1/4 l Wasser 10 Stunden einweichen.
2. Am nächsten Tag die dicken Bohnen zusammen mit dem Einweichwasser, dem Gemüsebrühwürfel und den Gewürzen aufsetzen und in etwa 60 Minuten bei kleiner Hitze weich kochen. (Wenn Sie sich die Mühe machen und die Schalen vorher von den Bohnen abziehen, verringert sich die Kochzeit um etwa 30 Minuten.)
3. Das übrige Gemüse waschen und putzen. Die Möhren und die Petersilienwurzel in dünne Scheiben, den Lauch in dünne Ringe und den Sellerie und die Zwiebel in Würfel schneiden.
4. Die Zwiebelwürfel in 2 Eßlöffel heißem Öl glasig dünsten, das restliche Gemüse hinzufügen, mit der Gemüsebrühe ablöschen und 10 bis 15 Minuten auf kleiner Flamme garen. Anschließend mit Kräutersalz und Pfeffer abschmecken.
5. Noch vorhandenes Bohnenkochwasser abschütten, die Bohnen unter die Gemüsemischung mengen und alles in eine gefettete Auflaufform füllen.
6. Den Joghurt mit Kräutersalz und Pfeffer abschmecken, den geriebenen Käse unterrühren und die Mischung über das Bohnengemüse verteilen.
7. Im auf 200°C vorgeheizten Backofen auf der mittleren Leiste etwa 15 Minuten backen.
8. Vor dem Servieren mit der gehackten Petersilie bestreuen.

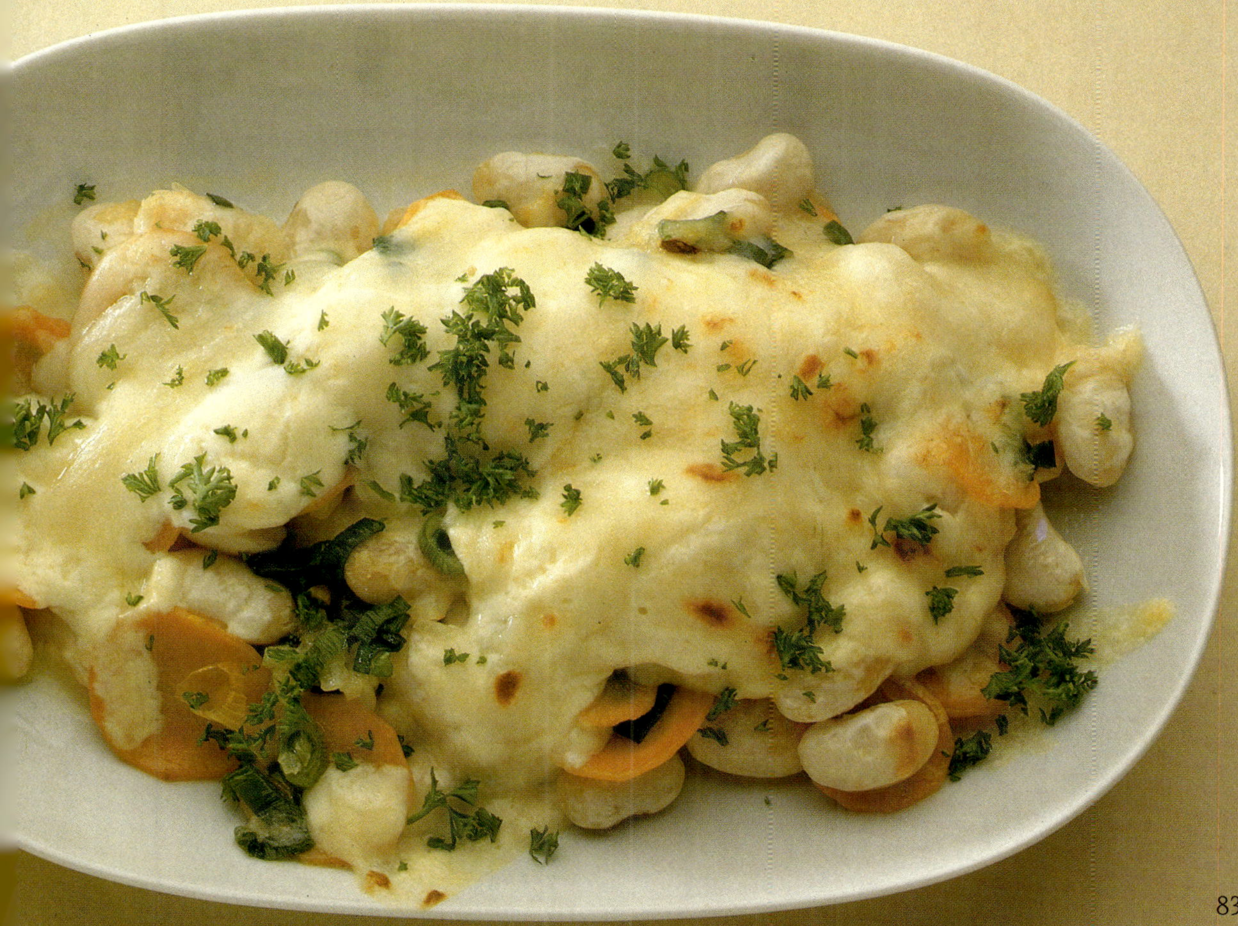

Zucchini mit Linsenfüllung

Sie benötigen für 4 Personen:

250 g Linsen
250 g Möhren
2 Zwiebeln
1 Knoblauchzehe
Öl
etwas Gemüsebrühe
1 Lorbeerblatt
2 EL feingehackte Walnüsse
1 Bund Petersilie
Kräutersalz
Pfeffer
1 EL Essig
4 kleine Zucchini
500 g Tomaten
Kräutersalz
frisch gemahlenen Pfeffer
Oregano
100 g geriebenen Käse

So wird's gemacht:

1. Die Linsen waschen, in 1 l Wasser etwa 2 Stunden einweichen, dann zusammen mit der Knoblauchzehe und dem Lorbeerblatt 20 bis 30 Minuten auf kleiner Flamme garen.
2. Die Möhren waschen, eventuell schälen, halbieren und in Scheiben schneiden.
3. Zusammen mit den geschälten, feingewürfelten Zwiebeln in Öl glasig dünsten, etwas Gemüsebrühe dazugeben und bei kleiner Hitze etwa 10 Minuten garen.
4. Die Walnüsse, die abgetropften Linsen und die feingehackte Petersilie untermischen und mit Kräutersalz, Pfeffer und Essig abschmecken.
5. Die Zucchini waschen, in gesalzenem Wasser kurz blanchieren. Dann halbieren und das Innere vorsichtig entfernen.
6. Das Innere entweder sehr fein schneiden und unter die Linsen mischen oder anderweitig verwenden.
7. Das Linsengemüse in die Zucchinihälften füllen.
8. Die Tomaten waschen, in Scheiben schneiden und auf den Boden einer gefetteten Auflaufform legen, mit Kräutersalz, Pfeffer und Oregano bestreuen.
9. Die Zucchinihälften daraufsetzen und die Form auf die mittlere Leiste in den kalten Backofen schieben und bei 220°C etwa 15 bis 20 Minuten backen.
10. Den Käse darüberstreuen, noch einmal in den heißen Backofen schieben und warten, bis der Käse geschmolzen ist.

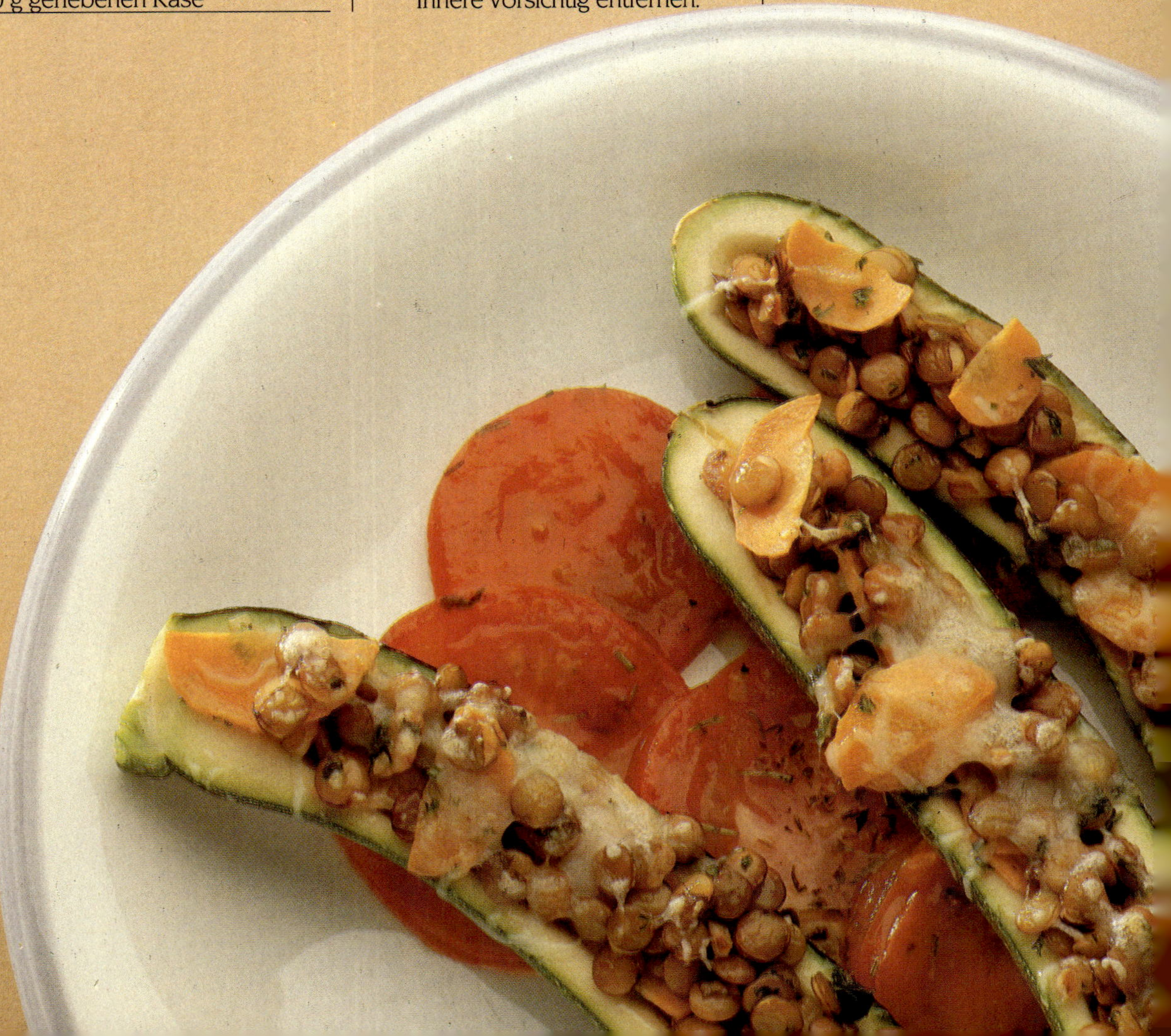

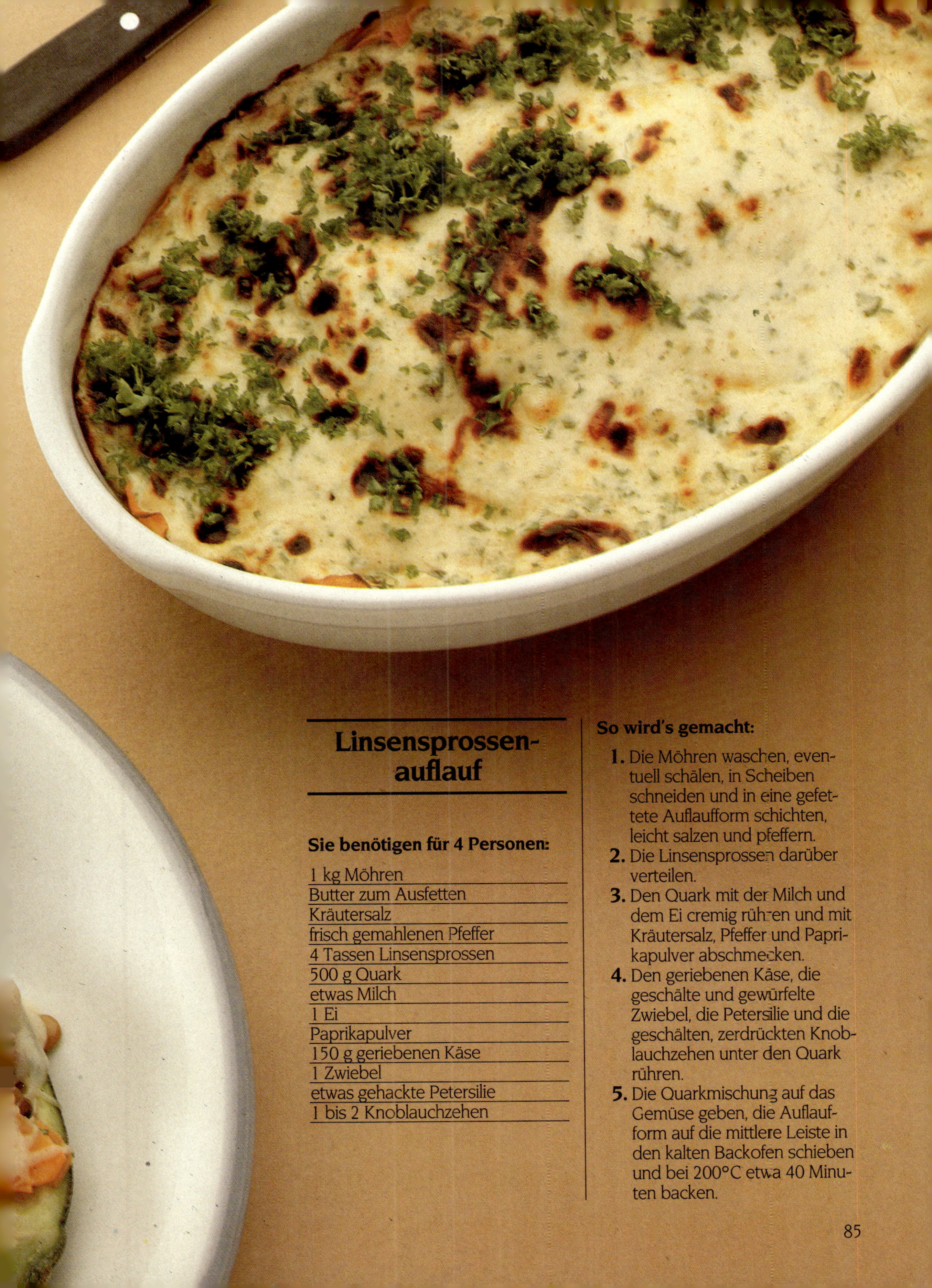

Linsensprossen-auflauf

Sie benötigen für 4 Personen:

1 kg Möhren
Butter zum Ausfetten
Kräutersalz
frisch gemahlenen Pfeffer
4 Tassen Linsensprossen
500 g Quark
etwas Milch
1 Ei
Paprikapulver
150 g geriebenen Käse
1 Zwiebel
etwas gehackte Petersilie
1 bis 2 Knoblauchzehen

So wird's gemacht:

1. Die Möhren waschen, eventuell schälen, in Scheiben schneiden und in eine gefettete Auflaufform schichten, leicht salzen und pfeffern.
2. Die Linsensprossen darüber verteilen.
3. Den Quark mit der Milch und dem Ei cremig rühren und mit Kräutersalz, Pfeffer und Paprikapulver abschmecken.
4. Den geriebenen Käse, die geschälte und gewürfelte Zwiebel, die Petersilie und die geschälten, zerdrückten Knoblauchzehen unter den Quark rühren.
5. Die Quarkmischung auf das Gemüse geben, die Auflaufform auf die mittlere Leiste in den kalten Backofen schieben und bei 200°C etwa 40 Minuten backen.

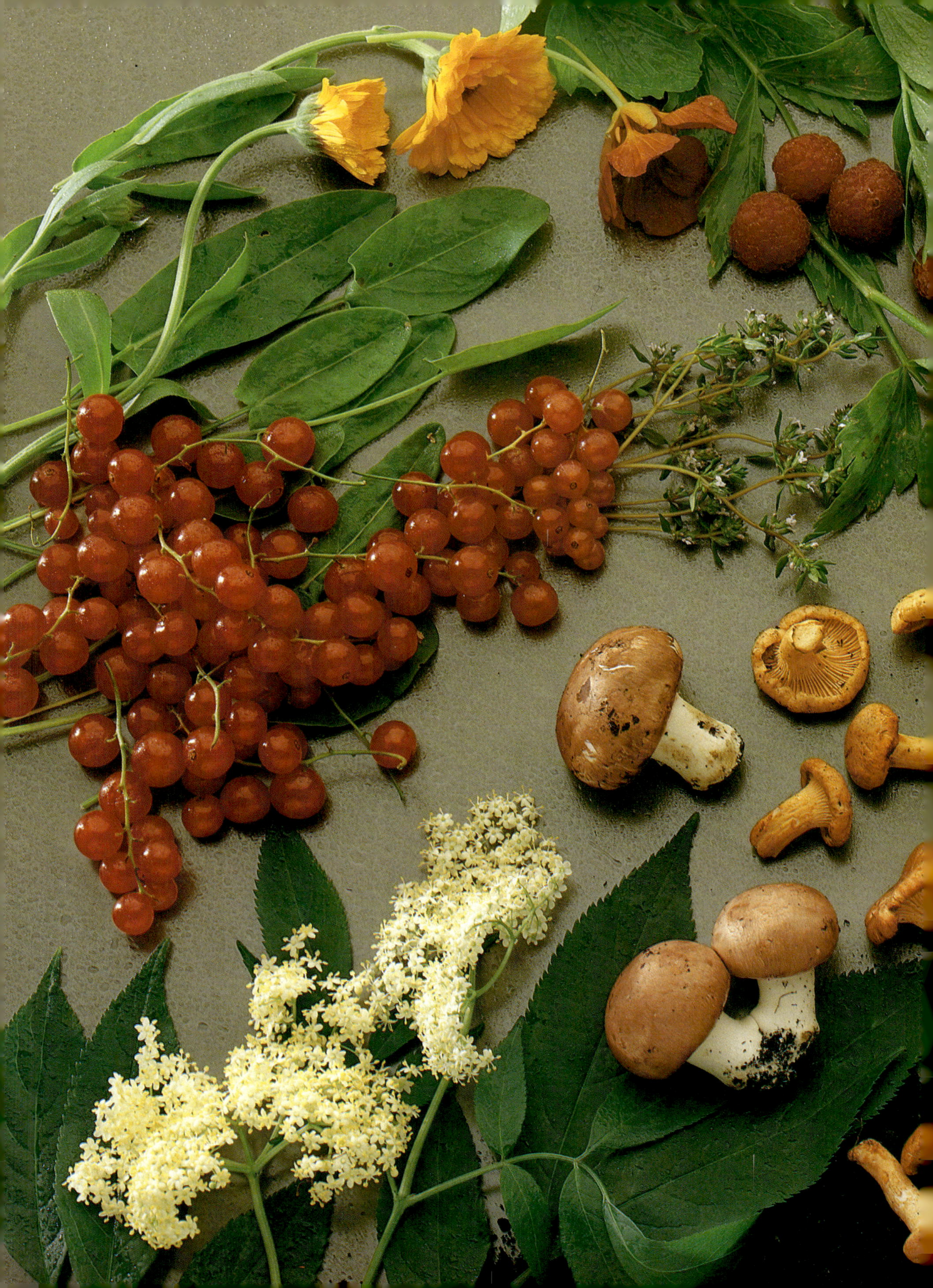

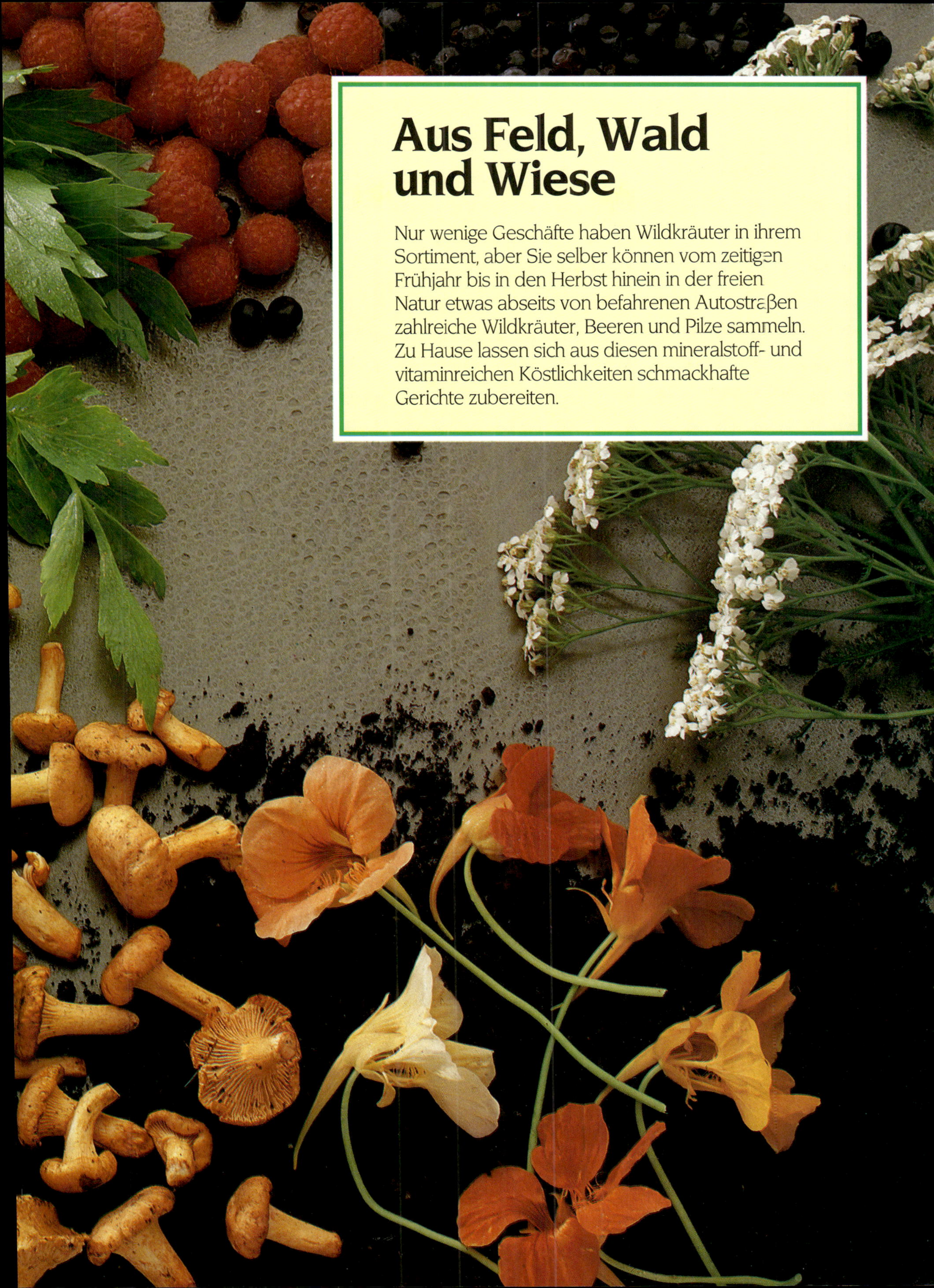

Aus Feld, Wald und Wiese

Nur wenige Geschäfte haben Wildkräuter in ihrem Sortiment, aber Sie selber können vom zeitigen Frühjahr bis in den Herbst hinein in der freien Natur etwas abseits von befahrenen Autostraßen zahlreiche Wildkräuter, Beeren und Pilze sammeln. Zu Hause lassen sich aus diesen mineralstoff- und vitaminreichen Köstlichkeiten schmackhafte Gerichte zubereiten.

Gemischter Wildkräutersalat

Sie benötigen für 4 Personen:

200 bis 250 g gemischte Wildkräuter (Löwenzahn, wenig Sauerampfer, Brunnenkresse, Brennesselblätter, Pimpinelle, Schafgarbe, Wegerich, Blätter und gerade aufgehende Blüten der Gänseblümchen, Kapuzinerkresse)
5 EL Sonnenblumenöl
2 EL Zitronensaft
200 g Dickmilch
Kräutersalz
frisch gemahlenen Pfeffer
50 g Haselnüsse
1 Knoblauchzehe
Butter
Brotwürfel

So wird's gemacht:

1. Die Wildkräuter waschen, sorgfältig trocknen und in feine Streifen schneiden.
2. Aus dem Sonnenblumenöl, dem Zitronensaft und der Dickmilch eine Marinade rühren und diese mit Kräutersalz und Pfeffer abschmecken.
3. Die Wildkräuter mehrmals darin wenden und den Salat mit gehackten Haselnüssen und den in Knoblauchbutter gerösteten Brotwürfeln bestreuen.

Frühlingssalat

Sie benötigen für 4 Personen:

100 bis 150 g Brunnenkresse oder Sauerampfer oder Spinat
200 g Möhren
200 g Äpfel
Saft von 1 Zitrone

Für die Salatsauce:

etwa 300 g Dickmilch
Kräutersalz
50 g gehackte Wal- oder Haselnüsse
2 EL feingehackte Petersilie
2 EL feingeschnittenen Dill

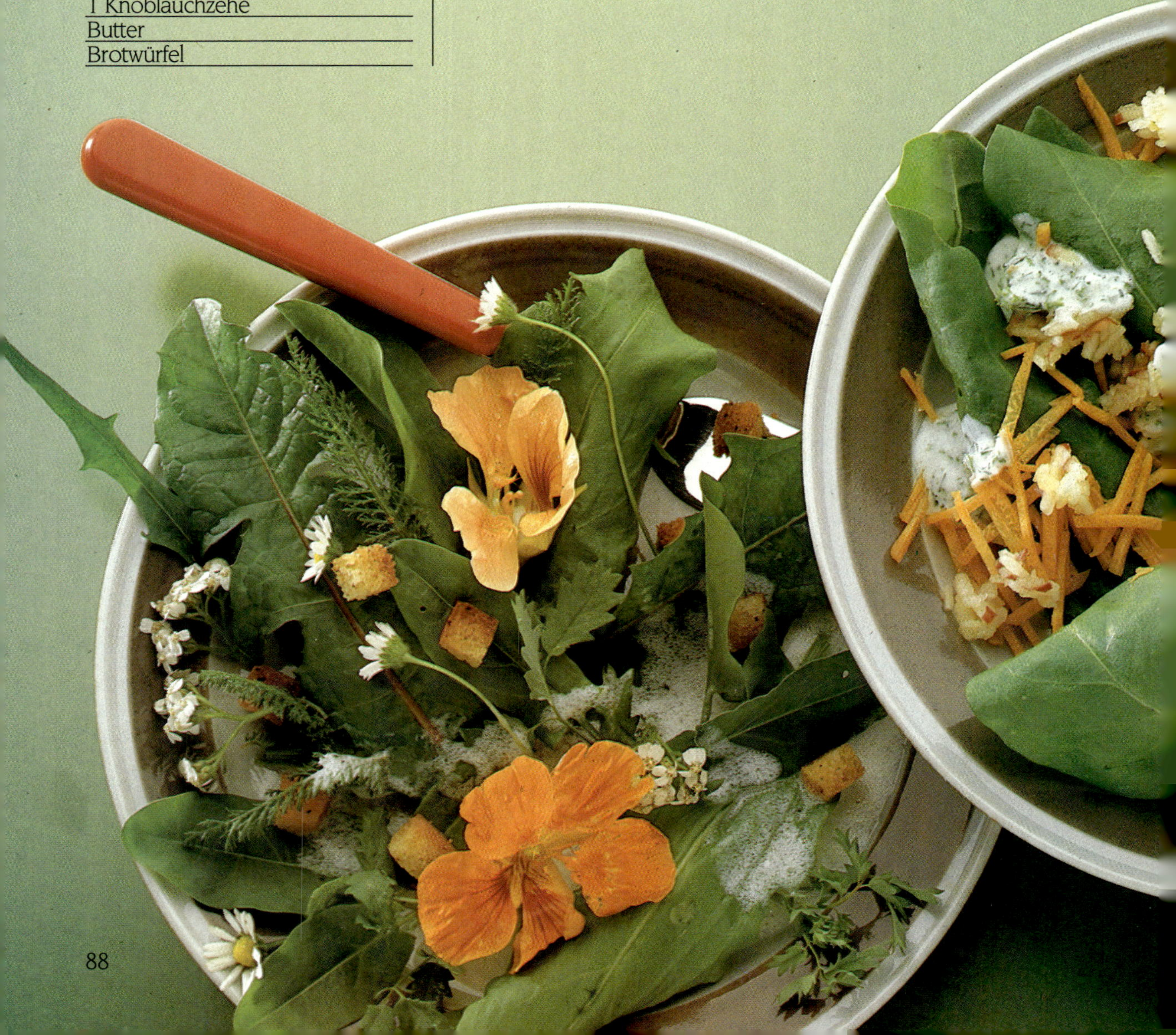

So wird's gemacht:

1. Die Brunnenkresse waschen, gut verlesen und vorsichtig trocknen.
2. Die Möhren waschen und fein raspeln, die Äpfel vom Kerngehäuse befreien und grob raspeln. Alles mit Zitronensaft beträufeln.
3. Die Dickmilch mit dem Kräutersalz würzen. Die feingehackten Nüsse und die feingeschnittenen Kräuter unterrühren.
4. Die Sauce vorsichtig unter den Salat ziehen und servieren.

Löwenzahnsalat

Sie benötigen für 4 Personen:

etwa 150 bis 200 g möglichst junge, zarte Löwenzahnblätter
1 kleine Zwiebel
10 schwarze Oliven
4 bis 6 EL Olivenöl
Saft von ½ Zitrone
2 EL Sahne
Kräutersalz
frisch gemahlenen Pfeffer
1 Bund Schnittlauch (wenn möglich Wiesenschnittlauch verwenden)
150 g Schafskäse

So wird's gemacht:

1. Die Löwenzahnblätter waschen und vorsichtig trockentupfen.
2. Die Zwiebel schälen, in feine Würfel schneiden und beides zusammen mit den abgetropften Oliven in eine Schüssel geben.
3. Aus dem Olivenöl, dem Zitronensaft und der Sahne eine Marinade rühren und diese mit Kräutersalz und Pfeffer würzen.
4. Über den Salat gießen und diesen vorsichtig darin wenden.
5. Vor dem Servieren mit den Schnittlauchröllchen und dem zerteilten Schafskäse bestreuen.

Der Tip

Die Löwenzahnblätter können Sie ganz nach der Größe der Blätter und nach Ihrem Geschmack ganz lassen oder in dünne Streifen schneiden.

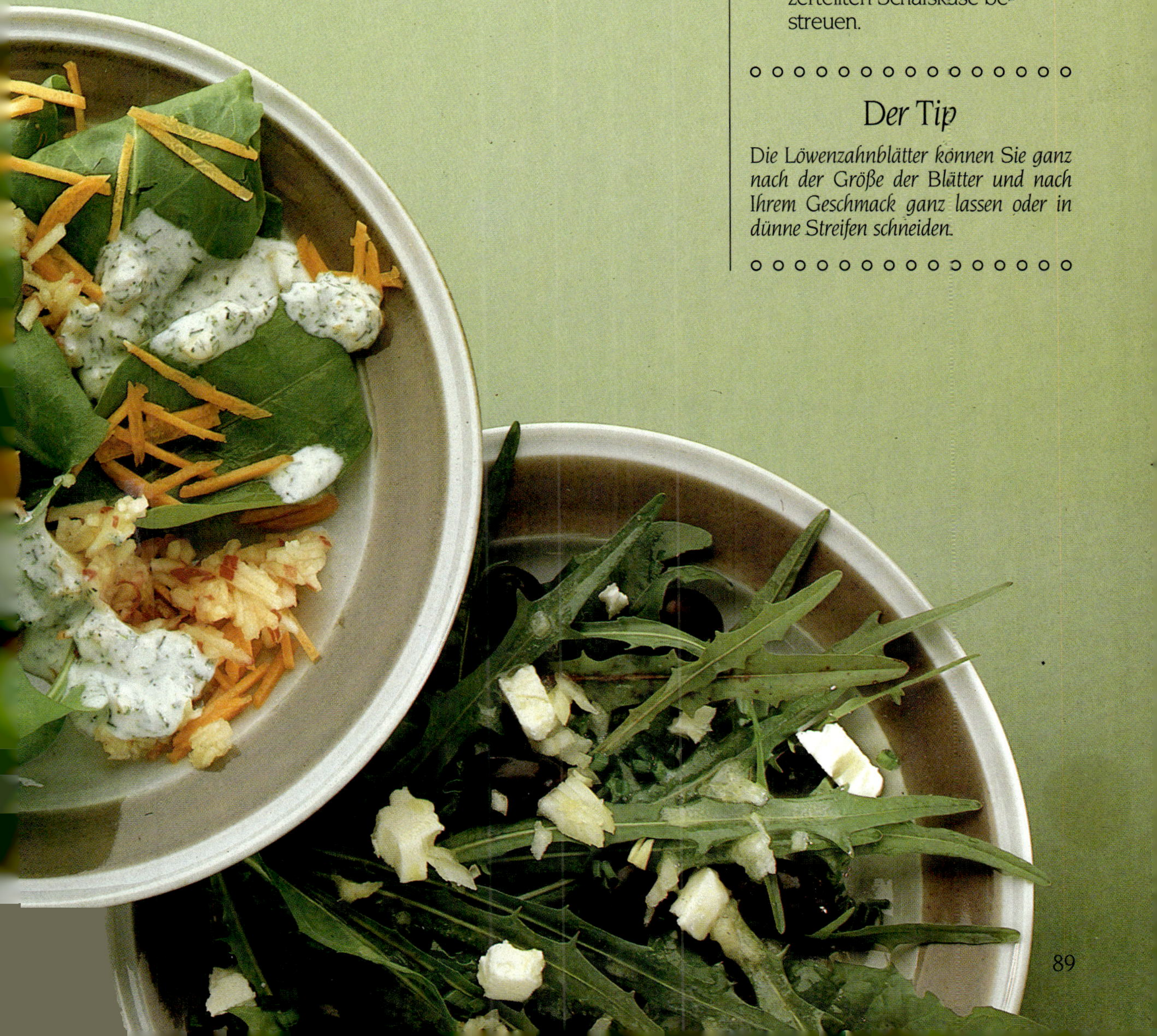

Wildkräuterquiche

Sie benötigen für 4 Personen:

150 g Weizen
100 g Roggen
100 g Butter
1 Ei
150 g geriebenen Käse
1 TL Salz
½ TL Kümmel
½ TL Koriander
Butter zum Ausfetten
2 Becher Joghurt oder saure Sahne
2 Eier
1 TL Kräutersalz
frisch gemahlenen Pfeffer
mindestens 100 g gemischte Wildkräuter nach Geschmack (Brennessel, Löwenzahn, Geißfuß, wenig Sauerampfer, Taubnessel, Brunnenkresse usw.)
50 g Mandelsplitter

So wird's gemacht:

1. Das Getreide fein mahlen und zusammen mit der Butter, dem Ei, 50 g geriebenem Käse und den Gewürzen zu einem weichen Teig kneten.
2. Eine Springform von etwa 26 cm Durchmesser ausfetten, den Teig einfüllen und mit einem nassen Löffel glattstreichen. Dabei gleichzeitig einen kleinen Rand formen. Die Form für mindestens eine halbe Stunde in den Kühlschrank stellen, damit der Teig ruhen kann.
3. Den Joghurt mit den Eiern und dem restlichen Käse verrühren, mit Kräutersalz und Pfeffer abschmecken.
4. Die Wildkräuter waschen, sorgfältig trocknen und in Streifen schneiden, anschließend unter die Joghurt-Ei-Masse mengen.
5. Die Springform auf die mittlere Leiste in den kalten Backofen schieben und den Boden bei 200° C etwa 15 Minuten vorbacken.
6. Anschließend den Belag auf den vorgebackenen Boden geben, glattstreichen und mit den blättrig geschnittenen Mandeln bestreuen.
7. Wieder in den Backofen schieben und in etwa 25 bis 30 Minuten bei 200° C fertigbacken.

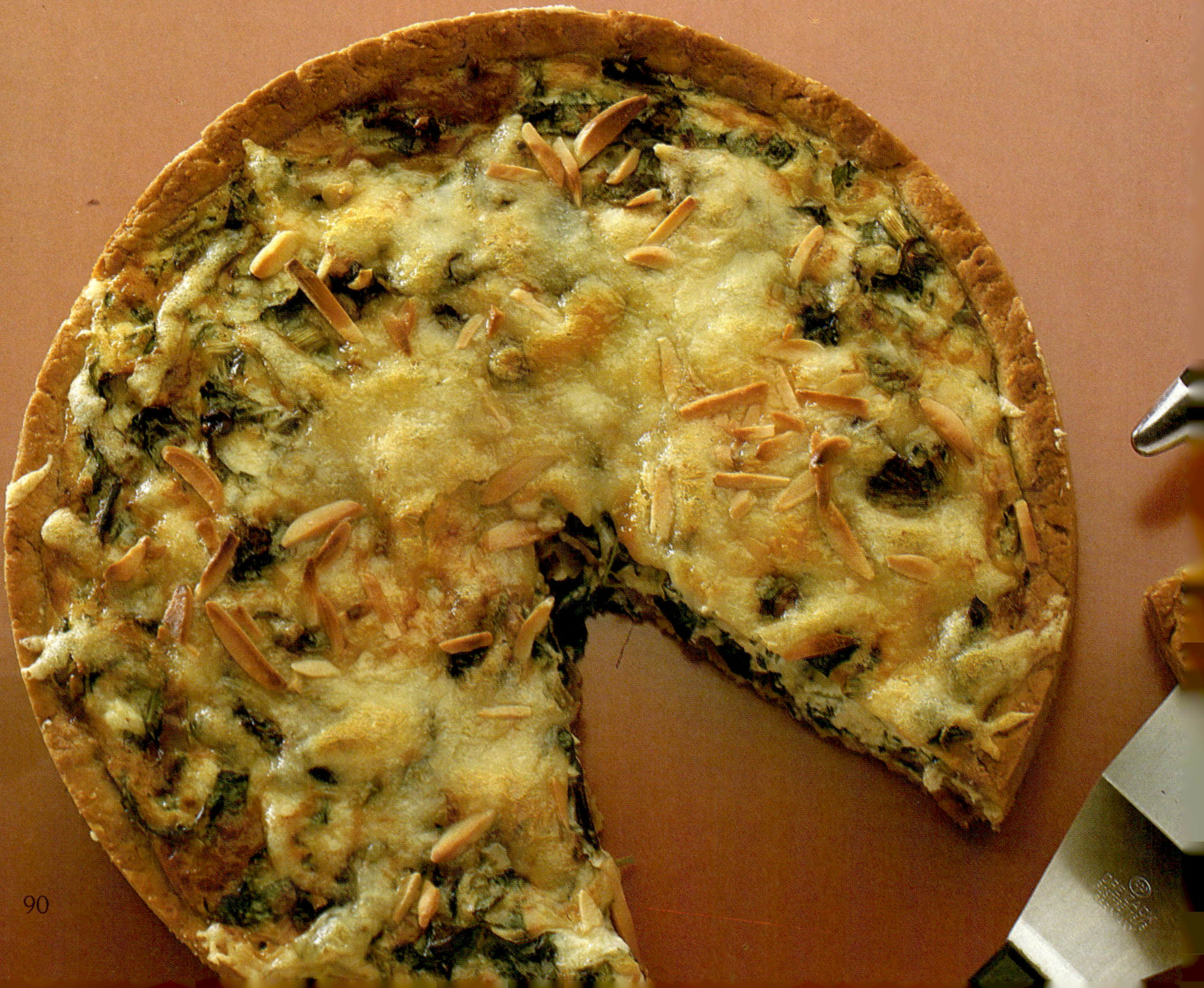

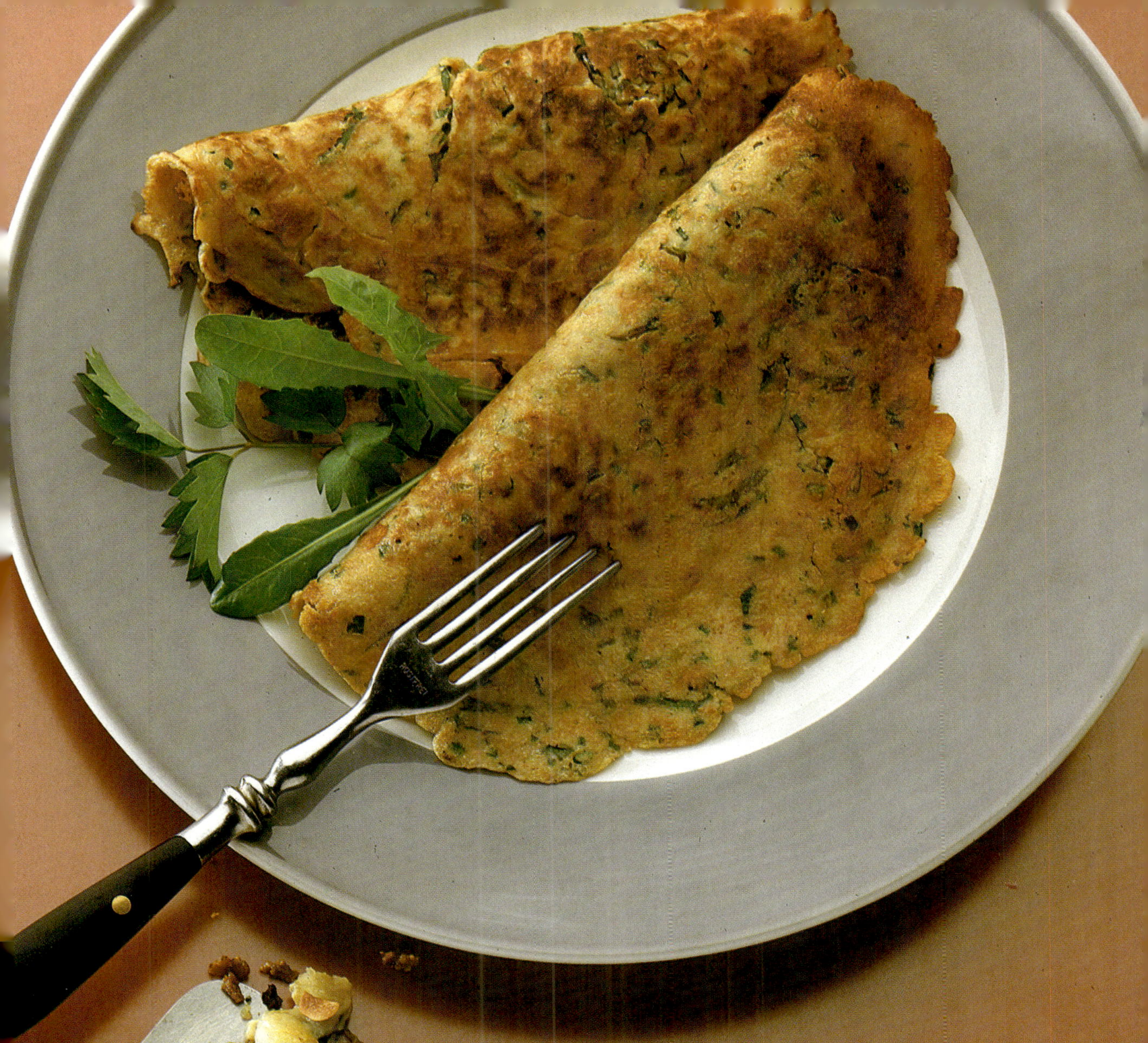

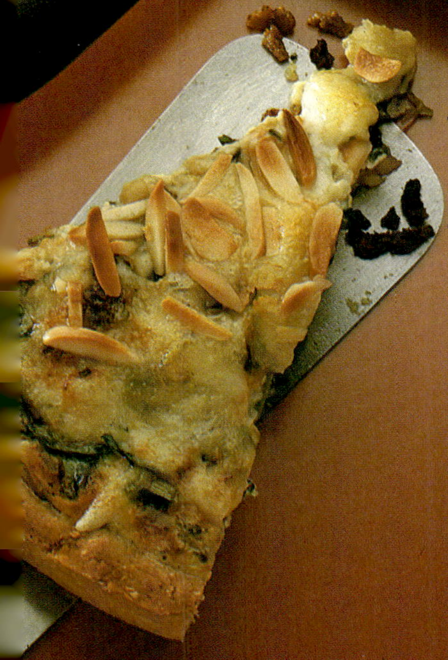

Wildkräuter-pfannkuchen

Sie benötigen für 4 Personen:

250 g Weizen, Dinkel oder Hafer, Gerste, Hirse und Weizen gemischt
3 Becher Joghurt
4 Eier
1 TL Kräutersalz
4 EL Hefeflocken
50 bis 100 g geriebenen Käse
mindestens 100 g gemischte Wildkräuter nach Geschmack
Öl zum Ausbacken

So wird's gemacht:

1. Das Getreide fein mahlen und mit dem Joghurt und den Eigelben verrühren. Den Teig anschließend etwa eine halbe Stunde quellen lassen.
2. Das Kräutersalz, die Hefeflocken, den geriebenen Käse sowie die feingeschnittenen Wildkräuter unter den Teig rühren.
3. Die Eiweiße zu steifem Schnee schlagen und vorsichtig unter den Teig heben.
4. In heißem Fett in einer Pfanne nacheinander goldbraune Pfannkuchen backen.

Wildkräutergemüse

Sie benötigen für 4 Personen:

etwa 750 g Brennesseln, Taubnesseln und Geißfuß
50 g Sauerampfer
5 kleine Frühlingszwiebeln
2 EL Butter
3 EL Tomatenmark (selbstgemacht)
Salz
frisch gemahlenen Pfeffer
1 Becher saure Sahne oder Joghurt

So wird's gemacht:

1. Die Wildkräuter gründlich waschen, grobe Stiele entfernen und die Kräuter sorgfältig trocknen.
2. Die Frühlingszwiebeln putzen und in feine Ringe schneiden.
3. Die Zwiebeln in der zerlassenen Butter goldgelb dünsten, die Wildkräuter hinzufügen, eventuell mit etwas Wasser ablöschen, den Deckel schließen und die Blätter kurz bei kleiner Hitze dünsten.
4. Dann das Tomatenmark, Salz und Pfeffer hinzufügen, noch einmal 5 Minuten ziehen lassen, den Topf von der Herdplatte nehmen und die saure Sahne unterrühren, sofort servieren.

Hagebuttenmark

Sie benötigen:

500 g Hagebutten
2 bis 3 EL Honig
1 bis 2 EL Zitronensaft
½ TL Zimt

So wird's gemacht:

1. Die Hagebutten waschen, von Stiel und Blüte befreien und der Länge nach halbieren.
2. In einen Kochtopf geben und knapp mit Wasser bedeckt 24 Stunden stehen lassen.
3. Am nächsten Tag die Hagebutten mit dem Einweichwasser aufkochen und je nach Größe in 25 bis 45 Minuten weich kochen.
4. Danach durch ein feines Haarsieb streichen.
5. Das Hagebuttenmark mit Honig, Zitronensaft und Zimt abschmecken.

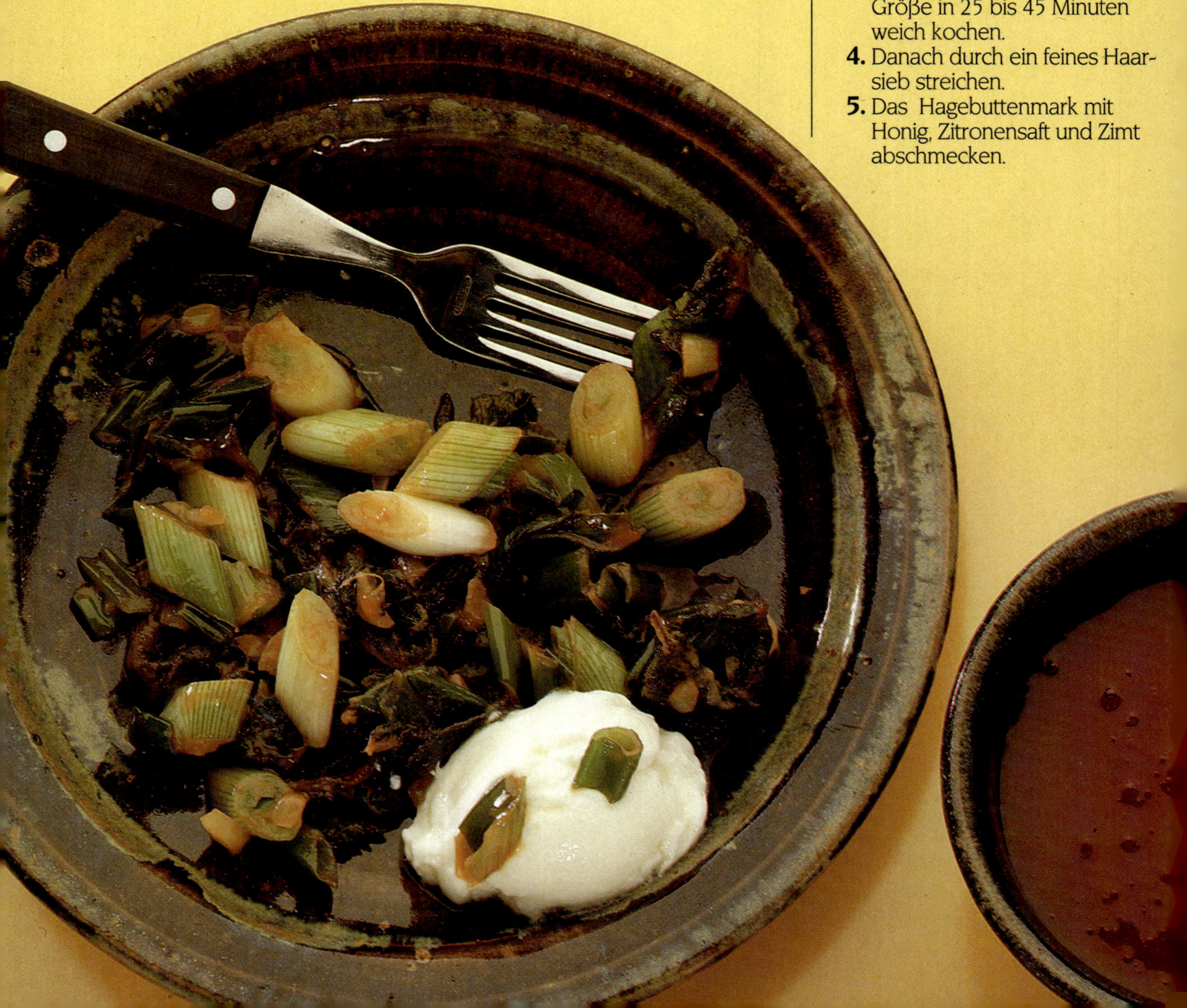

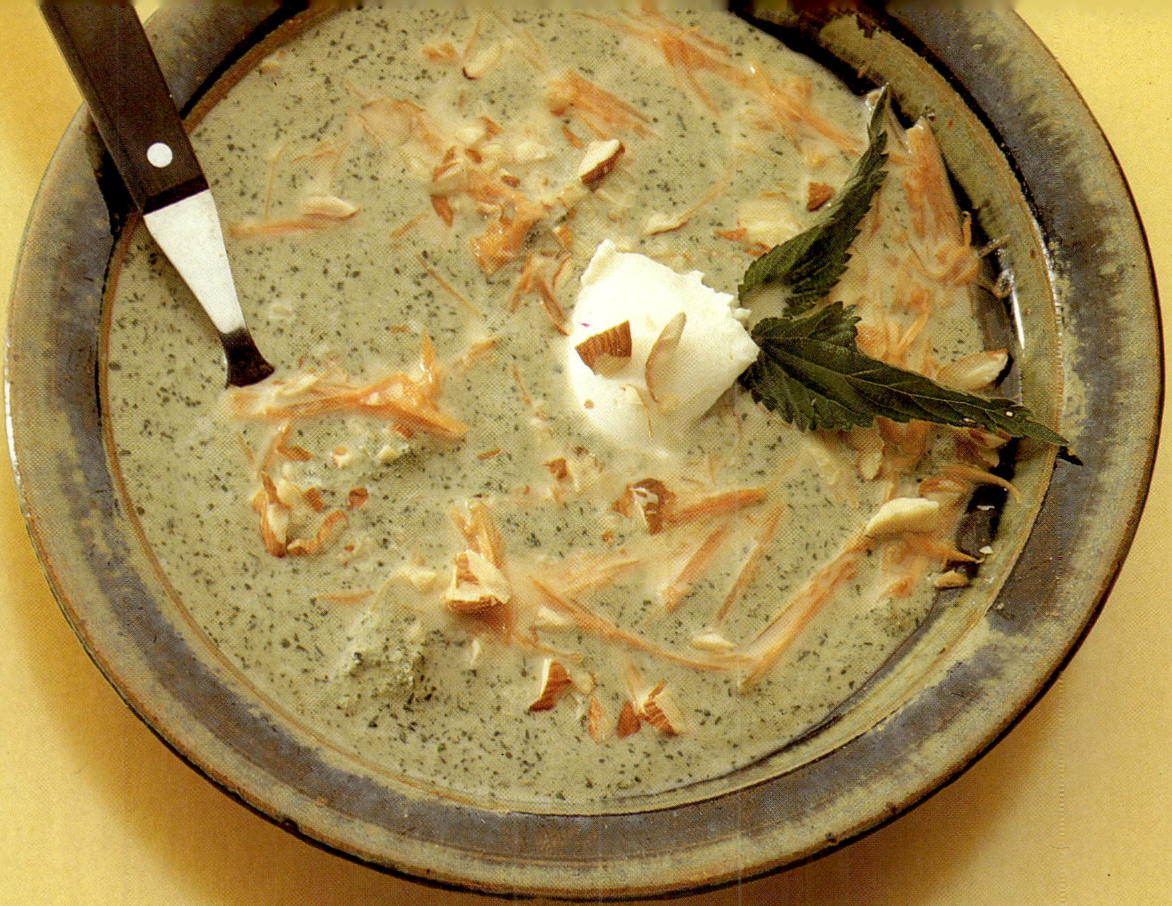

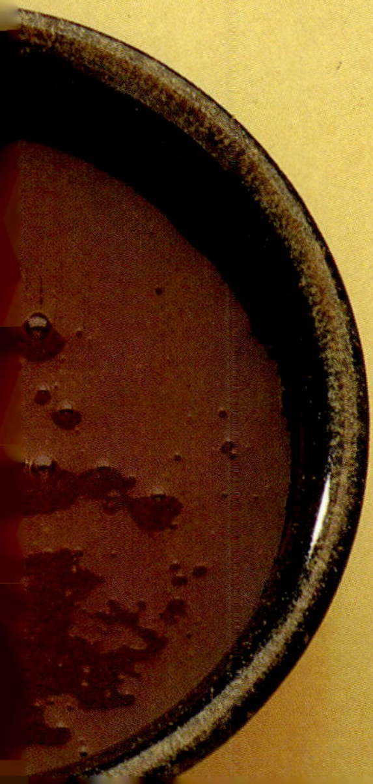

Brennesselsuppe

Sie benötigen für 4 Personen:

etwa 300 g junge zarte Brennessel- oder Taubnesselblätter
1 Zwiebel
2 EL Butter
Kräutersalz
frisch gemahlenen Pfeffer
frisch geriebene Muskatnuß
zarte grüne Knoblauchspitzen
3 Liebstöckelblätter
1 l Gemüsebrühe
200 g saure Sahne
1 große Möhre
50 g Mandeln
eventuell 1 Eigelb

So wird's gemacht:

1. Die Blätter waschen, von den Stielen zupfen und in Streifen schneiden (am besten mit Gummihandschuhen).
2. Die Zwiebel schälen, fein würfeln und in der zerlassenen Butter goldgelb dünsten.
3. Die Brennesselblätter sowie die Gewürze und Kräuter hinzufügen und kurz mitdünsten, bis die Blätter zusammengefallen sind.
4. Mit der heißen Gemüsebrühe auffüllen, 5 Minuten ziehen lassen, danach eventuell noch einmal mit den Gewürzen abschmecken.
5. 100 g saure Sahne eventuell mit dem Eigelb verquirlen und unter die Suppe ziehen.
6. Vor dem Servieren jede Portion mit etwas geraspelten Möhren, einigen gehackten Mandeln und einem Klecks saurer Sahne versehen.

Wildfruchtsalat

Sie benötigen für 4 Personen:

250 bis 300 g gemischte Waldbeeren
etwas Zitronensaft
250 g Buttermilch
50 g gemahlene Haselnüsse
2 EL Waldhonig
¼ TL Vanille

So wird's gemacht:

1. Die Waldbeeren waschen, verlesen, trockentupfen, mit etwas Zitronensaft beträufeln und auf vier Teller verteilen.
2. Die Buttermilch mit Haselnüssen, Honig und Vanille verrühren und darübergießen.

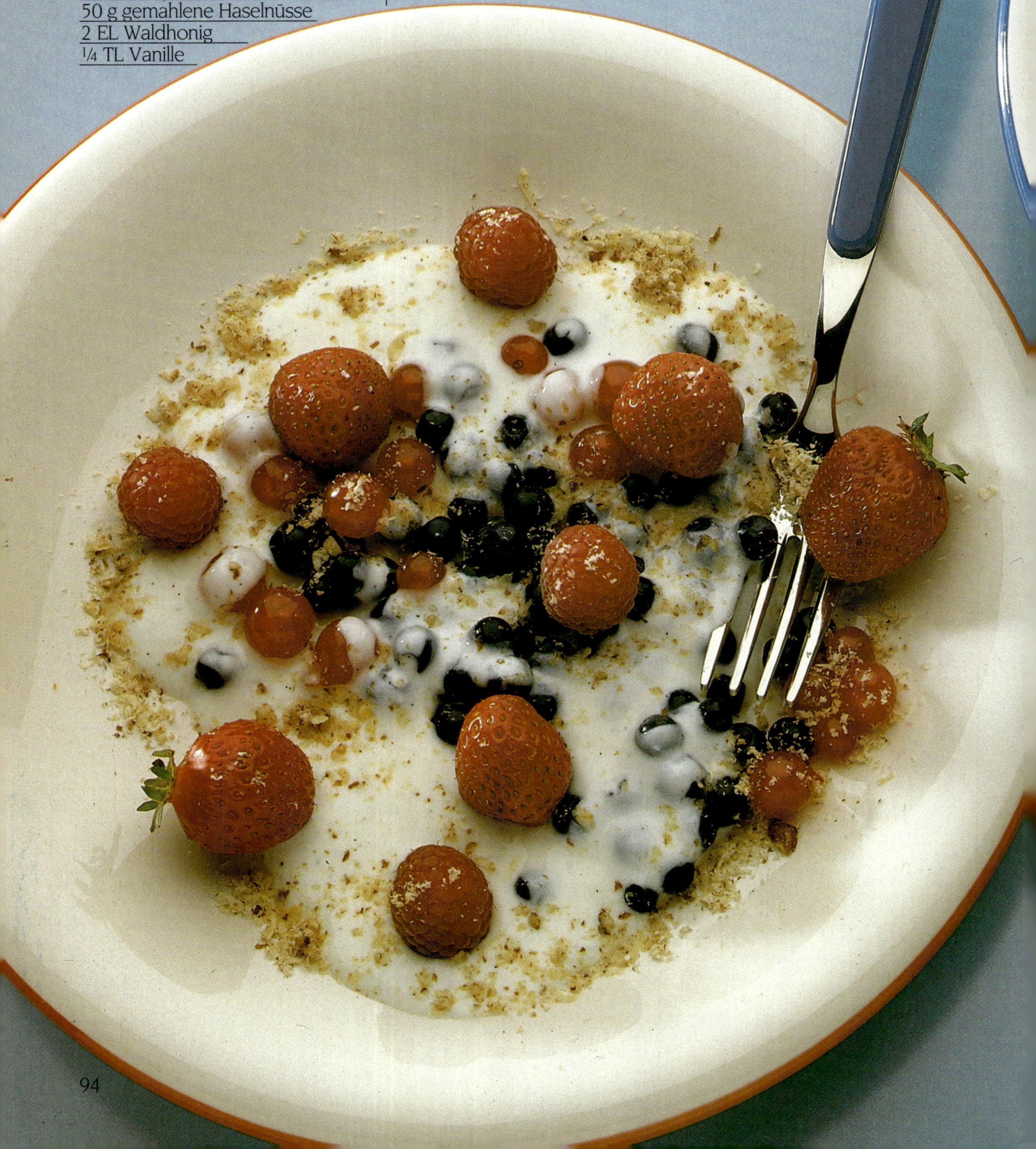

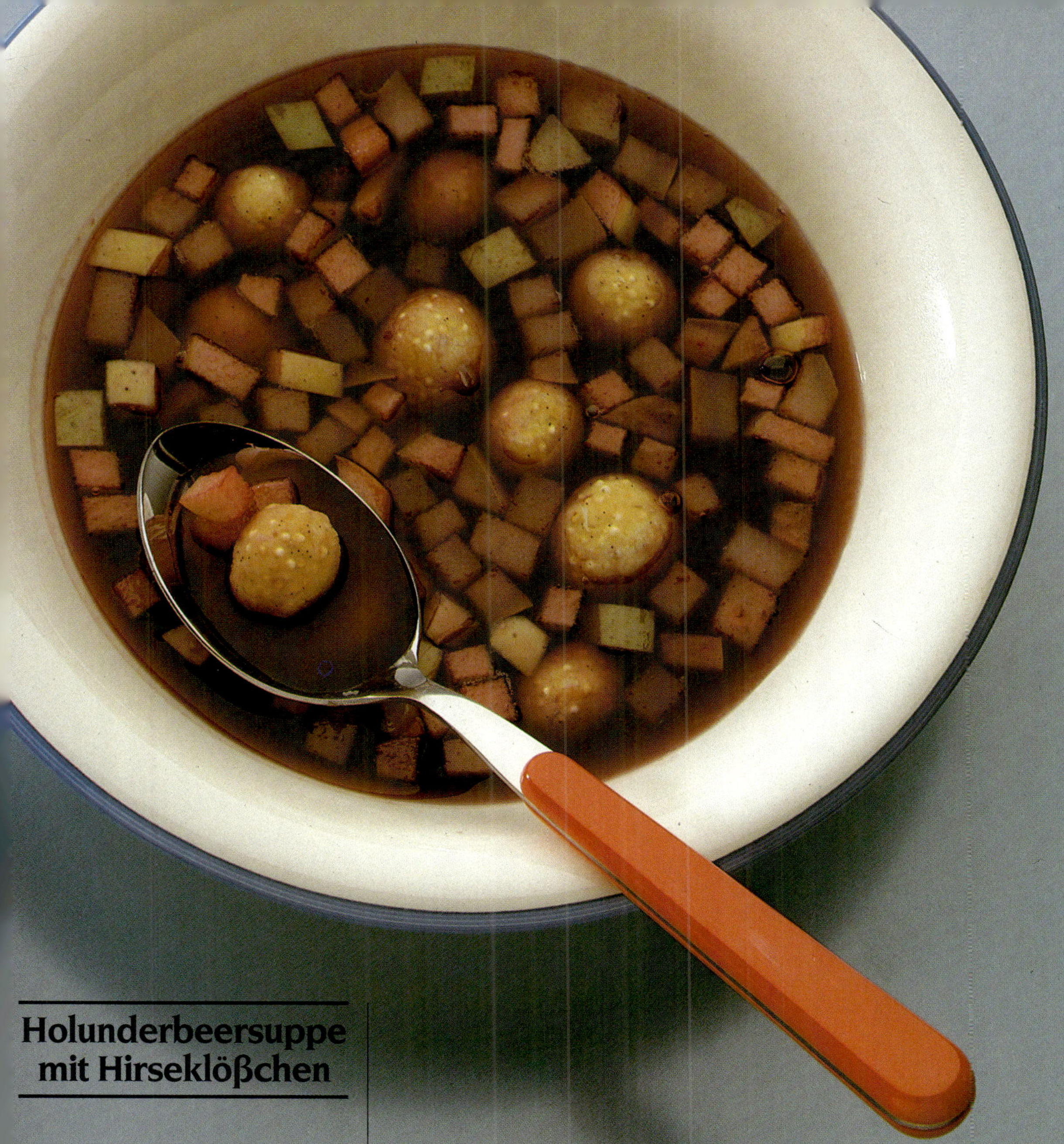

Holunderbeersuppe mit Hirseklößchen

Sie benötigen für 4 Personen:

1 kg Holunderbeeren
2 Nelken
Schale von 1 unbehandelten Zitrone
2 Äpfel
2 Birnen
4 EL Honig
1 TL Zimt
etwas Zitronensaft
150 g Hirse
etwa 300 g Milch
1 Ei
½ TL Vanille

So wird's gemacht:

1. Die Holunderbeeren waschen, von den Dolden abzupfen und zusammen mit 1 l Wasser, den Nelken und der Zitronenschale so lange kochen, bis sie zerfallen. Dann durch ein Sieb streichen.
2. Die Äpfel und Birnen schälen, vom Kerngehäuse befreien und in dünne Spalten oder Würfel schneiden.
3. Zum Holundersaft geben und noch einmal aufkochen lassen.
4. Den Saft mit 2 Eßlöffeln Honig, Zimt und Zitronensaft abschmecken.
5. Die gewaschene Hirse zusammen mit der Milch aufkochen und etwa 20 Minuten bei kleiner Hitze ausquellen lassen.
6. Anschließend 2 Eßlöffel Honig, das Ei sowie die Vanille unterrühren.
7. Mit Hilfe von 2 Teelöffeln kleine Klöße von der Masse abstechen und in die heiße Suppe geben.

Gedünstete Pfifferlinge

Sie benötigen für 4 Personen:

250 g Schalotten
500 g Pfifferlinge
2 EL Butter
frisch gemahlenen weißen Pfeffer
3 EL Hefeflocken
2 Knoblauchzehen
3 EL saure Sahne
1 Bund Kerbel

So wird's gemacht:

1. Die Schalotten schälen und fein würfeln, die Pfifferlinge putzen, kurz in kaltem Wasser waschen und trockentupfen.
2. Die Schalotten in der zerlassenen Butter andünsten, die Gewürze und die geschälten, zerdrückten Knoblauchzehen dazugeben.
3. Die Pfifferlinge hinzufügen, eventuell mit etwas Wasser ablöschen und auf kleiner Flamme etwa 5 bis 10 Minuten garen.
4. Die saure Sahne unterziehen, eventuell noch einmal nachwürzen und mit dem gewaschenen, feingehackten Kerbel bestreuen.

Gebackene Pilze

Sie benötigen für 4 Personen:

etwa 500 g Pilze nach Geschmack (Birkenpilze, Pfifferlinge, Champignons)
Salz
3 EL Weizen
1 Ei
Vollkornbrösel
Öl

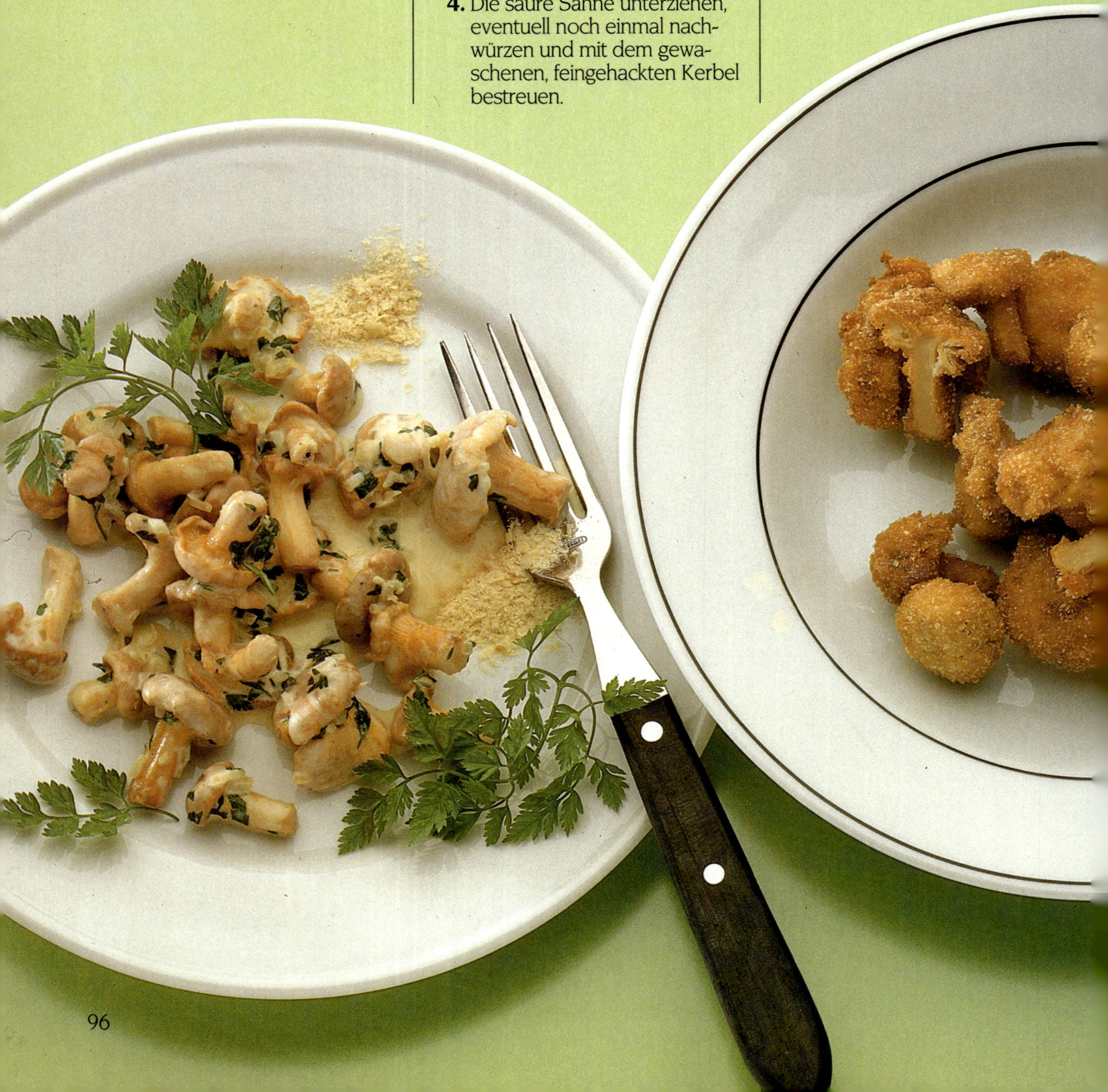

So wird's gemacht:

1. Die Pilze sortieren, putzen, kurz in kaltem Wasser waschen, trockentupfen und leicht mit Salz bestreuen.
2. Jeden Pilz in frisch gemahlenem Weizen, verquirltem Ei und Vollkornbröseln wenden.
3. Dann in heißem Öl goldbraun backen.

Pfifferlingsalat

Sie benötigen für 4 Personen:

150 bis 200 g Pfifferlinge
200 g Möhren
1 dünne Stange Lauch
30 g Schalotten
6 EL Öl
3 EL Obstessig
eventuell 1 EL Sherry
Kräutersalz
frisch gemahlenen Pfeffer
1 Knoblauchzehe
etwas Brunnenkresse

So wird's gemacht:

1. Die Pfifferlinge sortieren, putzen, eventuell Huthaut und Lamellen entfernen, die Pilze kurz in kaltem Wasser spülen, trockentupfen und blättrig schneiden.
2. Die Möhren waschen, putzen und grob raspeln. Den geputzten Lauch in feine Ringe, die geschälten Schalotten in feine Würfel schneiden.
3. Aus dem Öl, dem Essig und dem Sherry eine Marinade rühren, die Schalottenwürfel untermengen und alles mit Kräutersalz, Pfeffer und der geschälten, zerdrückten Knoblauchzehe würzen.
4. Die Sauce über die Pilze und das vorbereitete Gemüse geben, alles behutsam vermengen und auf den gewaschenen Brunnenkresseblättern anrichten.

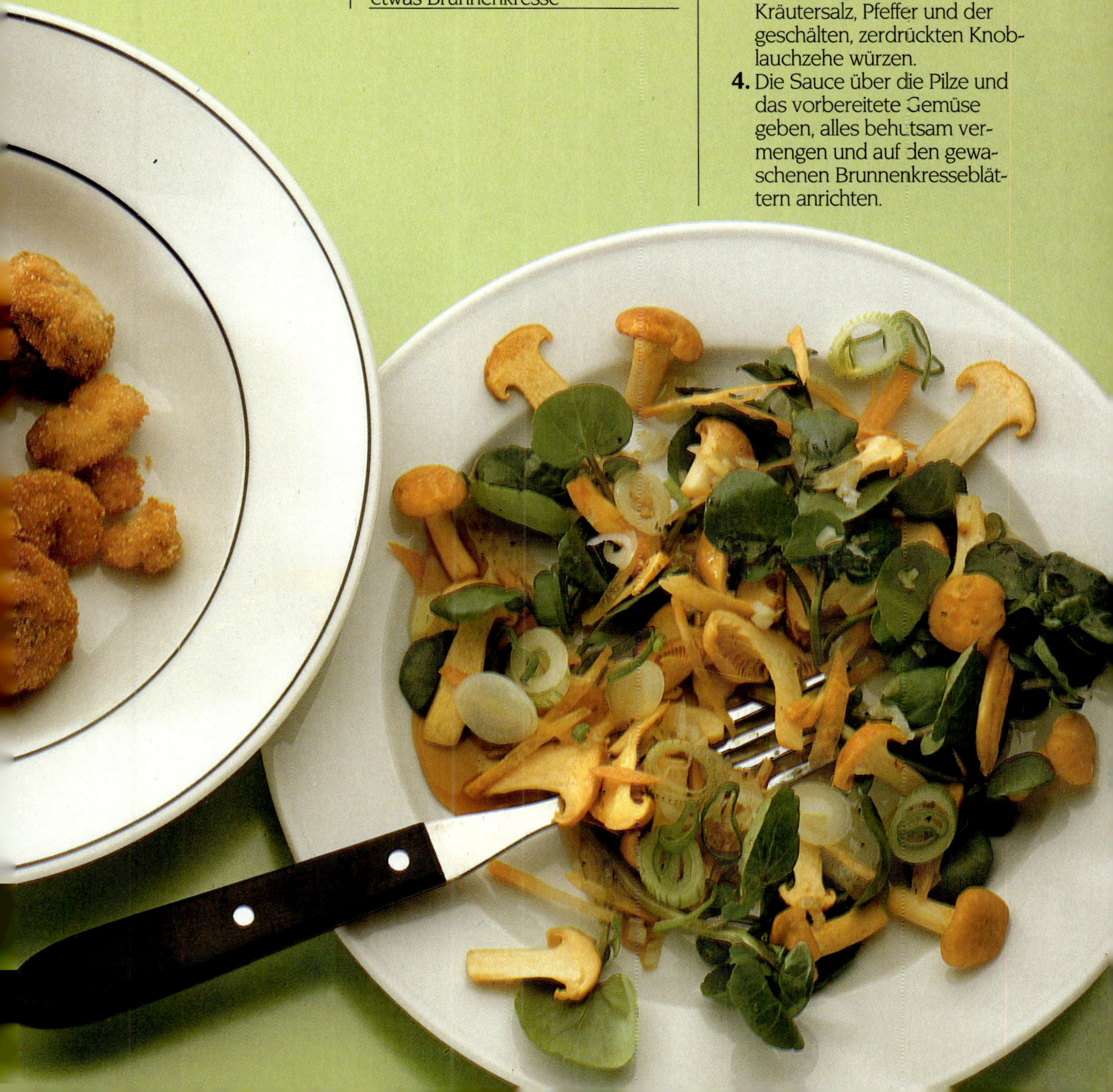

Pilzpfanne

Sie benötigen für 4 Personen:

150 g Pilze nach Geschmack
2 EL Butter
1 TL Curry
1 Knoblauchzehe
4 Eier
3 EL Wasser
Salz
frisch geriebene Muskatnuß
100 g milden Schnittkäse
2 EL feingeschnittenen Schnittlauch
½ Salatgurke
2 Tomaten

So wird's gemacht:

1. Die Pilze putzen, ganz kurz in kaltem Wasser spülen und sorgfältig trockentupfen, gegebenenfalls in kleine Stücke schneiden.
2. Die Butter in einer Pfanne zerlassen und die Pilze darin anbraten. Mit Curry und der geschälten, zerdrückten Knoblauchzehe würzen und etwa 5 Minuten schmoren lassen.
3. Die Eier mit dem Wasser, dem Salz und der Muskatnuß verquirlen, über die Pilze gießen.
4. Den Käse in kleine Scheiben schneiden und darauf verteilen. Zugedeckt bei kleiner Hitze etwa 10 Minuten stocken lassen.
5. Die Pilzpfanne mit Schnittlauch bestreuen und mit Gurken- und Tomatenscheiben garniert servieren.

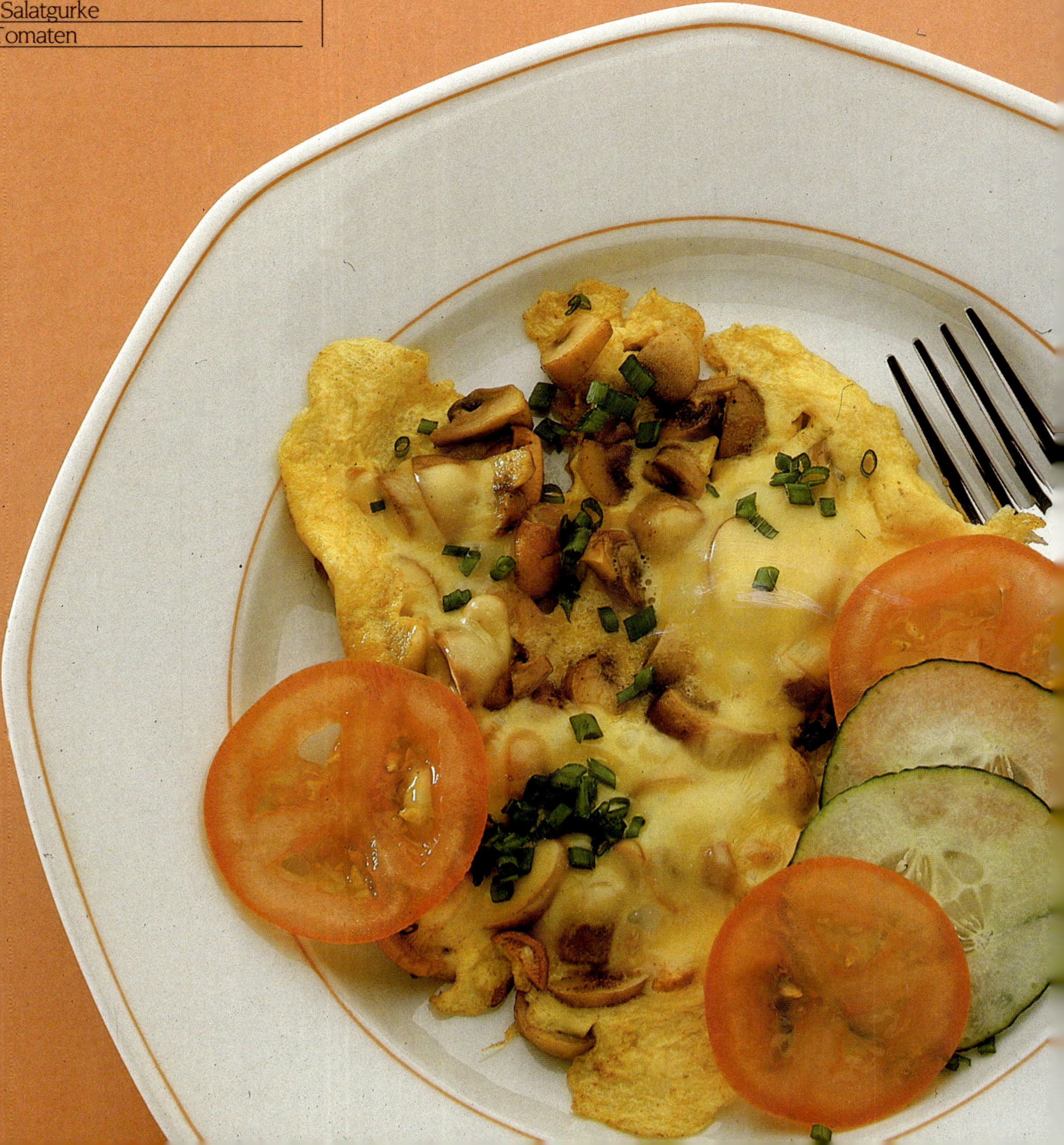

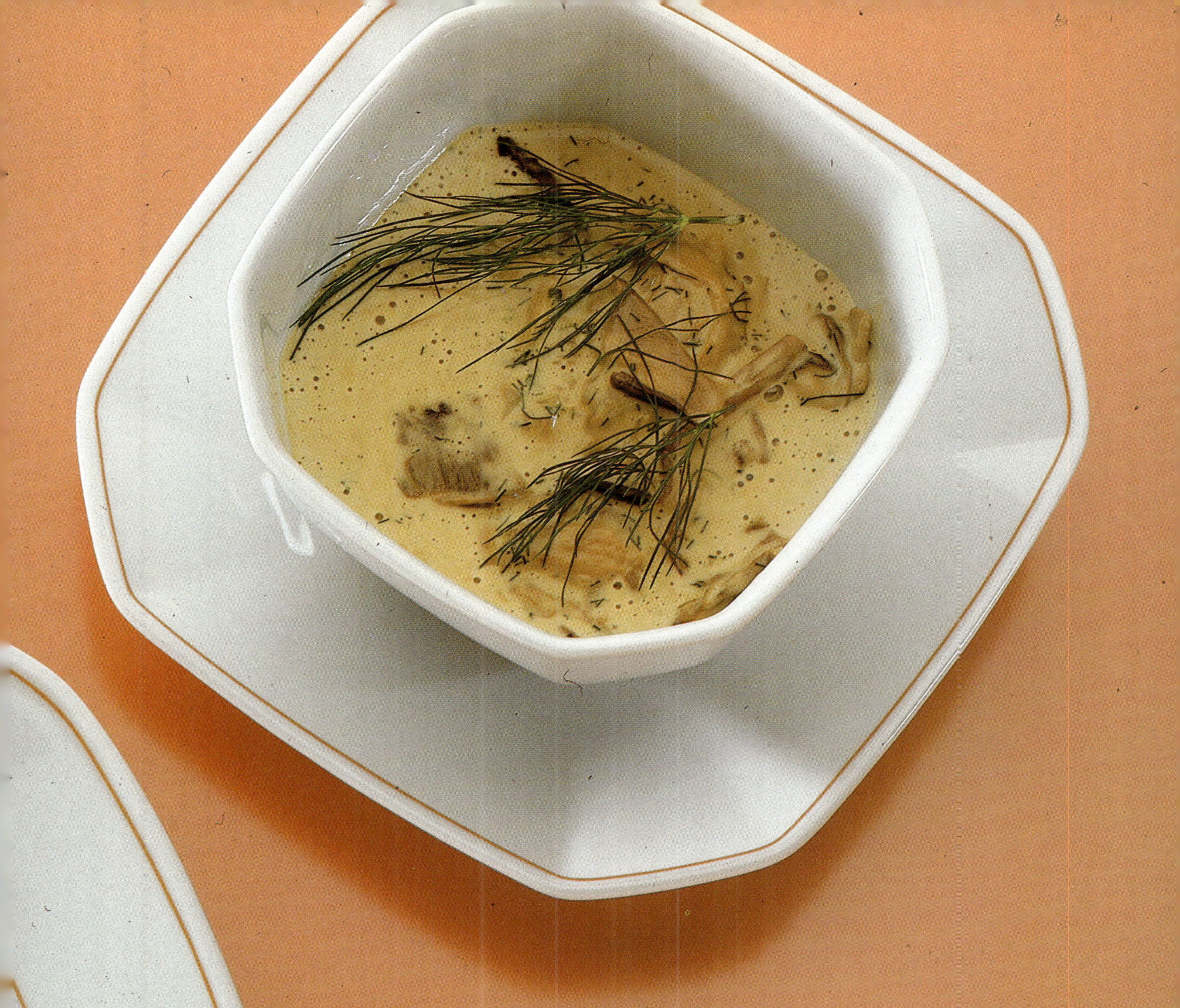

Steinpilzsauce

Sie benötigen für 4 Personen:

2 EL Butter
2 Zwiebeln
250 g Steinpilze
100 g süße Sahne
Salz
frisch gemahlenen weißen Pfeffer
frisch gemahlene Muskatnuß
1 Eigelb
100 g saure Sahne
1 Bund Dill

So wird's gemacht:

1. In der heißen Butter die geschälten und feingewürfelten Zwiebeln glasig dünsten.
2. Die Steinpilze putzen, kurz in kaltem Wasser spülen, trockentupfen und kleinschneiden.
3. Zu den Zwiebelwürfeln geben, kurz mitschmoren, dann mit der Sahne ablöschen.
4. Die Sahne etwas einkochen lassen und mit den Gewürzen abschmecken.
5. Das verquirlte Eigelb unterziehen, den Topf von der Herdplatte nehmen, die saure Sahne unterrühren und die Sauce mit feingeschnittenem Dill vermischen.

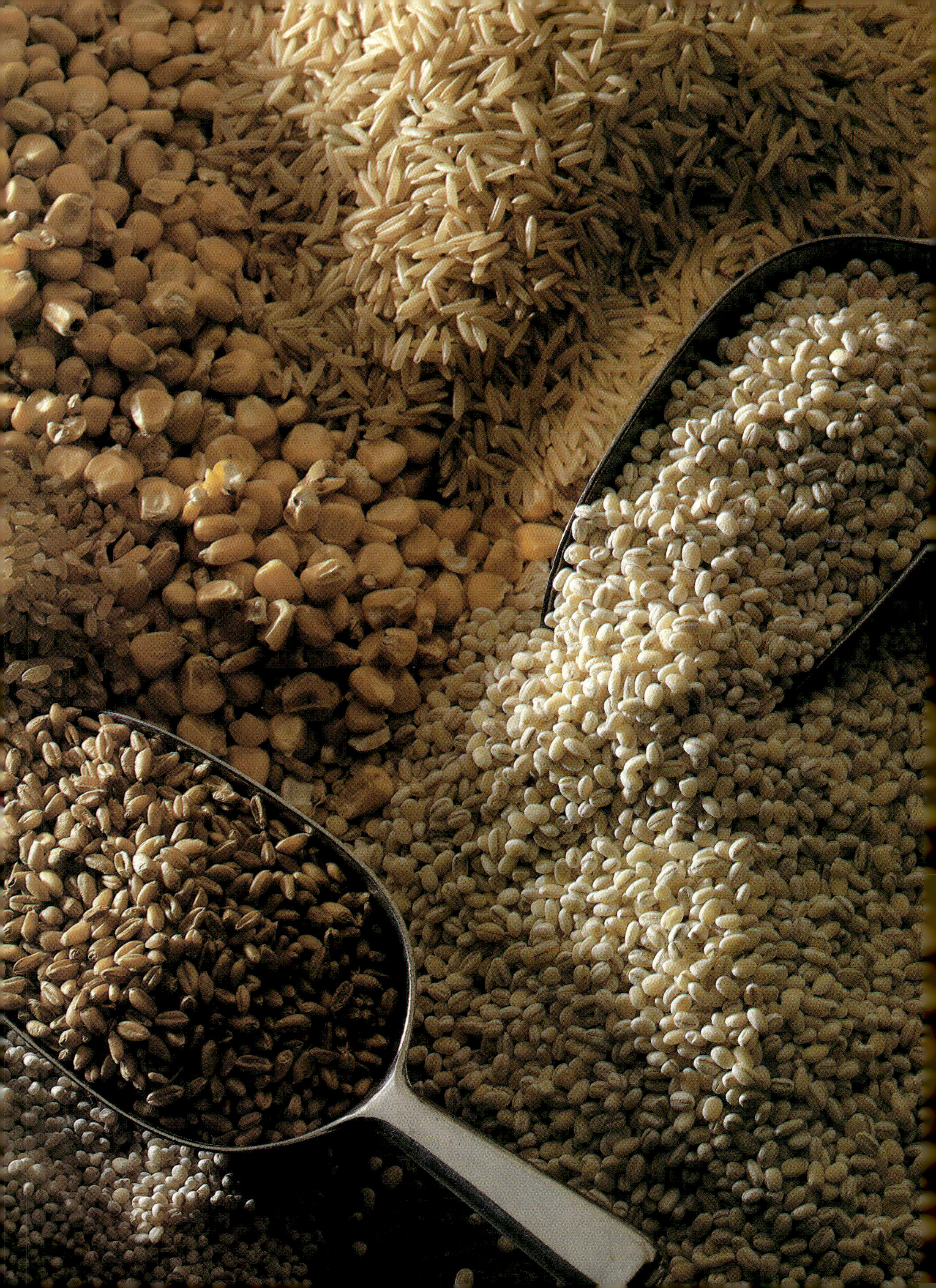

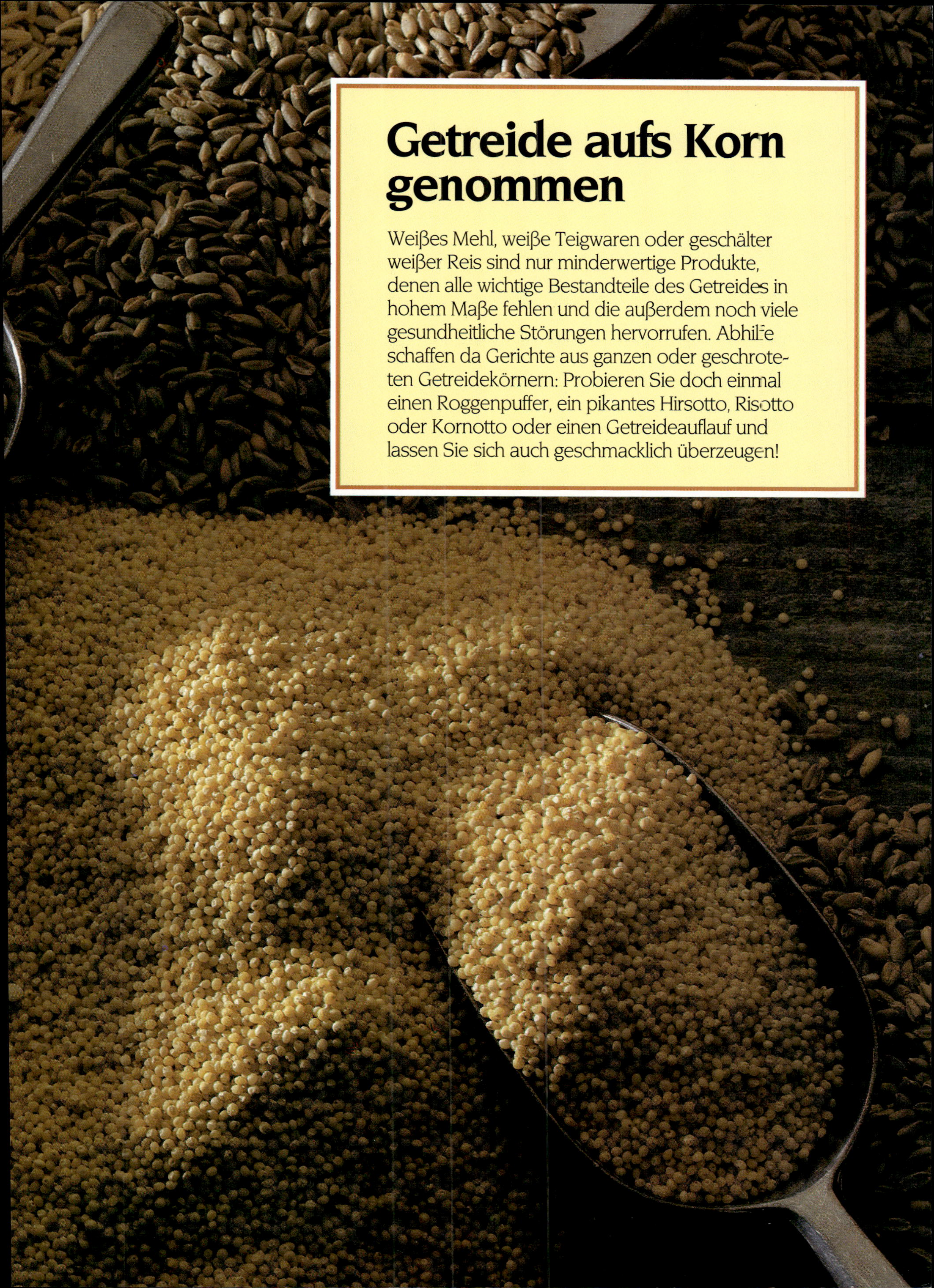

Getreide aufs Korn genommen

Weißes Mehl, weiße Teigwaren oder geschälter weißer Reis sind nur minderwertige Produkte, denen alle wichtige Bestandteile des Getreides in hohem Maße fehlen und die außerdem noch viele gesundheitliche Störungen hervorrufen. Abhilfe schaffen da Gerichte aus ganzen oder geschroteten Getreidekörnern: Probieren Sie doch einmal einen Roggenpuffer, ein pikantes Hirsotto, Risotto oder Kornotto oder einen Getreideauflauf und lassen Sie sich auch geschmacklich überzeugen!

Kascha

Sie benötigen für 4 Personen:

1 Zwiebel
2 EL Öl
250 g Buchweizen
1 Gemüsebrühwürfel
100 g geriebenen Käse
4 EL feingehackte Petersilie oder Schnittlauch

So wird's gemacht:

1. Die Zwiebel in feine Würfel schneiden und in dem heißen Öl glasig dünsten.
2. Den gut gewaschenen und abgetropften Buchweizen hinzufügen, ½ l Wasser zugießen und alles zusammen mit dem Gemüsebrühwürfel zum Kochen bringen. Auf kleiner Flamme etwa 20 Minuten garen.
3. Den geriebenen Käse unterrühren und die Kascha (Buchweizengrütze) mit Petersilie oder Schnittlauch bestreuen.

Der Tip

Buchweizengrütze schmeckt gut zu gedünstetem Gemüse, läßt sich aber auch ausgezeichnet als Füllung für Kohlblätter, Paprikaschoten und Zucchini verwenden. Ganz nach Geschmack kann noch kleingeschnittenes Gemüse unter die Kascha gemischt werden. Eine Früchtekascha wird mit Milch gekocht und mit Honig und etwas Zimt gewürzt.

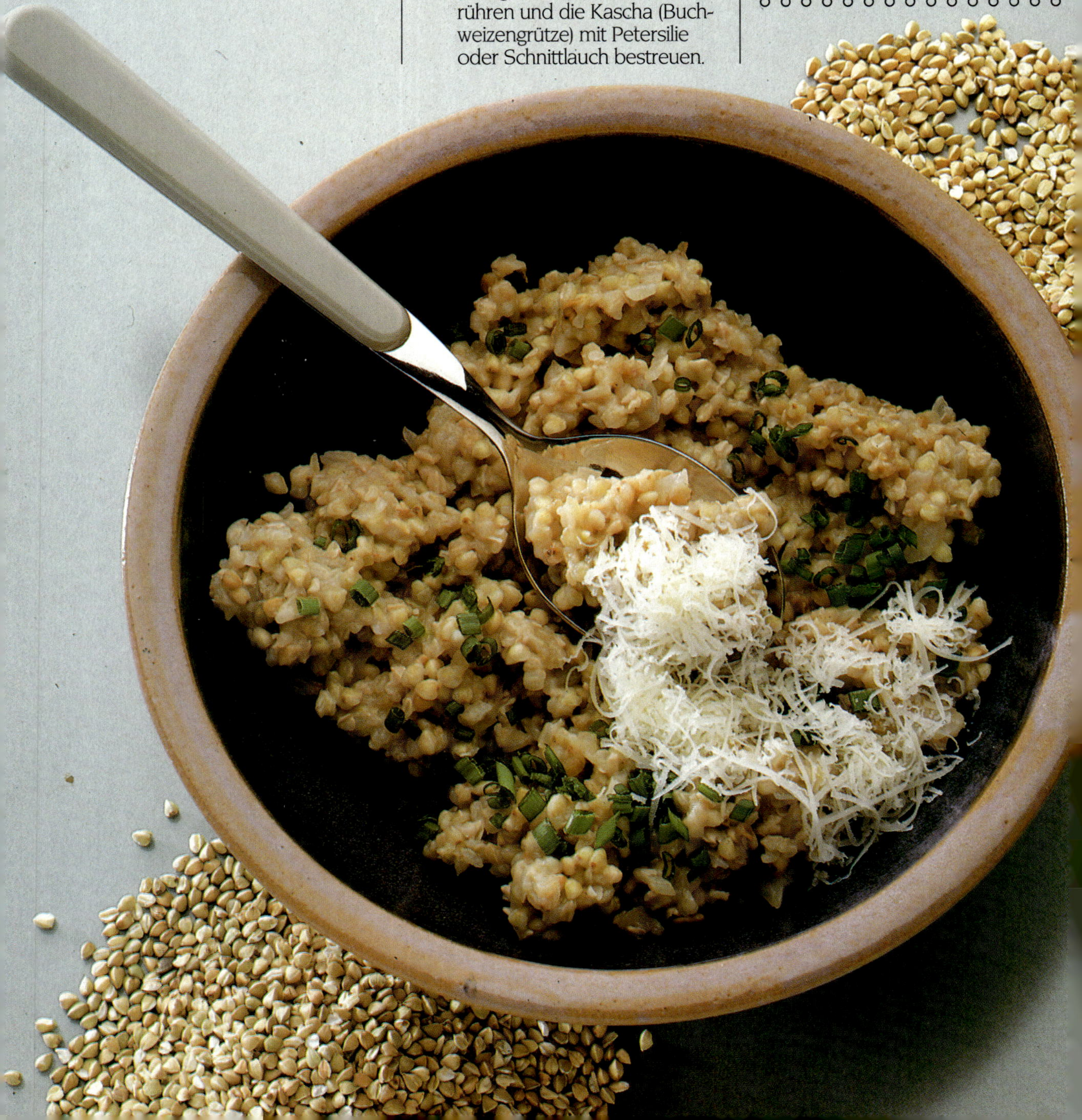

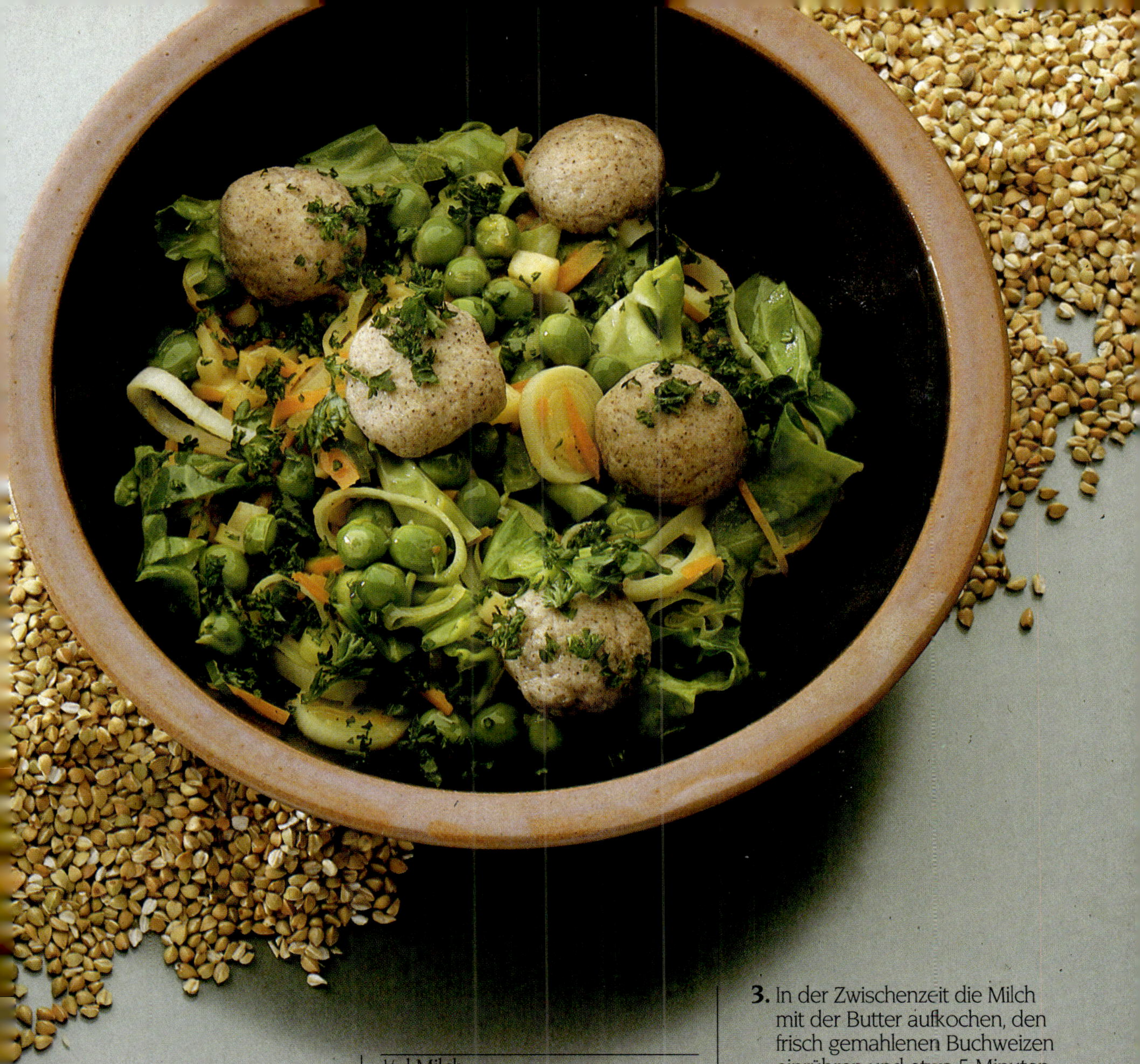

Gemüsetopf mit Buchweizenklößchen

Sie benötigen für 4 Personen:

2 Stangen Lauch
250 g Möhren
400 g Sellerie
400 g Weißkohl
10 Pfefferkörner, 2 Lorbeerblätter
Kräutersalz, ½ TL Kümmel
1 Gemüsebrühwürfel
¼ l Milch
1 EL Butter
100 g Buchweizen
50 g geriebenen Käse
300 g frische Erbsen
frisch gemahlenen Pfeffer
etwas feingehackte Petersilie

So wird's gemacht:

1. Das Gemüse waschen, putzen und kleinschneiden.
2. Zusammen mit den Gewürzen, dem Gemüsebrühwürfel und ¼ bis ½ l Wasser zum Kochen bringen und etwa 20 bis 25 Minuten bei kleiner Hitze garen.
3. In der Zwischenzeit die Milch mit der Butter aufkochen, den frisch gemahlenen Buchweizen einrühren und etwa 5 Minuten unter Rühren kochen, bis ein dicker Brei entstanden ist.
4. Die Masse abkühlen lassen und den Käse unterrühren.
5. Mit den Händen kleine Klöße formen und in siedendem Salzwasser bei kleiner Hitze 10 Minuten garen. Die Klöße nicht ins kochende Wasser geben, sonst zerfallen sie.
6. Die Erbsen zum Gemüsetopf geben; aufkochen lassen.
7. Die Klöße hinzugeben und das Gericht mit Kräutersalz und Pfeffer abschmecken und mit der Petersilie bestreuen.

Hafercurry

Sie benötigen für 4 Personen:

300 g Nackthafer
1 große Zwiebel
2 EL Butter
150 g Staudensellerie
1 Gemüsebrühwürfel
300 g frische Erbsen
100 g Sonnenblumenkerne
1 Bund Dill
50 bis 100 g geriebenen Käse
Kräutersalz
gemahlenen Koriander

So wird's gemacht:

1. Den Hafer über Nacht in etwa ½ l Wasser einweichen.
2. Am nächsten Tag die geschälte Zwiebel in feine Würfel schneiden und in der zerlassenen Butter leicht glasig dünsten.
3. Den geputzten und in Stücke geschnittenen Staudensellerie sowie den abgetropften Hafer hinzufügen, kurz mitdünsten und dann mit etwa ½ l Wasser auffüllen.
4. Den Gemüsebrühwürfel dazugeben und alles auf kleiner Flamme etwa 30 Minuten garen.
5. Die Erbsen unter den Hafer mischen, noch weitere 5 Minuten garen.
6. Danach das Gericht mit den in einer trockenen Pfanne leicht gerösteten Sonnenblumenkernen sowie dem geputzten, feingehackten Dill und dem Käse mischen, mit Kräutersalz und Koriander abschmecken.

Gerstensuppe

Sie benötigen für 4 Personen:

100 g Gerste
4 Möhren
3 Stangen Lauch
1 Zwiebel
1 kleinen Weißkohl oder etwa
500 g Sauerkraut
gut 1 l Gemüsebrühe
1 TL Kräutersalz
1 TL Kümmel
frisch gemahlenen Pfeffer
feingehackte Petersilie

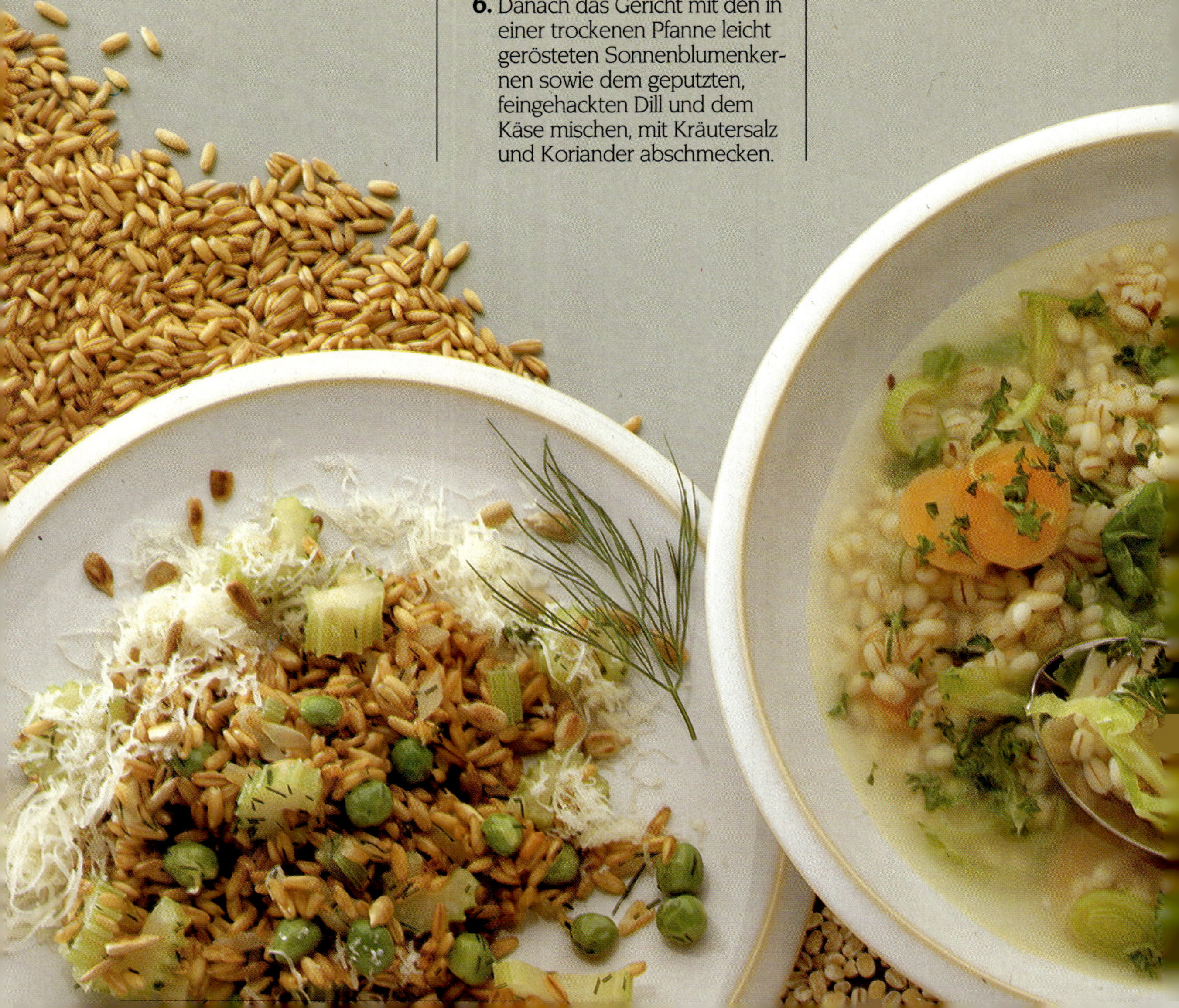

So wird's gemacht:

1. Die Gerstenkörner über Nacht in ½ l Wasser einweichen.
2. Am nächsten Tag im Einweichwasser etwa eine halbe Stunde lang bei kleiner Hitze kochen.
3. In der Zwischenzeit das Gemüse waschen und putzen. Die Möhren in Scheiben, den Lauch in Ringe, die Zwiebel in Würfel und den Kohl in Streifen schneiden.
4. Das Gemüse zu der fast weichgekochten Gerste geben, mit der Gemüsebrühe auffüllen und die Gewürze hinzufügen. So lange kochen lassen, bis die Gemüse gar sind.
5. Die Suppe vor dem Servieren noch einmal mit den Gewürzen abschmecken und mit der Petersilie bestreuen.

Hafergrütze

Sie benötigen für 4 Personen:

½ l Gemüsebrühe oder Salzwasser
200 g Hafer oder ein anderes Getreide

So wird's gemacht:

1. Die Gemüsebrühe oder das Wasser zum Kochen bringen.
2. Den Hafer grob schroten und unter Rühren in die kochende Flüssigkeit streuen. Etwa 2 bis 3 Minuten leicht kochen lassen. Dann die Herdplatte abschalten, den Topf gut verschließen und die Grütze auf der ausgeschalteten Herdplatte etwa 20 bis 30 Minuten ausquellen lassen.
3. Vor dem Servieren die Grütze mit einer Gabel auflockern.

Der Tip

Je nach Verwendung kann die Grütze mit frischen Kräutern oder geriebenem Käse bestreut werden. So ist sie eine Beilage zu Gemüse und Salaten, es kann auch eine schmackhafte Sauce dazugereicht werden. Hafergrütze eignet sich aber auch als Füllung für Gemüse, oder bereiten Sie daraus Bratlinge zu.
Für die süße Variante gibt man Honig und/oder Trockenfrüchte an die Grütze, übergießt sie mit Milch oder einer Fruchtsauce und reicht viel frisches Obst dazu.

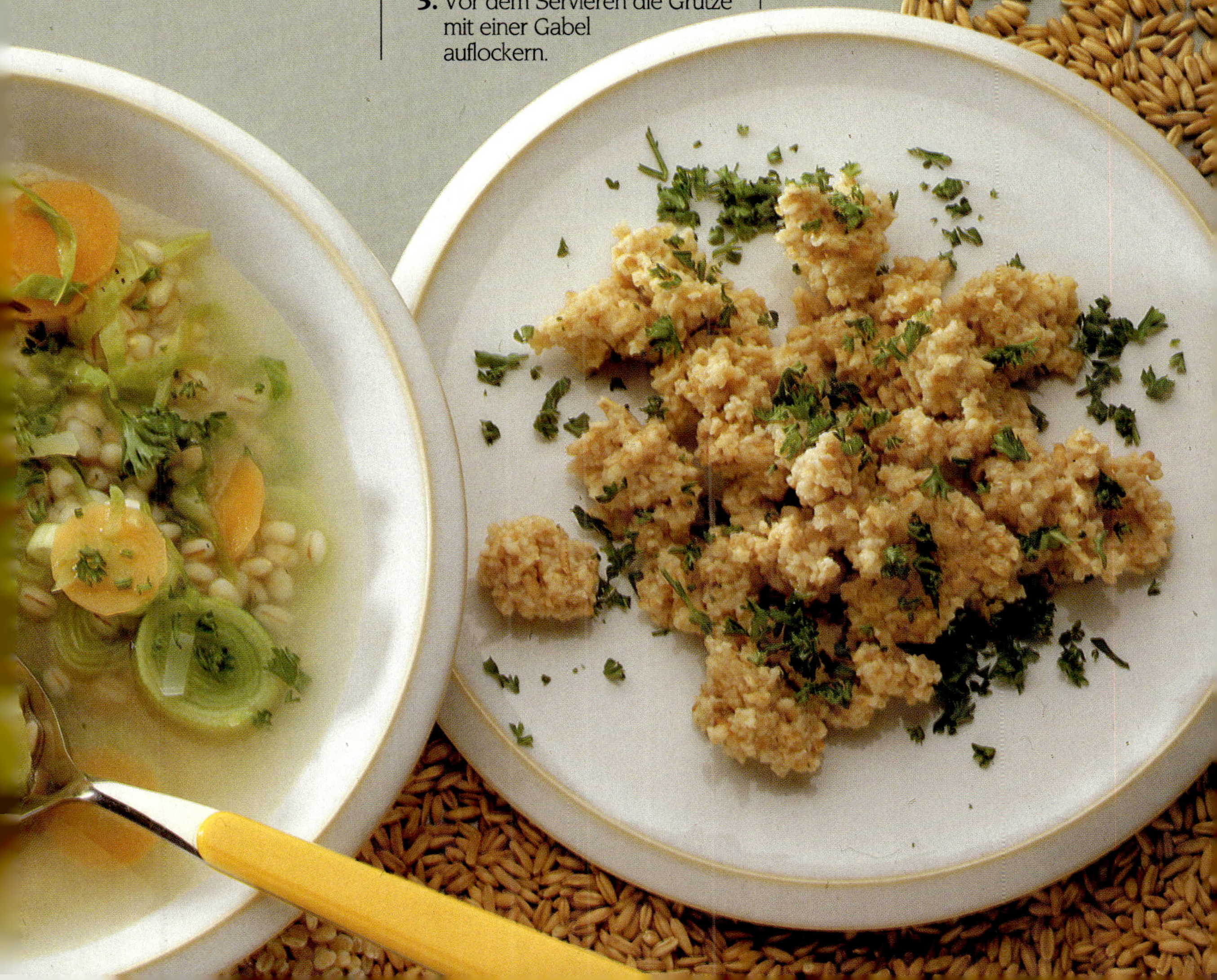

Hirselasagne

Sie benötigen für 4 Personen:

2 Zwiebeln
4 EL Öl
250 g Hirse
1 Gemüsebrühwürfel
1 TL Curry
3 EL feingehackte Petersilie
250 g Lauch
250 g Möhren
etwa 300 g Spinat
1 Lorbeerblatt
2 bis 3 EL Tomatenmark (selbstgemacht)
½ TL Salz
Kräutersalz
frisch gemahlenen Pfeffer
frisch geriebene Muskatnuß
1 TL Curry
1 Knoblauchzehe
Öl zum Ausfetten
150 g geriebenen Emmentaler Käse
200 g Joghurt
2 Eier

So wird's gemacht:

1. Eine geputzte, feingewürfelte Zwiebel in 2 Eßlöffeln Öl glasig dünsten und die gewaschene Hirse hinzufügen.
2. Mit ⅝ bis ½ l Wasser auffüllen, den Gemüsebrühwürfel dazugeben, alles aufkochen und anschließend bei kleiner Hitze etwa 20 Minuten ausquellen lassen.
3. Mit Curry würzen und die Petersilie unterrühren.
4. In der Zwischenzeit das Gemüse waschen und putzen, den Lauch in Ringe, die Möhren in Würfel schneiden.
5. Möhren und Lauch zusammen mit dem Lorbeerblatt und dem Tomatenmark in wenig Salzwasser in 5 bis 10 Minuten garen. Danach das Lorbeerblatt entfernen und das Gemüse mit Kräutersalz, Pfeffer, Muskat und Curry abschmecken.
6. Die zweite, kleingewürfelte Zwiebel in 2 Eßlöffeln Öl glasig dünsten, den tropfnassen Spinat hinzufügen und so lange kochen, bis er zusammenfällt. Anschließend mit Kräutersalz, Pfeffer, Muskat und der geschälten, zerdrückten Knoblauchzehe würzen.
7. Ein Drittel der gekochten Hirse in eine gefettete Auflaufform füllen, 50 g Käse darüberstreuen und das gut abgetropfte Lauch-Möhren-Gemüse darauf verteilen.
8. Das zweite Drittel Hirse darauf verteilen, wieder mit 50 g Käse bestreuen und den abgetropften Spinat daraufgeben. Mit der restlichen Hirse abdecken.
9. Den Joghurt mit den Eiern und dem restlichen Käse verrühren und mit Kräutersalz und Pfeffer abschmecken. Den Guß über die Hirselasagne verteilen.
10. Auf die mittlere Leiste in den kalten Backofen schieben und bei 220°C etwa 25 bis 30 Minuten backen.

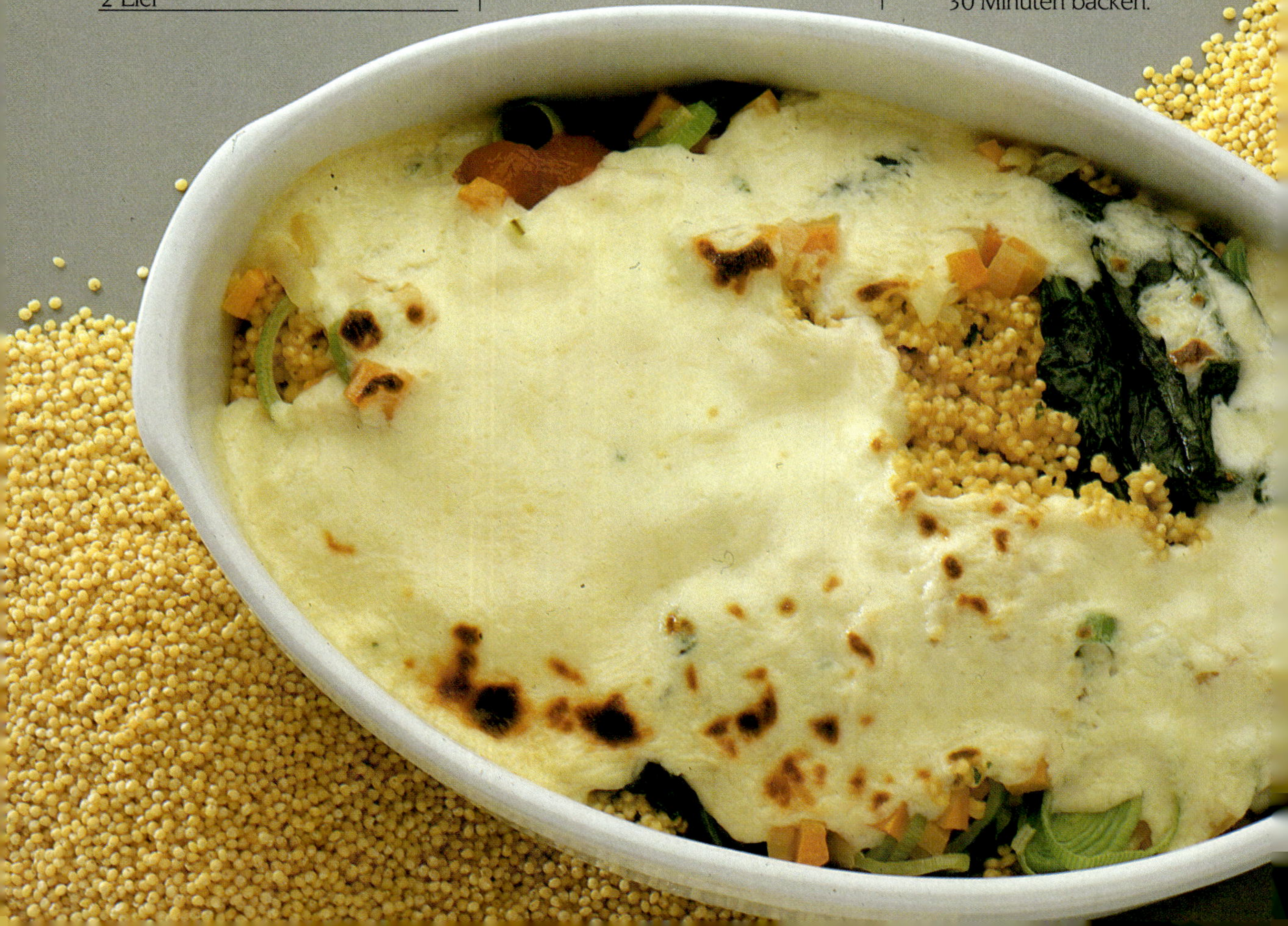

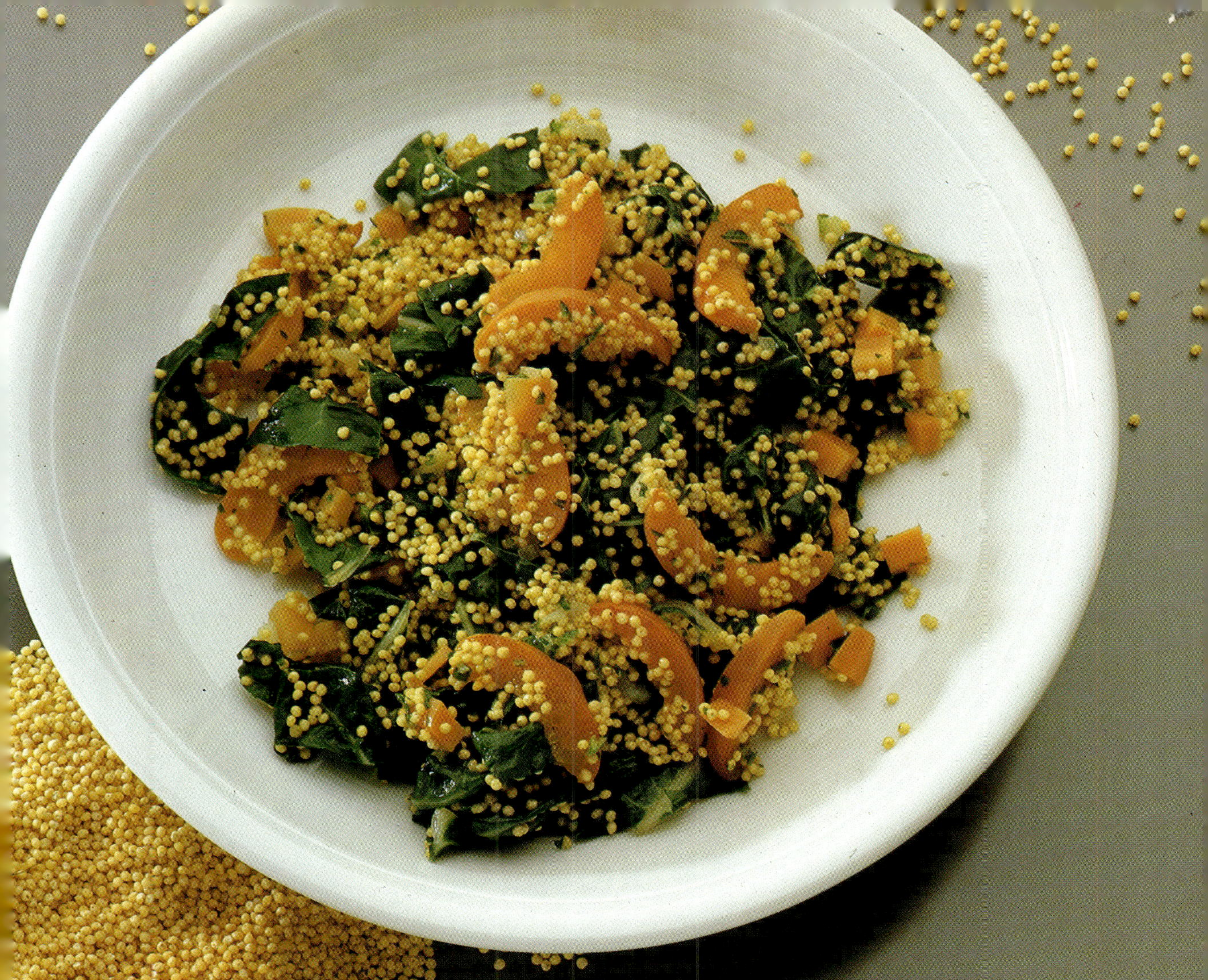

Mangoldhirsotto mit Aprikosen

Sie benötigen für 4 Personen:

1 Zwiebel
3 EL Öl
250 g Hirse
knapp ½ l Wasser
1 Möhre
6 EL feingehackte Petersilie
2 EL feingeschnittene Sellerieblätter
3 EL feingeschnittene Liebstöckelblätter
400 g Mangold
250 g Aprikosen

So wird's gemacht:

1. Die Zwiebel schälen, fein würfeln und in dem Öl glasig dünsten.
2. Die Hirse waschen, hinzufügen, kurz andünsten und mit dem Wasser auffüllen.
3. Die Möhre putzen, fein würfeln und mit den Küchenkräutern zur Hirse geben. Alles etwa 10 Minuten bei geringer Hitze köcheln lassen.
4. Den Mangold waschen und in Streifen schneiden. Tropfnaß dazugeben und weitere 15 Minuten köcheln lassen, bis das ganze Wasser verdampft ist.
5. Die Aprikosen waschen, in Spalten schneiden, unter das Hirsotto mischen und sofort servieren!

Gemüse-Mais-Torte

Sie benötigen für 4 Personen:

250 g Mais
1 l Gemüsebrühe
1 Ei
1 TL Curry
Öl zum Ausfetten
100 g Emmentaler Käse
etwa 500 g Zucchini
500 g Tomaten
1 TL Kräutersalz
frisch gemahlenen Pfeffer
1 Knoblauchzehe
2 Stengel frisches Basilikum
2 Stengel frischen Majoran

So wird's gemacht:

1. Den Mais fein mahlen und in die kochende Gemüsebrühe streuen. Bei kleiner Hitze etwa 25 Minuten ausquellen lassen und aufpassen, daß der Maisbrei nicht anbrennt.
2. Das Ei unter den Maisbrei ziehen und ihn mit Curry würzen.
3. Anschließend den Brei in eine gefettete Auflaufform geben, glattstreichen und erkalten lassen.
4. Die Hälfte des Käses reiben und auf den Maisbrei streuen. Die geputzten Zucchini und Tomaten in Scheiben schneiden und darauflegen.
5. Das Gemüse mit Kräutersalz, Pfeffer und der geschälten, zerdrückten Knoblauchzehe bestreuen. Mit Majoran- und Basilikumblättchen belegen und den restlichen Käse darüberstreuen.
6. Die Torte im Backofen auf der mittleren Leiste bei 220°C etwa 25 bis 30 Minuten backen.

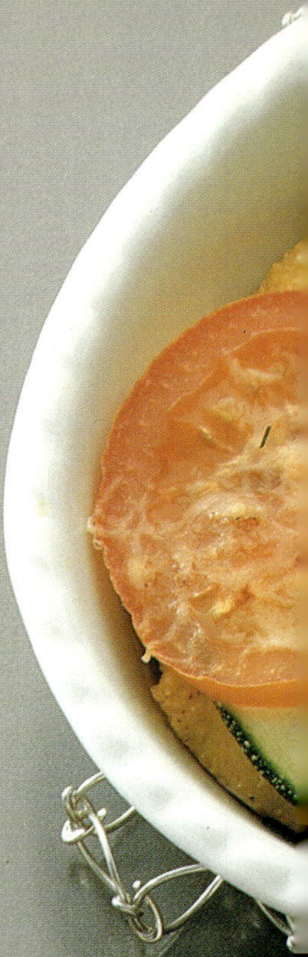

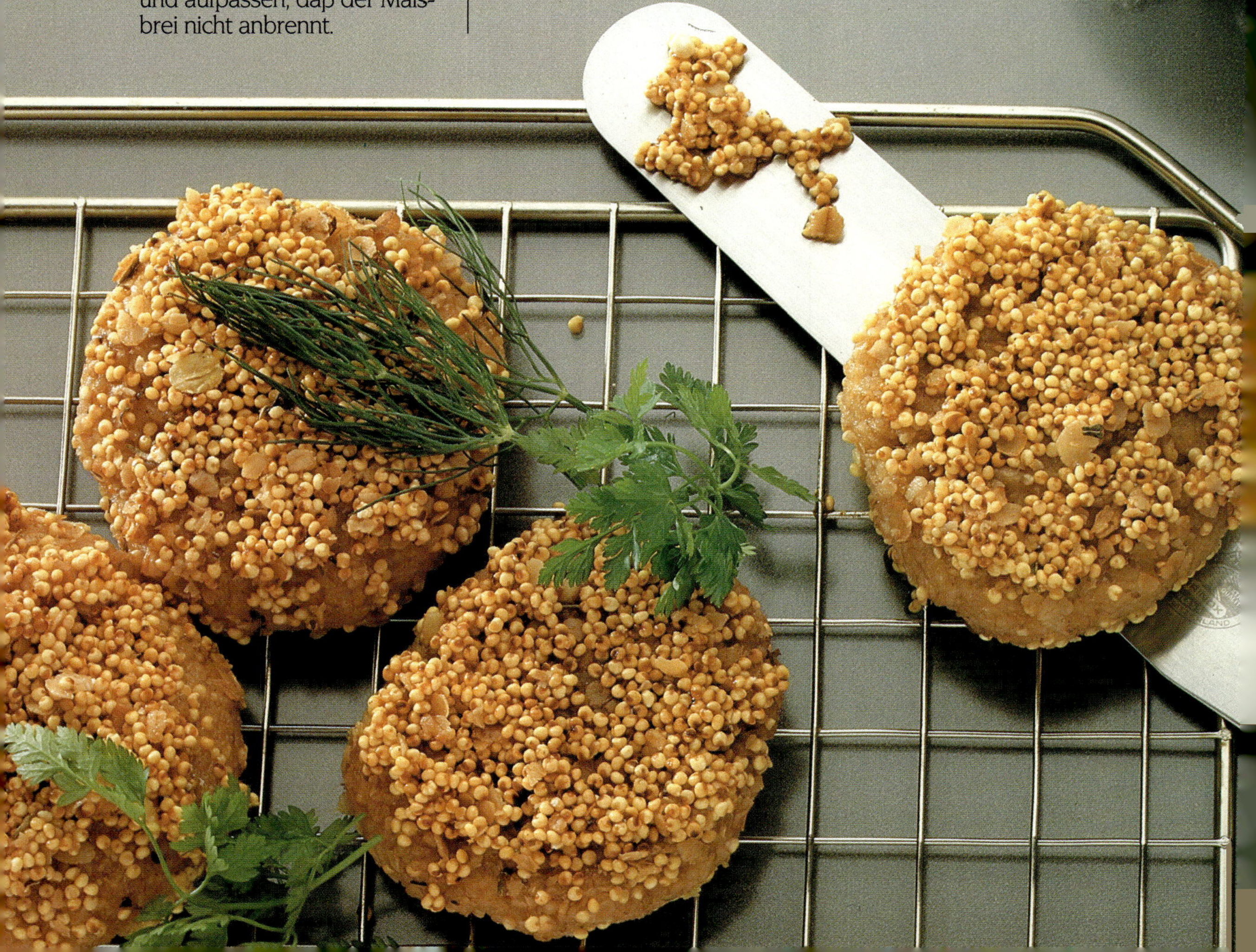

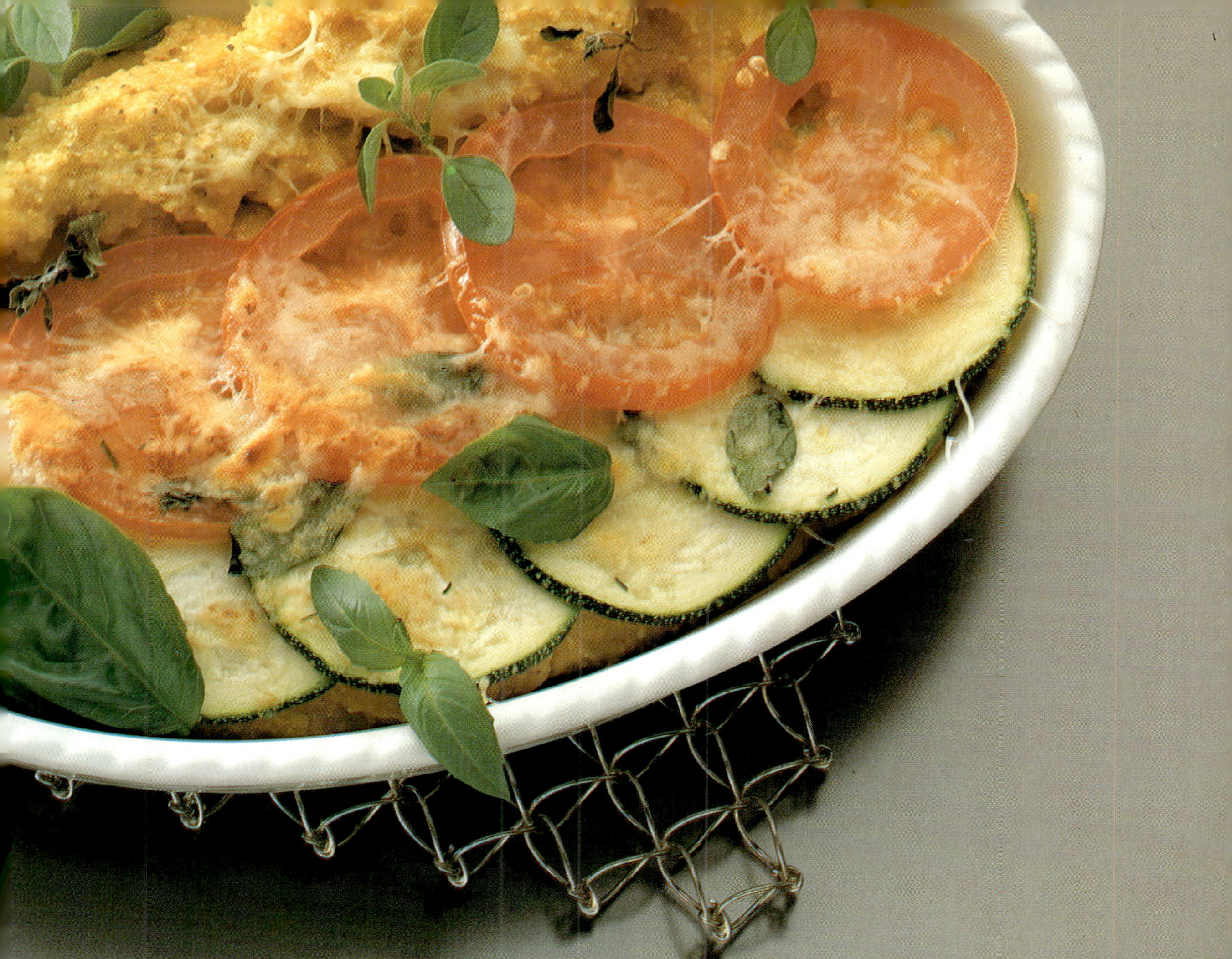

Hirsefrikadellen

Sie benötigen für 4 Personen:

1 kleine Zwiebel
2 EL Öl
250 g Hirse
5/8 l Gemüsebrühe
Kräutersalz
frisch gemahlenen Pfeffer
1 Knoblauchzehe
3 EL feingehackten Kerbel
4 EL feingehackten Dill
4 EL feingehackte Petersilie
1 bis 2 Eier
Haferflocken zum Binden

So wird's gemacht:

1. Die geschälte Zwiebel fein würfeln und in 2 Eßlöffeln Öl glasig dünsten, die gewaschene Hirse dazugeben, mit der Gemüsebrühe auffüllen und zum Kochen bringen.
2. Anschließend bei kleiner Hitze etwa 20 Minuten ausquellen lassen. Dabei, falls erforderlich, etwas Wasser nachgießen.
3. Die abgekühlte Hirse mit Kräutersalz, Pfeffer und der geschälten, zerdrückten Knoblauchzehe abschmecken.
4. Die Kräuter sowie die Eier untermengen und zum Binden eventuell einige Haferflocken dazugeben, alles gut miteinander verkneten.
5. Mit den Händen kleine Frikadellen formen und diese entweder in einer Pfanne in heißem Öl braten oder auf dem Backblech goldgelb backen.

Der Tip

Noch knuspriger werden die Frikadellen, wenn man sie vorher in eingeweichter Hirse wendet.
Auf die gleiche Art und Weise können Sie aus allen gekochten Getreidekörnern (z.B. Reis, Weizen, Buchweizen, Hafer) Getreidefrikadellen herstellen.

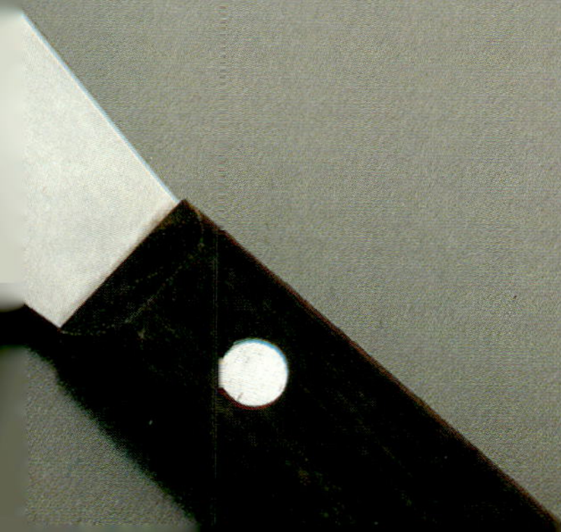

Überbackene Maistaler mit Lauchgemüse

Sie benötigen für 4 Personen:

Für die Maistaler:

1 l Gemüsebrühe
1 TL Majoran
1 TL Curry
1 Prise gemahlenen Koriander
1 Knoblauchzehe
250 g Mais
Öl zum Ausfetten
200 g Käse nach Geschmack (z. B. Gouda, Appenzeller, Gorgonzola oder Schafskäse)

Für das Lauchgemüse:

1 kg Lauch
4 EL Sonnenblumenöl
¼ l Gemüsebrühe
½ bis 1 TL Curry
frisch geriebene Muskatnuß
Kräutersalz
frisch gemahlenen Pfeffer
1 Knoblauchzehe
⅛ l Sahne, 1 Ei
1 EL Zitronensaft
2 bis 3 EL Hefeflocken

So wird's gemacht:

1. Die Gemüsebrühe mit Majoran, Curry, Koriander und dem geschälten, zerdrückten Knoblauch zum Kochen bringen.
2. Den Mais fein mahlen und unter Rühren in die kochende Gemüsebrühe einstreuen. In geschlossenem Topf bei kleiner Hitze etwa 20 Minuten ausquellen lassen.
3. Anschließend die Masse etwa 1 cm dick auf ein mit Wasser abgespültes Brett streichen und erkalten lassen.
4. Kreise oder Quadrate von etwa 5 cm Durchmesser ausstechen und auf ein gefettetes Backblech setzen. Auf jeden Kreis ein Stück Käse geben.
5. Das Blech auf die mittlere Leiste in den auf 220°C vorgeheizten Backofen schieben und etwa 10 bis 15 Minuten backen, bis der Käse anfängt zu schmelzen.
6. In der Zwischenzeit den Lauch waschen, putzen und in etwa 1 cm breite Stücke schneiden, dabei das zarte Grün auf jeden Fall mitverwenden.
7. Die Lauchstücke in dem Sonnenblumenöl andünsten, mit der Gemüsebrühe auffüllen und 10 bis 15 Minuten bei kleiner Hitze garen.
8. Mit den Gewürzen und der geschälten, zerdrückten Knoblauchzehe abschmecken. Die Sahne mit dem Ei verquirlen und unter das Gemüse ziehen. Nach Geschmack noch mit Zitronensaft abschmecken.
9. Vor dem Servieren die Hefeflocken darüberstreuen und unterrühren, nicht mehr kochen.

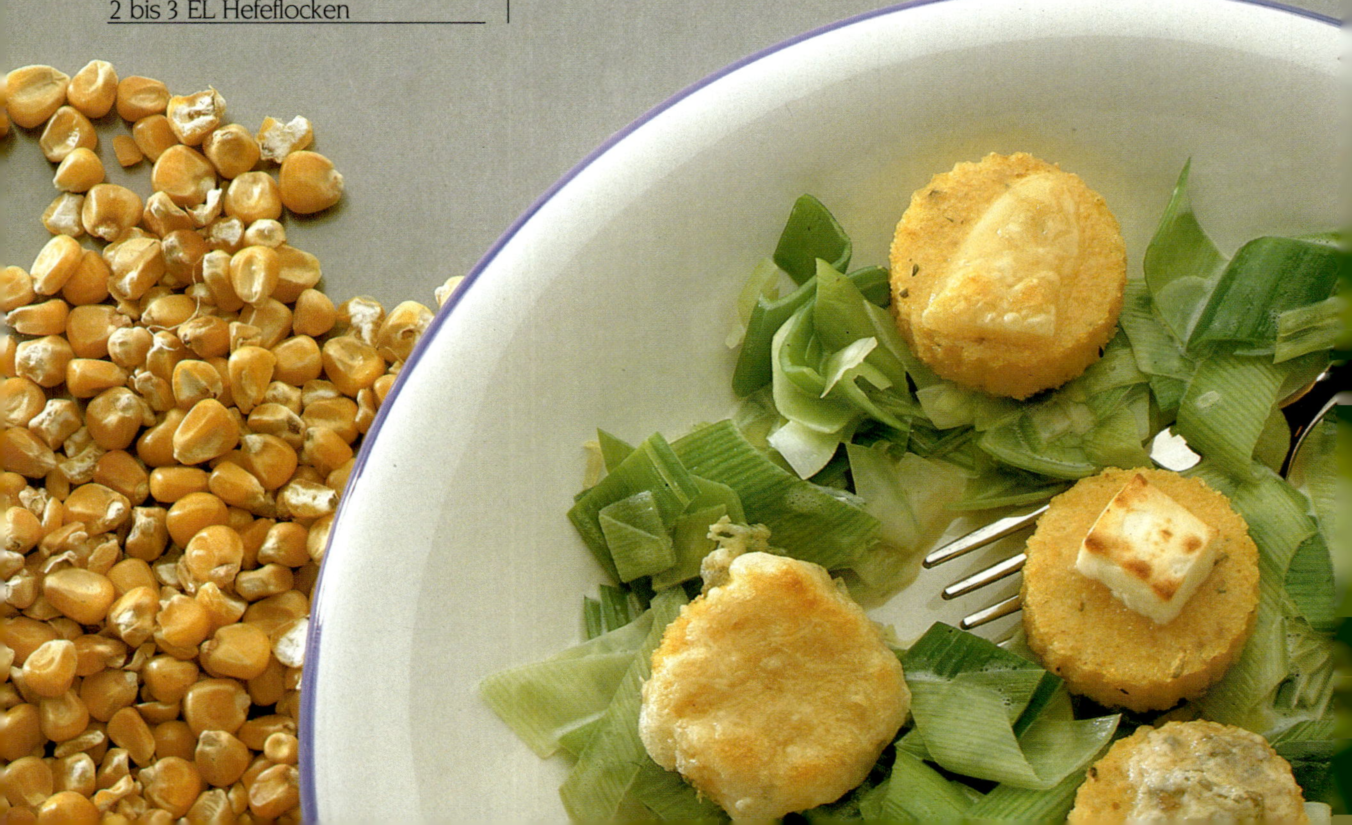

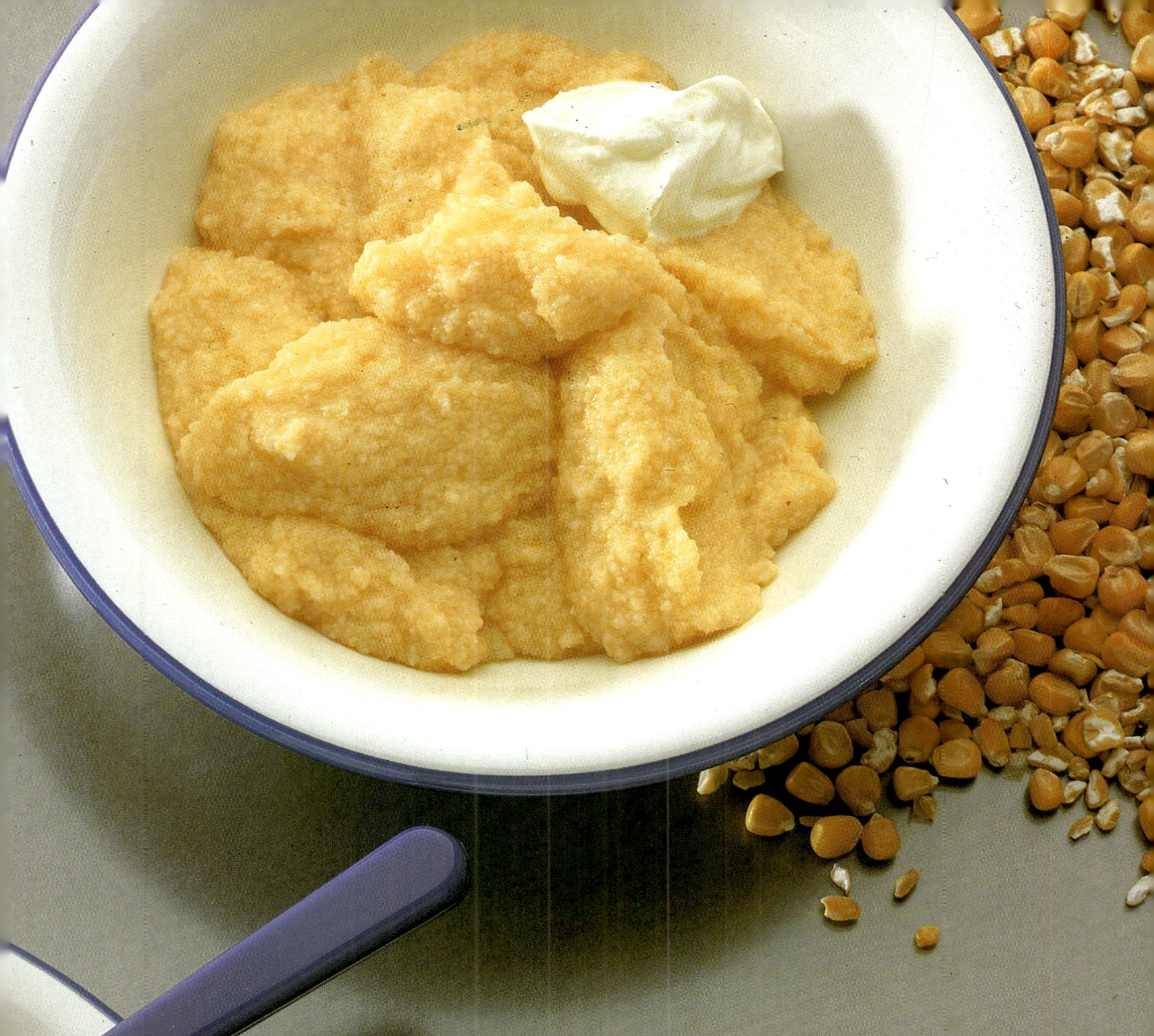

Maisbrei

Sie benötigen für 4 Personen:

1 l Gemüsebrühe
250 g Mais

So wird's gemacht:

1. Die Gemüsebrühe zum Kochen bringen.
2. Den Mais fein mahlen und unter Rühren in die kochende Gemüsebrühe streuen. Bei geringer Hitzezufuhr etwa 20 Minuten ausquellen lassen.

Der Tip

Ganz nach Geschmack und Jahreszeit können Sie etwa 750 g gedünstetes Gemüse unter den fertigen Maisbrei mischen. Oder verfeinern Sie ihn mit ein bis zwei Bechern saurer Sahne und übergießen ihn vor dem Servieren mit zerlassener Butter.

Risotto (Grundrezept)

Sie benötigen für 4 Personen:

1 Zwiebel
2 EL Öl
300 g Naturreis (Rundkorn)
1 Gemüsebrühwürfel

So wird's gemacht:

1. Die Zwiebel fein würfeln, in dem Öl glasig dünsten.
2. Den gewaschenen, gut abgetropften Naturreis hinzufügen, kurz anrösten.
3. 600 bis 700 ml Wasser dazugeben und mit dem Brühwürfel auf kleiner Flamme etwa 45 Minuten garen.

Frühlingsrisotto

Sie benötigen für 4 Personen:

1 Grundrezept Risotto
1 Bund Frühlingszwiebeln
etwa 400 bis 500 g Rhabarber
1 bis 2 EL Honig
2 TL Sojasauce
Salz, frisch gemahlenen Pfeffer

So wird's gemacht:

1. Das Risotto zubereiten.
2. Während der Reis kocht, die Frühlingszwiebeln putzen, waschen und in 3 cm dicke Stücke schneiden. Den Rhabarber waschen, putzen und ebenfalls in Stücke schneiden.
3. Beides etwa nach der Hälfte der Kochzeit zum Risotto geben, etwas Wasser zugießen und mitdünsten.
4. Das Frühlingsrisotto mit dem Honig, der Sojasauce sowie Salz und Pfeffer abschmecken.

Gebackenes Risotto

Sie benötigen für 4 Personen:

1 Grundrezept Risotto
100 g Sellerieknolle
50 g Möhren
100 g Haselnüsse
2 Eier
1 Knoblauchzehe
1 TL Majoran
½ TL Curry
Kräutersalz
1 Bund Petersilie
100 g geriebenen Käse
Öl zum Ausfetten

So wird's gemacht:

1. Das Risotto wie beschrieben zubereiten.
2. Den Sellerie und die Möhre waschen, putzen und fein reiben, zusammen mit den gemahlenen Haselnüssen unter das Risotto mengen.
3. Die Eier verquirlen, mit der geschälten, zerdrückten Knoblauchzehe und den Gewürzen pikant abschmecken und die geputzte, feingehackte Petersilie unterrühren.
4. Die Eiermasse unter den Reis mischen.
5. Das Risotto in eine gefettete Auflaufform füllen, mit dem Käse bestreuen und auf die mittlere Leiste in den kalten Backofen schieben. Bei 220°C etwa 25 bis 30 Minuten überbacken.

Paprikarisotto

Sie benötigen für 4 Personen:

1 Grundrezept Risotto
250 g Zwiebeln
500 g Paprikaschoten
3 EL Öl
200 g Tomaten
2 Stengel frisches Basilikum
2 Stengel frischen Majoran
⅛ l Sahne
Kräutersalz
frisch gemahlenen Pfeffer
1 Knoblauchzehe

So wird's gemacht:

1. Das Risotto wie beschrieben zubereiten.
2. Die Zwiebel putzen und in dünne Ringe, die Paprikaschoten putzen und in Streifen schneiden, beides in dem Öl andünsten.
3. Nach etwa 10 Minuten die gehäuteten Tomaten, den kleingeschnittenen Basilikum und Majoran hinzugeben und noch weitere 10 Minuten auf kleiner Flamme dünsten.
4. Die Sahne unter das Gemüse ziehen, mit den Gewürzen und der geschälten, zerdrückten Knoblauchzehe abschmecken und unter das Risotto mengen.

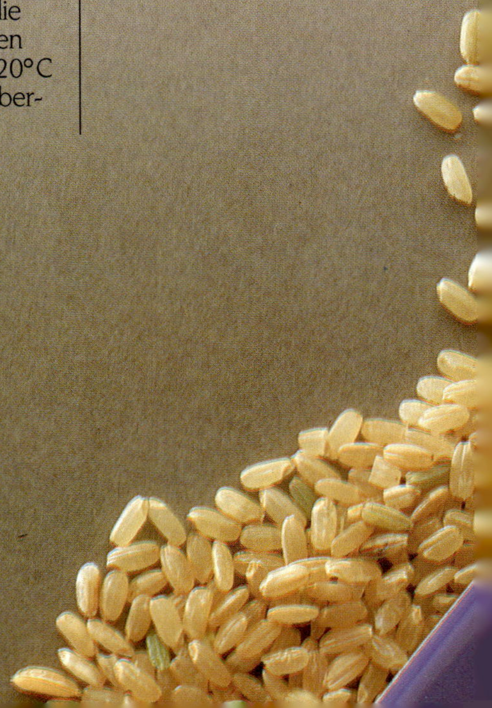

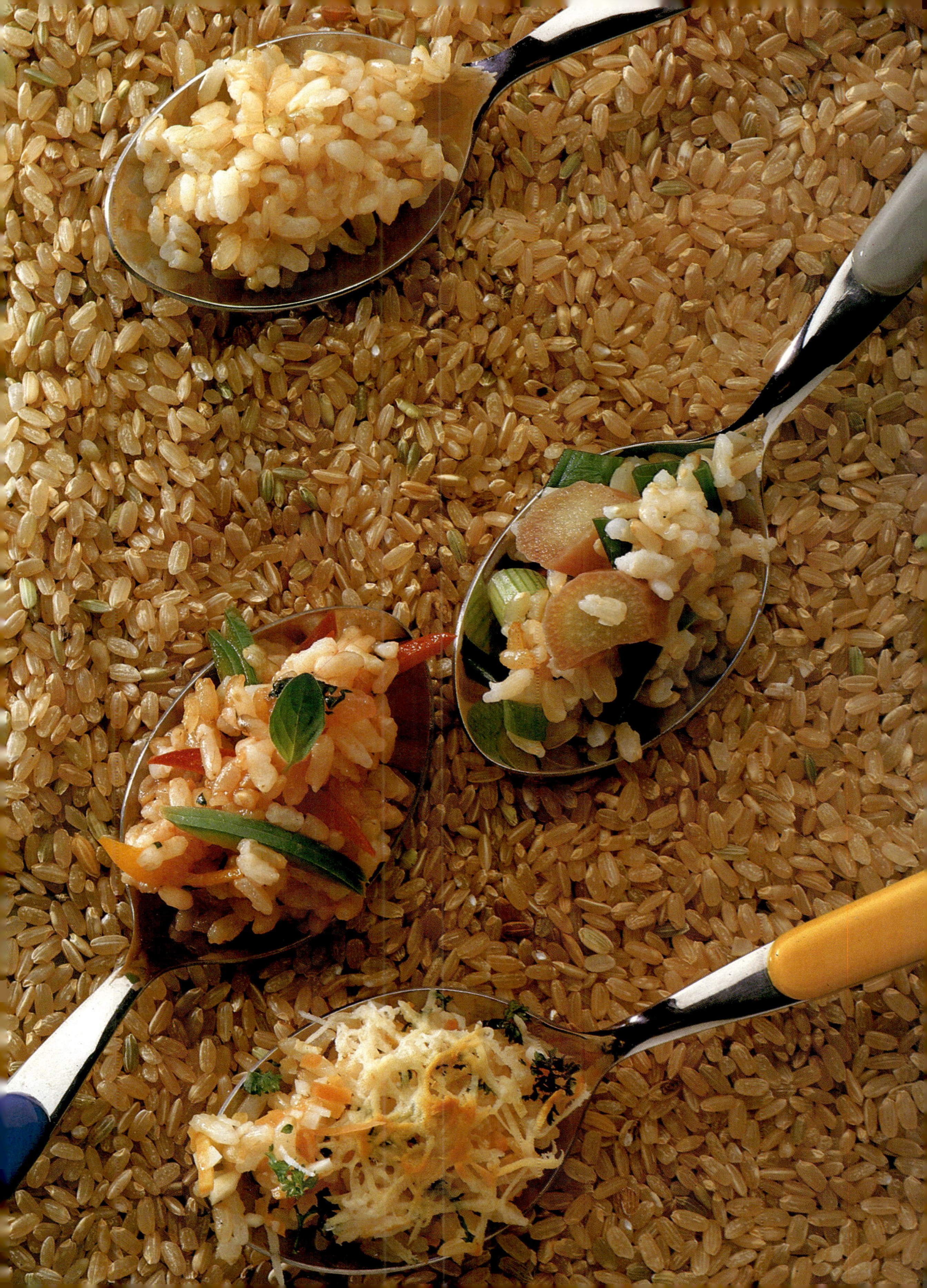

Pikantes Pilzkornotto

Sie benötigen für 4 Personen:

250 g Grünkern
1½ Gemüsebrühwürfel
1 Lorbeerblatt
½ TL gemahlenen Koriander
1 TL Basilikum
1 Zwiebel
3 EL Öl
300 g frische Champignons
frisch gemahlenen Pfeffer
Kräutersalz
1 TL Curry
1 TL Oregano
1 Knoblauchzehe
100 g geriebenen Käse nach Geschmack
feingehackte Petersilie

So wird's gemacht:

1. Den Grünkern waschen, zusammen mit dem Gemüsebrühwürfel und ¾ l Wasser aufkochen. Das Lorbeerblatt, den Koriander und das Basilikum hinzufügen und auf kleiner Flamme etwa 40 bis 45 Minuten garen.
2. Die geschälte, feingewürfelte Zwiebel im Öl glasig dünsten, die geputzten Champignons dazugeben und etwa 5 Minuten mitschmoren.
3. Dann den fertiggekochten Grünkern dazugeben, miteinander vermischen und das Kornotto mit Pfeffer, Kräutersalz, Curry, Oregano und der geschälten, zerdrückten Knoblauchzehe abschmecken.
4. Nach Geschmack mit Käse und Petersilie bestreuen.

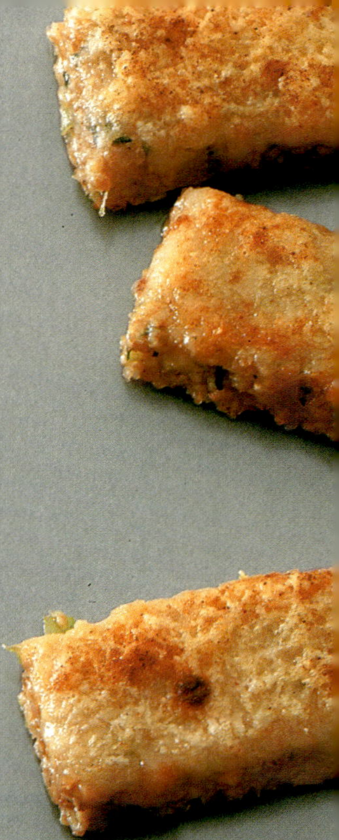

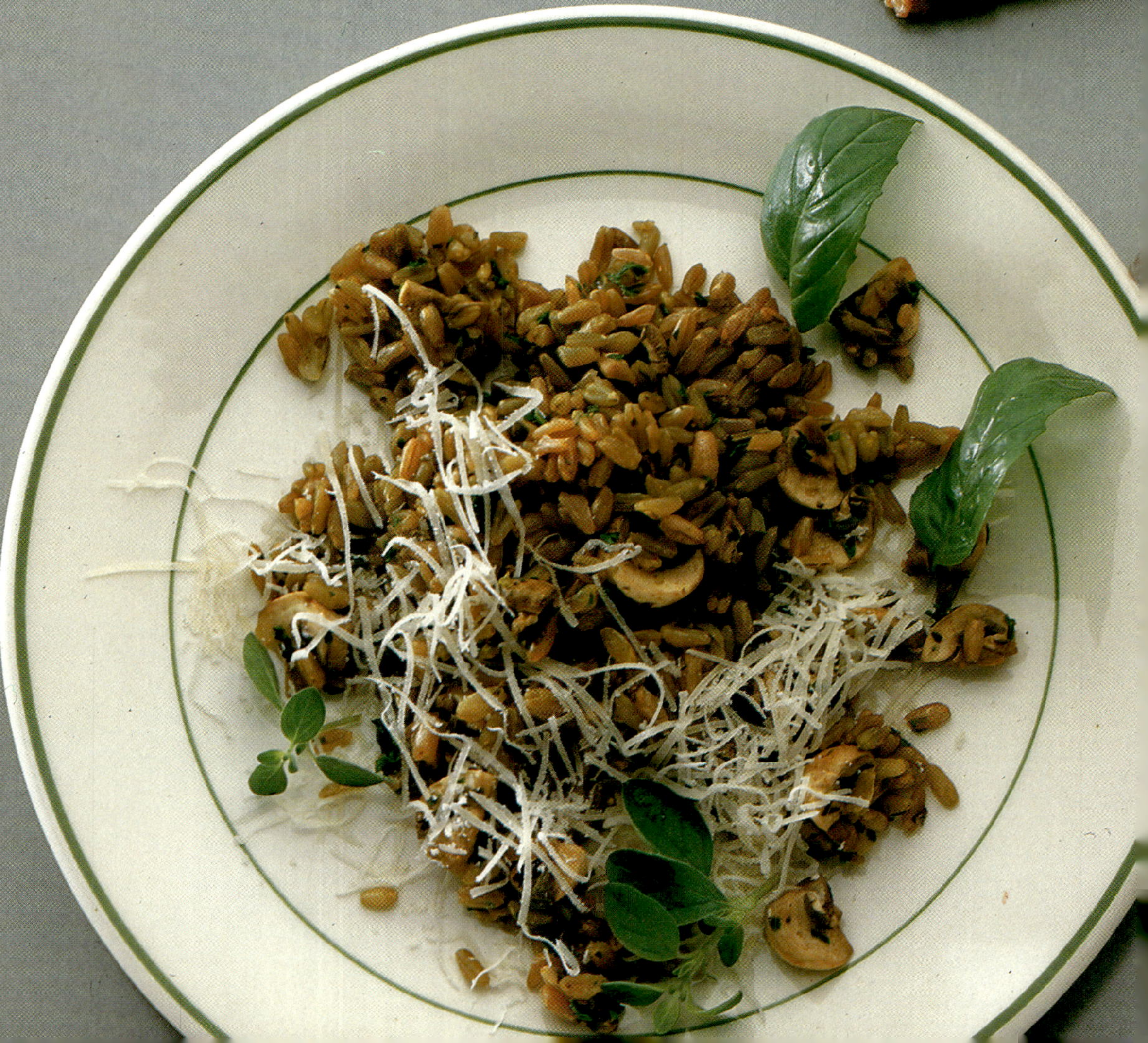

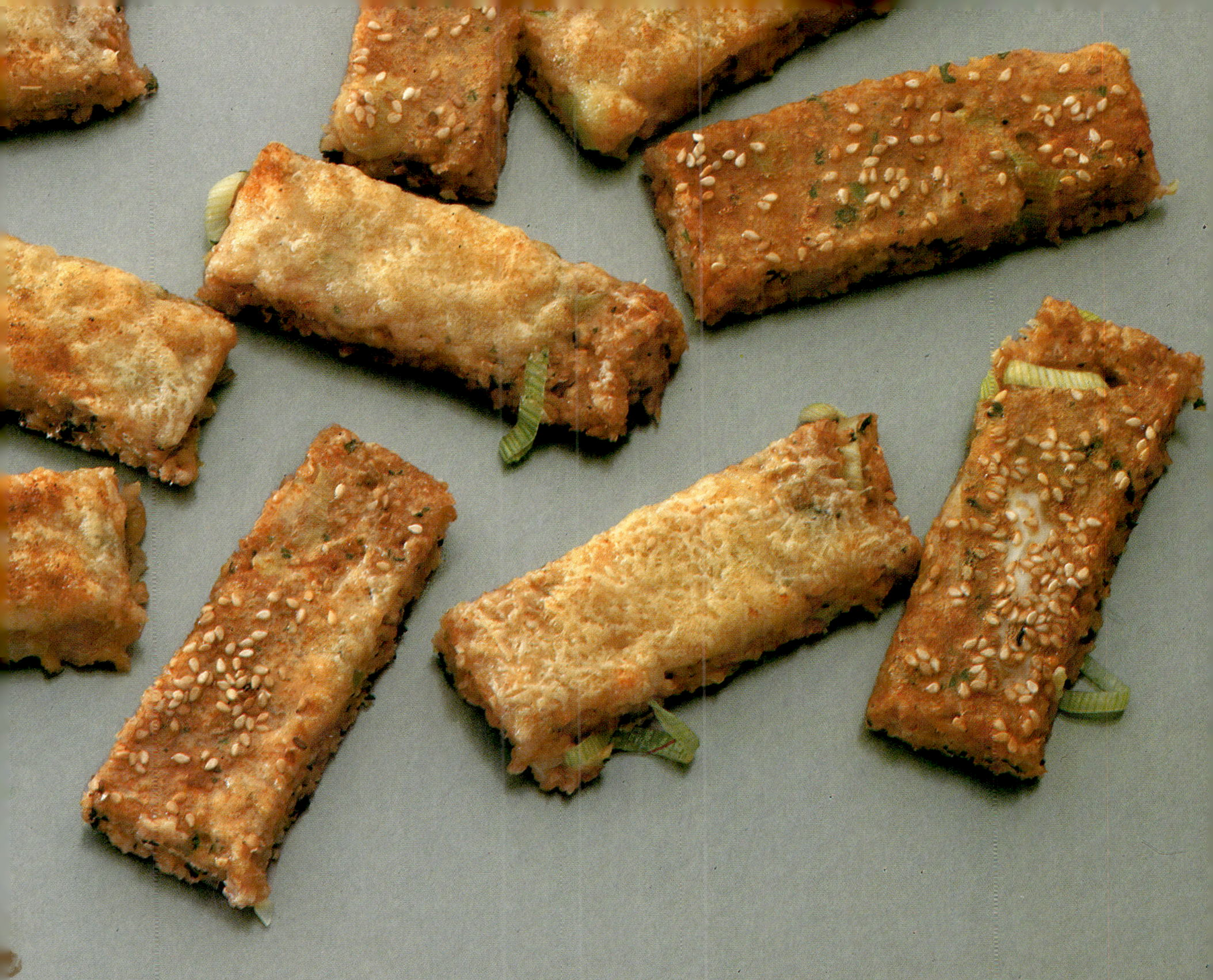

Weizenschnitten

Sie benötigen für 4 Personen:

250 g Weizen
1 Stange Lauch
½ l Gemüsebrühe
5 EL frisch geschnittene, gemischte Kräuter
1 Knoblauchzehe
frisch gemahlenen Pfeffer
Kräutersalz
Paprikapulver
1 bis 2 Eier
50 g Sesam
Öl zum Ausfetten
50 bis 100 g geriebenen Käse nach Geschmack

So wird's gemacht:

1. Den Weizen grob schroten.
2. Den Lauch putzen und in feine Ringe schneiden.
3. Beides in die Gemüsebrühe unter Rühren einstreuen, aufkochen und bei kleiner Hitze etwa 20 Minuten ausquellen lassen und aufpassen, daß das Weizenschrot nicht anbrennt.
4. Die Küchenkräuter unterheben und die Masse mit der geschälten, zerdrückten Knoblauchzehe und den Gewürzen pikant abschmecken.
5. Danach den Brei etwa fingerdick auf einem nassen Brett zu einem Rechteck ausstreichen und erkalten lassen.
6. Die Eier verquirlen und mit Kräutersalz, Pfeffer und Paprika würzen.
7. Die Weizenmasse in Streifen schneiden, zunächst in dem verquirlten Ei, anschließend in Sesam wenden und in heißem Fett goldbraun backen.
8. Nach Geschmack die gebratenen Schnitten mit einer Scheibe Käse belegen, in den heißen Backofen schieben und warten, bis der Käse geschmolzen ist.

Selbstgemachte Vollkornnudeln

Sie benötigen für 4 Personen:

600 g Weizen
3 Eier
2 TL Öl
1 gestrichener TL Salz
6 bis 10 EL Milch oder Wasser

So wird's gemacht:

1. Den Weizen fein mahlen und etwa 100 g Kleie aussieben. Auf diese Weise wird der Nudelteig geschmeidiger und weniger brüchig. Die Kleie, die im Sieb zurückbleibt, zum Brotbacken, fürs Müsli oder zum Ausstreuen von Backformen verwenden.
2. Die übrigen Zutaten hinzufügen und alles zu einem glatten Teig verkneten. Den Teig ordentlich schlagen und mit dem Handballen bearbeiten, damit er elastisch wird und nicht mehr klebt.
3. Danach den Teig zu einer Kugel formen, etwa 1 Stunde bei Zimmertemperatur ruhenlassen und dabei mit einem feuchten Tuch bedecken, damit er nicht austrocknen kann.
4. Anschließend den Teig so dünn wie möglich ausrollen (eine handbetriebene Nudelmaschine leistet hier große Hilfe), den Teig etwa 10 Minuten trocknen lassen und dann in schmale oder breite Streifen schneiden oder als Teigplatten für Lasagne zuschneiden.
5. Die Nudeln in sprudelndes Salzwasser, dem man 1 Teelöffel Öl zugefügt hat, geben und etwa 5 Minuten kochen. Vollkornnudeln sollten al dente sein.
6. Durch ein Sieb abgießen, nicht mit kaltem Wasser abschrekken, sondern mit Öl, Butter, Käse oder einer Sauce vermischen und sofort servieren!

Rohe Tomatensauce

Sie benötigen für 4 Personen:

750 g Tomaten
2 Zwiebeln
2 EL Oliven
2 EL feingehackten, frischen Oregano
2 EL feingehacktes, frisches Basilikum
Kräutersalz
1 Knoblauchzehe
4 EL Öl

So wird's gemacht:

1. Die Tomaten mit kochendem Wasser überbrühen, die Haut abziehen und anschließend die Früchte im Mixer pürieren.
2. Die Zwiebeln schälen, sehr fein würfeln, die Oliven entsteinen und kleinschneiden. Beides mit dem Tomatenpüree vermengen.
3. Den feingehackten Oregano und das Basilikum unterrühren und die Sauce mit Kräutersalz und der geschälten, zerdrückten Knoblauchzehe abschmecken.
4. Das Öl unterrühren und zugedeckt kurz durchziehen lassen.

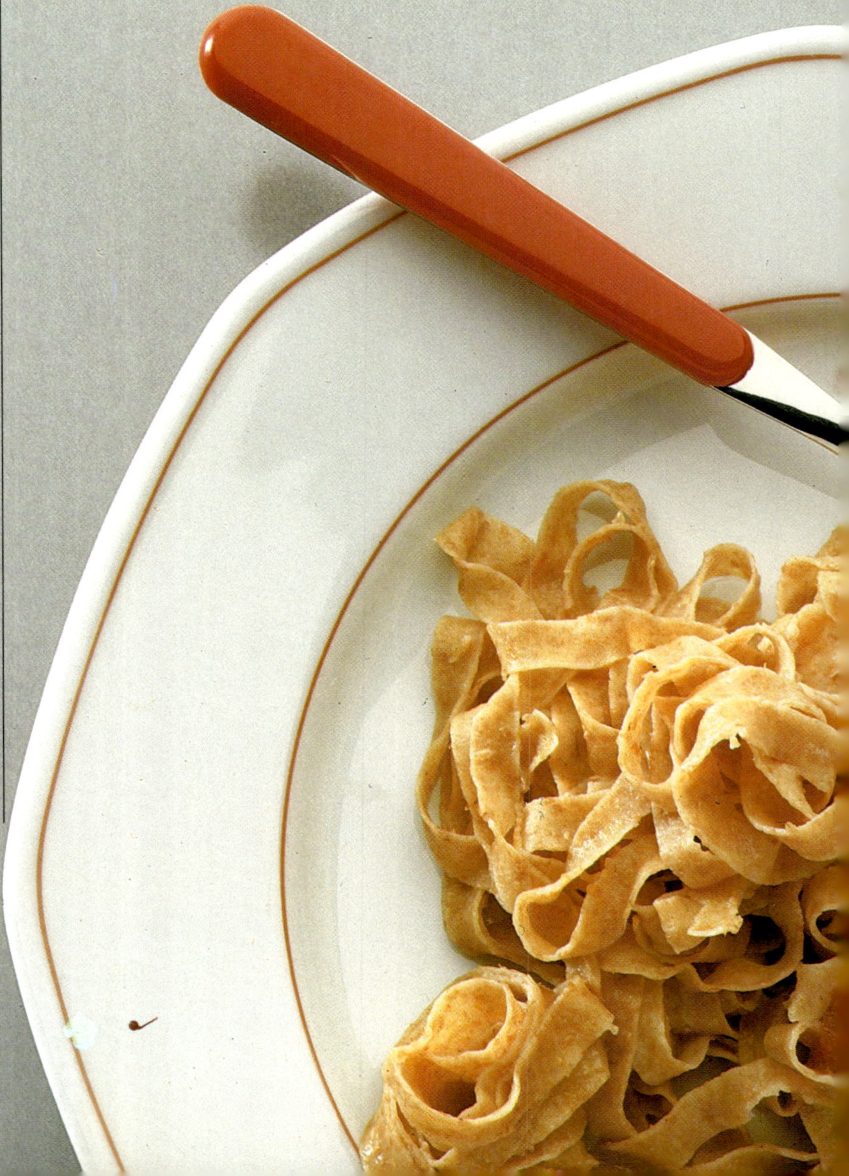

Gemüsebolognese

Sie benötigen für 4 Personen:

1 Zwiebel
3 EL Öl
300 g Möhren
300 g Lauch
300 g Sellerie
½ l Gemüsebrühe
1 Lorbeerblatt
2 bis 3 EL Tomatenmark (selbstgemacht)
Thymian
Oregano
Basilikum
Kräutersalz
frisch gemahlenen Pfeffer
Paprikapulver
1 Knoblauchzehe

So wird's gemacht:

1. Die geschälte Zwiebel würfeln und im Öl glasig dünsten.
2. Das Gemüse waschen, putzen. Die Möhren und den Sellerie in sehr feine Würfel schneiden, den Lauch in feine Ringe schneiden.
3. Das Gemüse zu den Zwiebeln geben, kurz mitdünsten, mit der Gemüsebrühe ablöschen, das Lorbeerblatt hinzufügen und bei kleiner Hitze etwa 15 bis 20 Minuten köcheln lassen.
4. Das Lorbeerblatt entfernen, das Tomatenmark unterrühren und die Gemüsebolognese mit den Gewürzen und der geschälten, zerdrückten Knoblauchzehe pikant abschmecken.

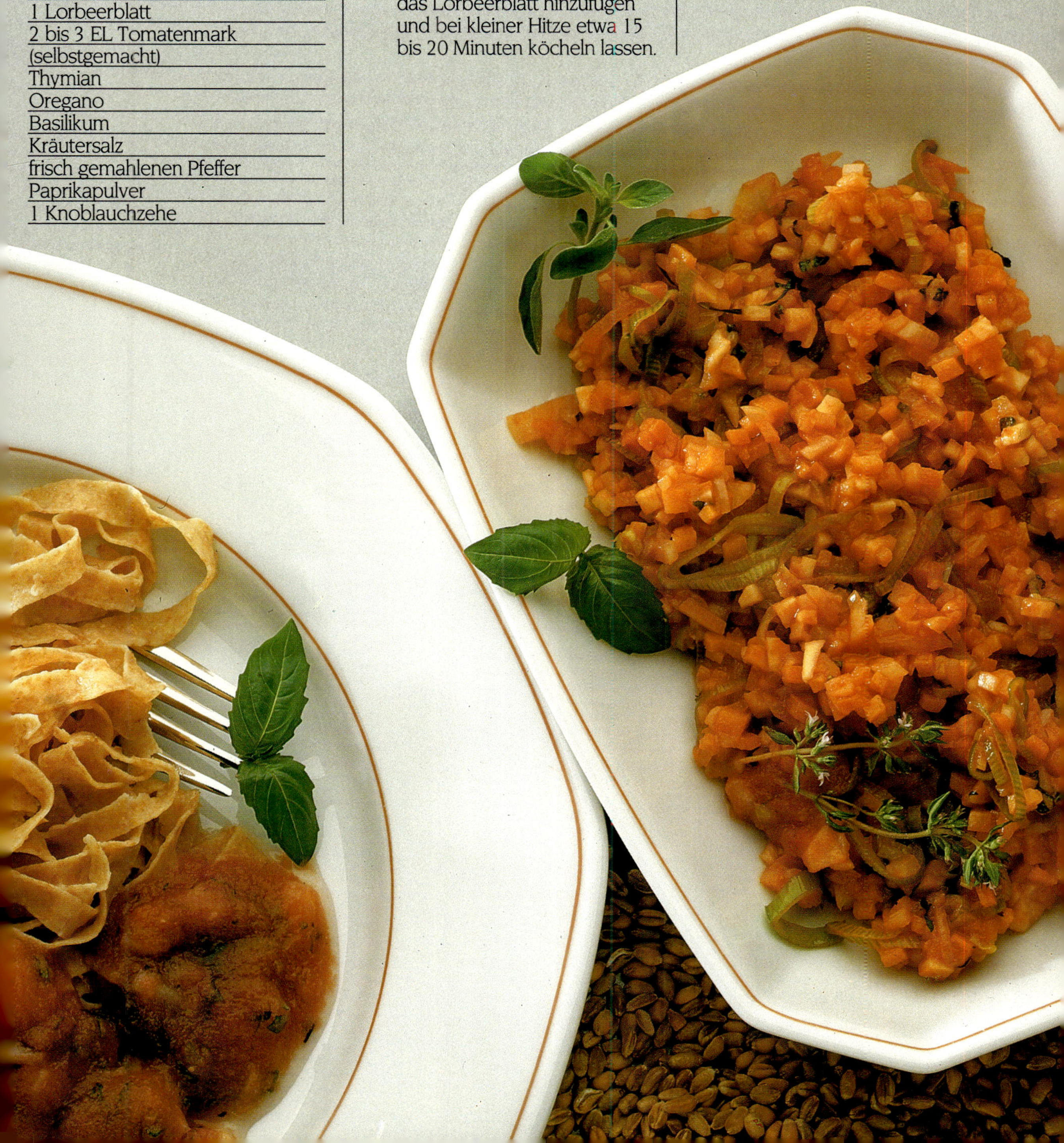

Frühlingssauce

Sie benötigen für 4 Personen:

2 Bund Radieschen
4 Frühlingszwiebeln
1 kleinen Fenchel
5 EL Öl
4 EL Obstessig
4 EL Sahne
Kräutersalz
frisch gemahlenen Pfeffer

So wird's gemacht:

1. Das Gemüse putzen, die Radieschen würfeln, die Frühlingszwiebeln in Ringe schneiden, den Fenchel vierteln und in schmale Streifen schneiden.
2. Alle Zutaten miteinander vermischen.
3. Aus den restlichen Zutaten eine Marinade rühren und unterheben. Kurz durchziehen lassen und zu heißen, in Butter geschwenkten Nudeln reichen.

Paprikasauce

Sie benötigen für 4 Personen:

1 große Zwiebel, fein gewürfelt
2 EL Öl
500 g rote Paprikaschoten
Kräutersalz, Pfeffer
getrocknetes Basilikum
3 bis 6 EL Kapern nach Belieben

So wird's gemacht:

1. Zwiebel im Öl glasig dünsten.
2. Die gewaschenen und in Streifen geschnittenen Paprikaschoten zu den Zwiebeln geben und auf kleiner Flamme in etwa 5 bis 10 Minuten weichdünsten.
3. Anschließend pürieren und mit Kräutersalz, Pfeffer und Basilikum abschmecken.
4. Die Kapern unterrühren und die Sauce noch einmal aufkochen.

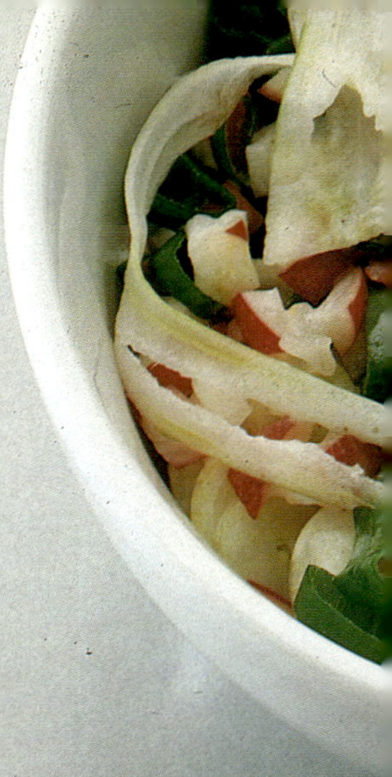

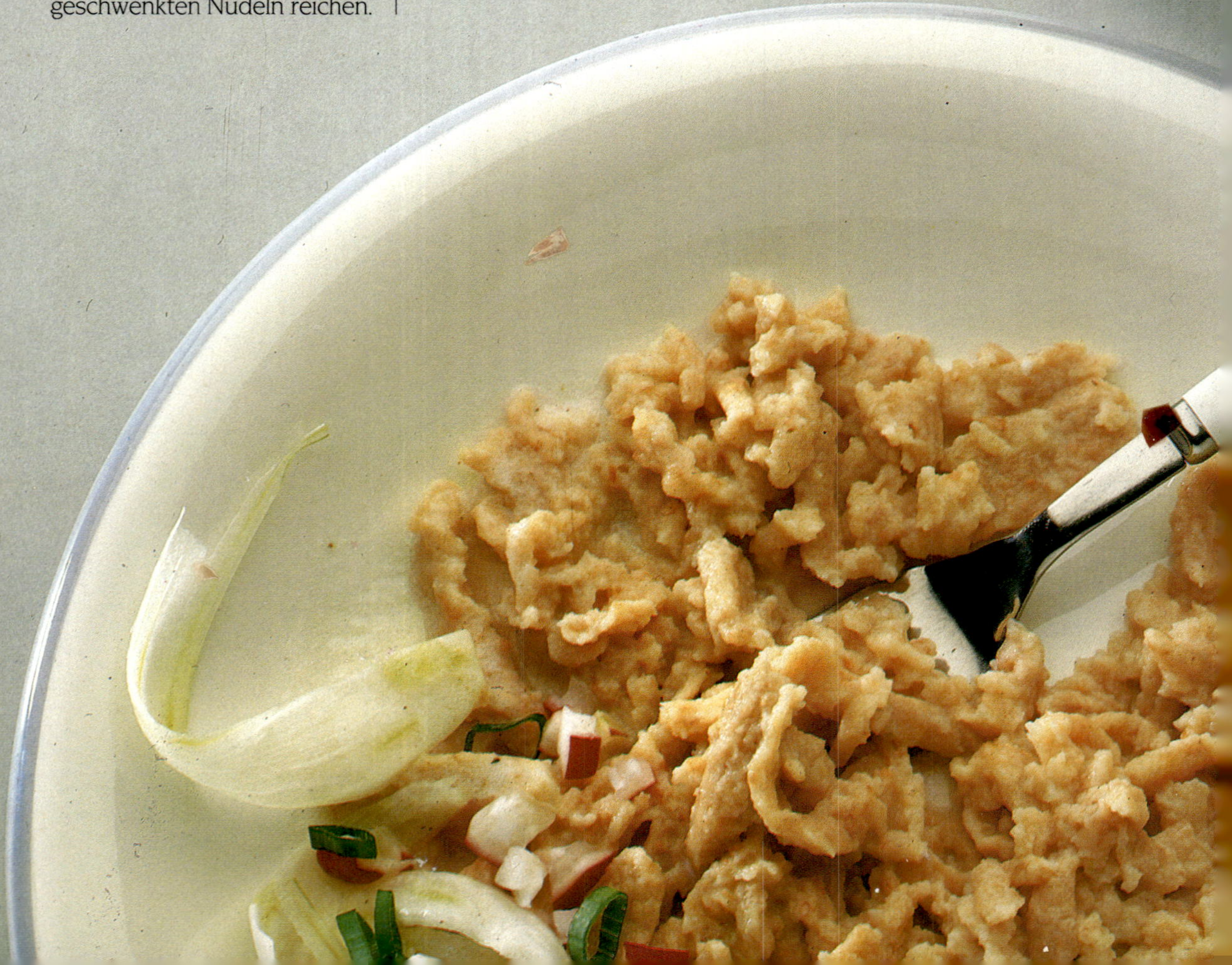

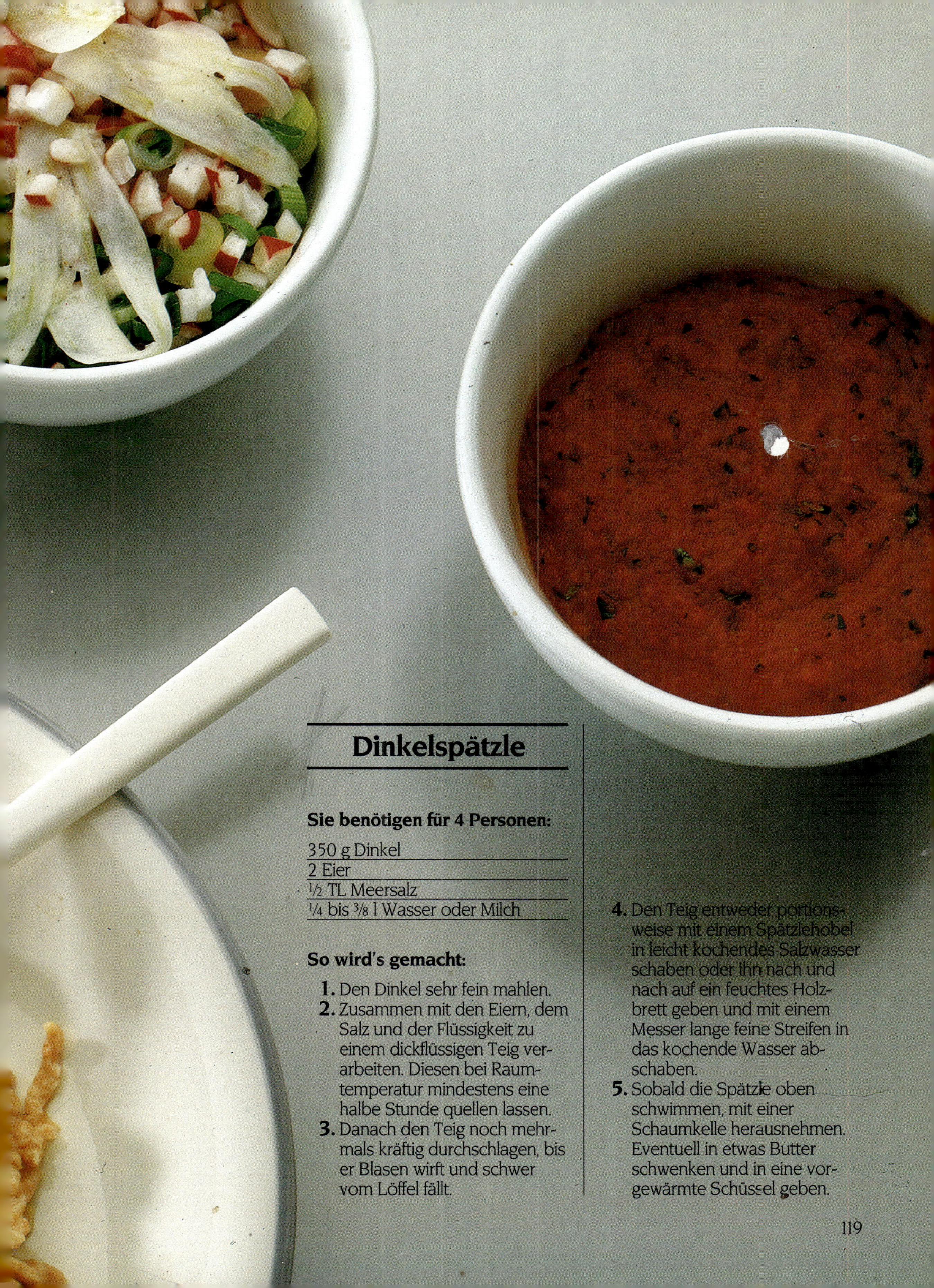

Dinkelspätzle

Sie benötigen für 4 Personen:

350 g Dinkel
2 Eier
½ TL Meersalz
¼ bis ⅜ l Wasser oder Milch

So wird's gemacht:

1. Den Dinkel sehr fein mahlen.
2. Zusammen mit den Eiern, dem Salz und der Flüssigkeit zu einem dickflüssigen Teig verarbeiten. Diesen bei Raumtemperatur mindestens eine halbe Stunde quellen lassen.
3. Danach den Teig noch mehrmals kräftig durchschlagen, bis er Blasen wirft und schwer vom Löffel fällt.
4. Den Teig entweder portionsweise mit einem Spätzlehobel in leicht kochendes Salzwasser schaben oder ihn nach und nach auf ein feuchtes Holzbrett geben und mit einem Messer lange feine Streifen in das kochende Wasser abschaben.
5. Sobald die Spätzle oben schwimmen, mit einer Schaumkelle herausnehmen. Eventuell in etwas Butter schwenken und in eine vorgewärmte Schüssel geben.

Ravioli

Sie benötigen für 4 Personen:

Für den Nudelteig:

350 g Weizen
3 Eier
3 TL Öl
1 Prise Salz

Für die Spinatfüllung:

300 g Spinat oder Mangold
200 g Hüttenkäse
100 g Walnüsse
frisch geriebene Muskatnuß
Kräutersalz
frisch gemahlenen Pfeffer

Außerdem:

1 Eiweiß

So wird's gemacht:

1. Den Weizen fein mahlen und etwa 50 g Kleie aussieben.
2. Das Mehl mit den übrigen Zutaten zu einem glatten, elastischen Teig verkneten, der nicht mehr kleben sollte.
3. Diesen etwa 1 Stunde mit einem feuchten Tuch bedeckt bei Zimmertemperatur ruhen lassen.
4. Den Spinat verlesen und waschen. Tropfnaß in einen Topf geben und bei kleiner Hitze zusammenfallen lassen.
5. Gut ausdrücken und mit dem Hüttenkäse und den gehackten Walnüssen vermischen. Mit den Gewürzen pikant abschmecken.
6. Den Teig halbieren und zwei etwa gleich große, möglichst dünne Rechtecke ausrollen.
7. Auf die eine Platte jeweils im Abstand von etwa 5 cm kleine Häufchen der Füllung setzen.
8. Das Eiweiß mit 4 Eßlöffel Wasser verquirlen und mit Hilfe eines Kuchenpinsels Längs- und Querlinien zwischen die Häufchen streichen.
9. Die zweite Platte auflegen, mit den Fingern den Teig so herunterdrücken, daß sich die Füllungen abzeichnen.
10. Mit einem Teigrädchen oder scharfem Messer die Ravioli voneinander trennen.
11. Die Teigtaschen portionsweise in sprudelndem Salzwasser etwa 8 bis 10 Minuten kochen. Ravioli mit zerlassener Butter oder mit einer Sauce (siehe Seite 118) servieren.

Der Tip

Der Teig kann auch mit einer süßen Masse gefüllt werden. Mischen Sie für eine Nußfüllung 250 g Quark, 1 Eßlöffel Honig, 100 g feingemahlene Nüsse, ½ Teelöffel Zimt und 1 Eigelb. Servieren Sie die süßen Ravioli mit einer Vanillesauce.

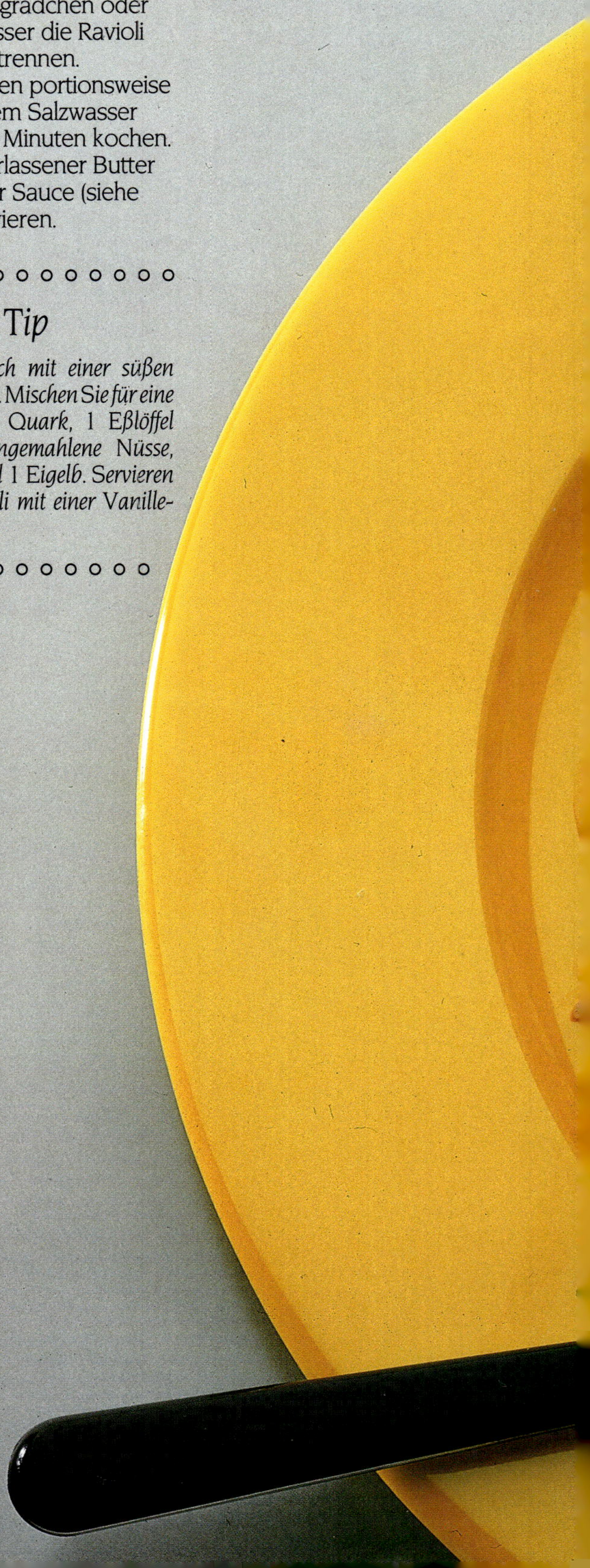

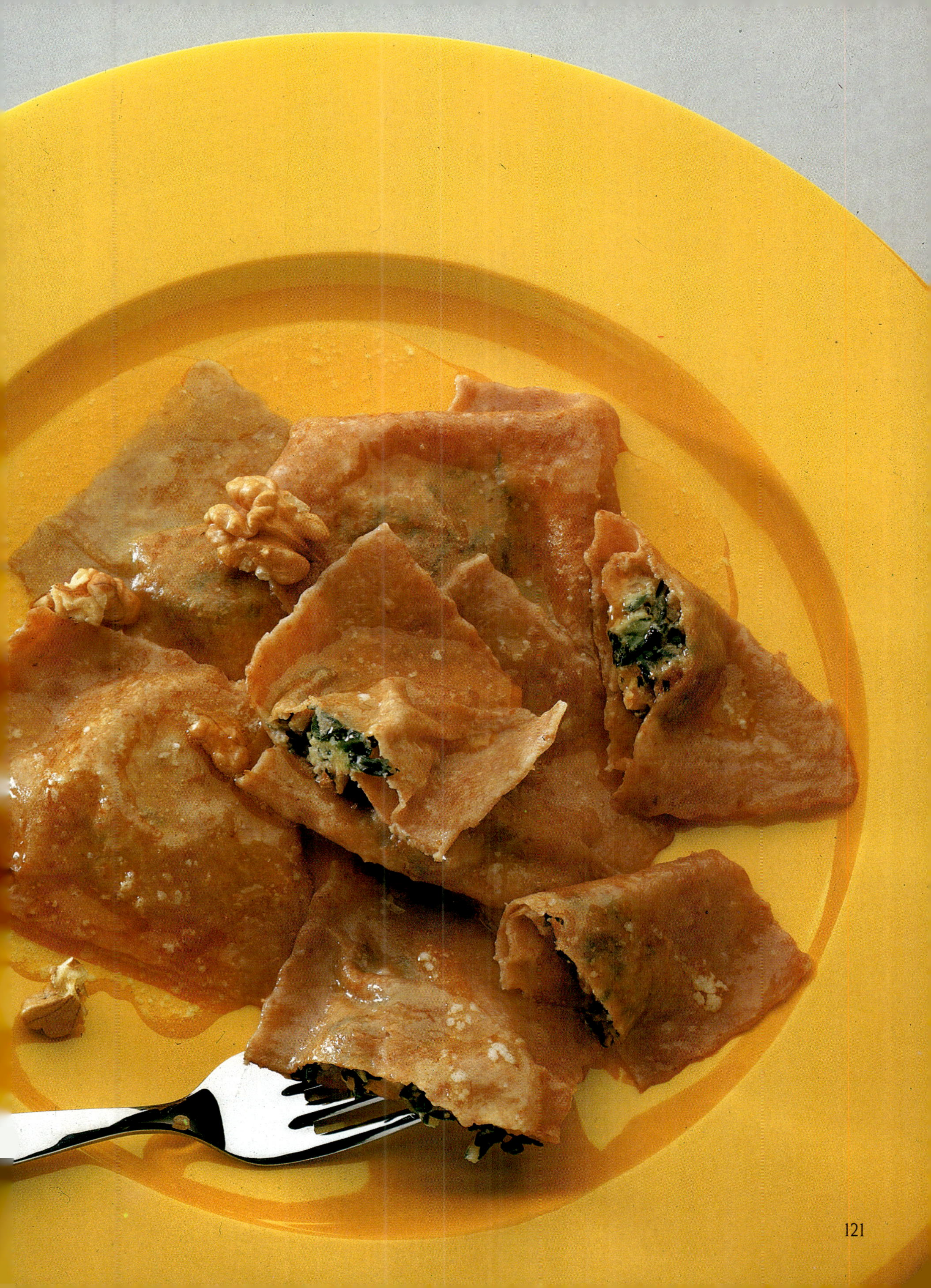

Gemüselasagne

Sie benötigen für 4 Personen:

1 Rezept Nudelteig für Ravioli (siehe Seite 116)
etwa 750 g Wurzelspinat
1 Zwiebel
2 EL Öl
Kräutersalz
frisch gemahlenen Pfeffer
frisch geriebene Muskatnuß
1 Knoblauchzehe
1/4 l Milch
1 Gemüsebrühwürfel
2 EL Weizen
1 Lorbeerblatt
1 TL Kräutersalz
frisch gemahlenen Pfeffer
100 g Frischkäse
etwa 350 g Tomaten
Oregano
etwa 150 g Schafskäse
Öl zum Ausfetten

So wird's gemacht:

1. Den Nudelteig wie beschrieben zubereiten und daraus Quadrate von etwa 10 x 10 cm schneiden.
2. Diese etwa 1/2 Stunde leicht trocknen lassen, dann in sprudelndem Salzwasser etwa 4 Minuten garen und ausgebreitet auf einem sauberen Küchentuch gut abtropfen lassen.
3. Den Spinat verlesen, putzen und waschen.
4. Die geschälte Zwiebel fein würfeln, in dem Öl andünsten, den tropfnassen Spinat hinzufügen und so lange kochen, bis er zusammengefallen ist. Herausnehmen, gut abtropfen lassen und mit den Gewürzen und der geschälten, zerdrückten Knoblauchzehe pikant abschmecken.
5. Die Spinatflüssigkeit mit Wasser auf 1/4 l Flüssigkeit auffüllen, die Milch dazugeben, erhitzen und einen Gemüsebrühwürfel darin auflösen.
6. Unter Rühren den gemahlenen Weizen und das Lorbeerblatt hinzufügen, etwa 5 Minuten kochen lassen und die Sauce mit Kräutersalz und Pfeffer abschmecken. Das Lorbeerblatt herausnehmen.
7. 1/3 der Sauce beiseite stellen. Die restliche Sauce mit dem Spinat und dem Frischkäse vermischen.

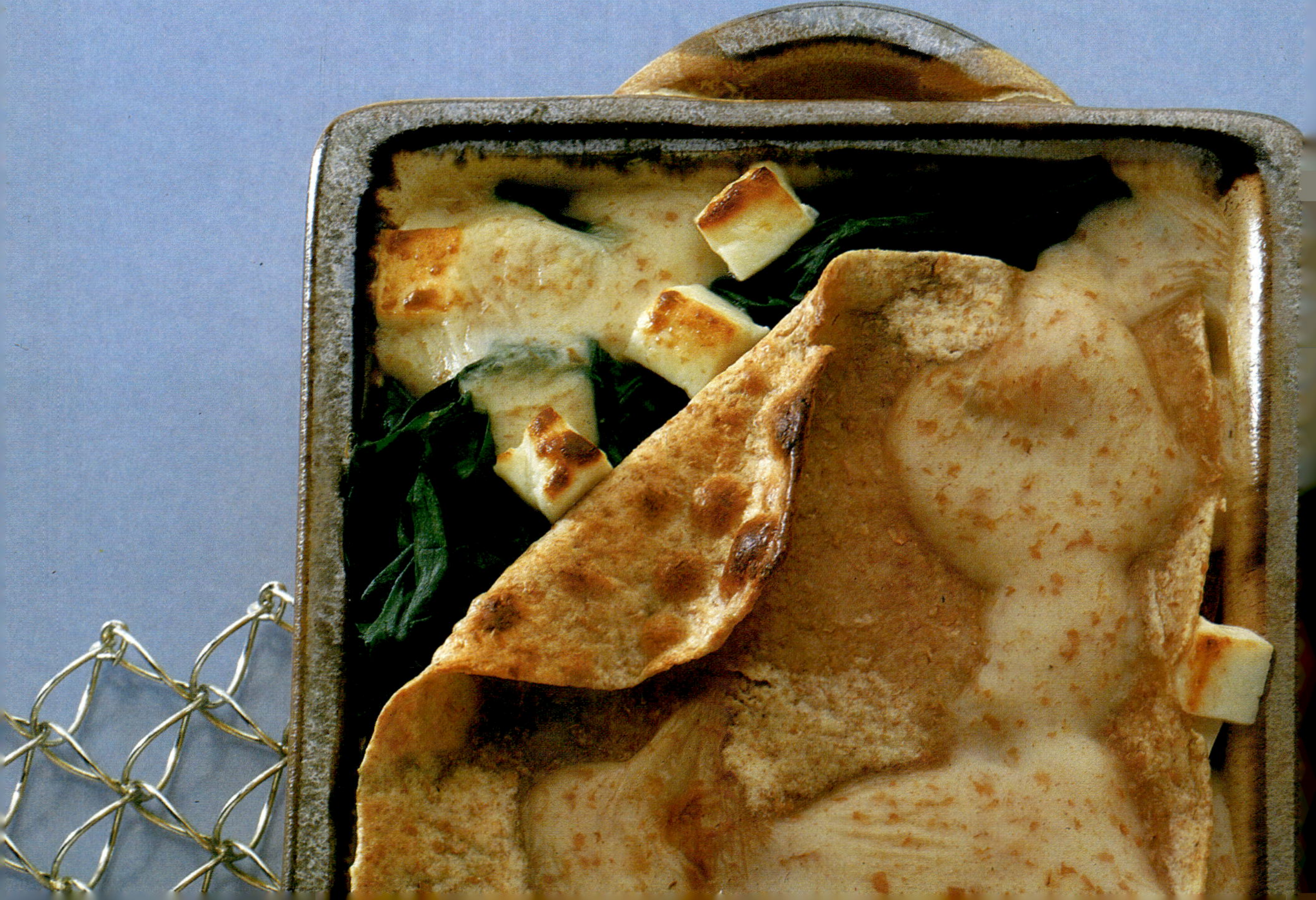

8. Die Tomaten waschen, in Scheiben schneiden, mit Kräutersalz, Pfeffer und Oregano bestreuen. Den Schafskäse würfeln.
9. Die Nudeln abwechselnd mit der Spinat-Frischkäse-Masse, den Tomaten und den Schafskäsewürfeln in eine gefettete, feuerfeste Form einschichten. Die letzte Schicht sollte Nudeln sein.
10. Die zurückbehaltene Sauce über die Nudeln geben, die Form auf die unterste Leiste in den kalten Backofen schieben und bei 200°C etwa 30 bis 40 Minuten backen.

Der Tip

Rote Nudeln erhalten Sie, wenn Sie etwa 4 Eßlöffel Tomatenmark unter den Teig mengen. Grüne Nudeln werden mit etwa 100 g gut abgetropftem, feingehacktem Spinat hergestellt. Sie müssen jedoch dann entsprechend weniger Flüssigkeit verwenden. Wenn Sie Nudeln auf Vorrat trocknen wollen, sollten Sie kein Salz an den Teig geben, denn Salz zieht die Feuchtigkeit besonders an.

Statt der Spinat-Frischkäse-Masse und den Tomaten können Sie auch abwechselnd Gemüsebolognese (siehe Seite 117) und Béchamelsauce (siehe Seite 70) zwischen die Nudelplatten schichten. Sehr gut schmeckt auch Weißkohl an Stelle des Spinats. Schneiden Sie ihn in Streifen, kochen Sie den Kohl etwa 3 Minuten in kochendem Salzwasser und mischen Sie ihn dann mit der Frischkäsemasse. Würzen Sie die Lasagne mit Kräutersalz, Pfeffer und Oregano.

Kinder mögen auch die süße Variante der Lasagne. Eine Füllung aus Quark, Honig, Eiern, Nüssen und Zimt macht sie zu einer süßen Hauptspeise. Begießen Sie die letzte Teigplatte mit etwas saurer Sahne und streuen Sie Vollkornsemmelbrösel oder geriebene Nüsse darüber.

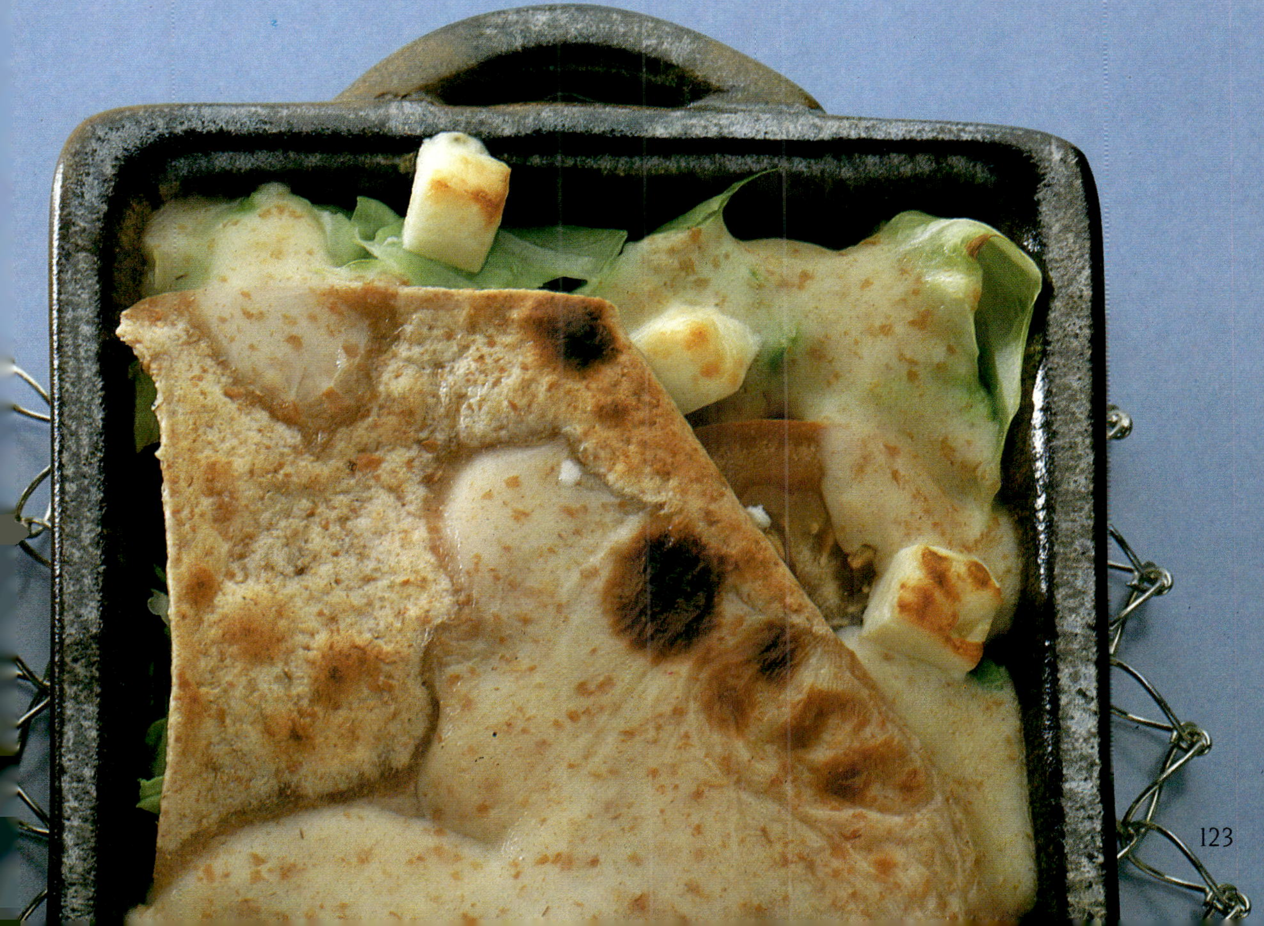

Pikanter Getreidering

Sie benötigen für 4 Personen:

250 g Getreide (Hirse, Buchweizen, Gerste oder Weizen)
1 Zwiebel
3 EL Öl
1 Gemüsebrühwürfel
½ TL Basilikum
½ TL Thymian
2 EL feingehackte Petersilie
2 EL feingehackte Pimpinelle
2 EL feingehackte Zitronenmelisse
1 EL feingehackten Liebstöckel
2 Eier
1 EL Butter
50 bis 100 g geriebenen Käse
Öl zum Ausfetten
Sesam zum Ausstreuen

So wird's gemacht:

1. Bei der Verwendung von Weizen oder Gerste das Getreide über Nacht gut mit Wasser bedeckt einweichen. Hirse und Buchweizen brauchen nicht eingeweicht zu werden.
2. Das Getreide waschen oder das Einweichwasser abgießen, gut abtropfen lassen, auf einem Backblech ausbreiten und im Backofen bei 50 bis 70°C etwa 20 Minuten darren (trocknen und dabei leicht rösten).
3. Die geschälte Zwiebel fein würfeln, in dem Öl andünsten, das gedarrte Getreide dazugeben, mit ⅝ bis ¾ l Wasser auffüllen und zusammen mit dem Gemüsebrühwürfel bei kleiner Hitze garen.
4. Dieser Vorgang dauert bei der Verwendung von Hirse und Buchweizen etwa 20, bei Gerste oder Weizen etwa 45 Minuten. Eventuell noch etwas Wasser zufügen.
5. Anschließend die Kräuter, die Eigelbe, die Butter und den Käse unter das gekochte Getreide mengen.
6. Die Eiweiße steif schlagen und vorsichtig unterziehen.
7. Eine Ringform gut einfetten, mit Sesam ausstreuen und die Getreidemasse einfüllen.
8. Die Form auf die mittlere Leiste in den kalten Backofen schieben und bei 200°C etwa 25 Minuten backen.
9. Mit einem spitzen Messer vorsichtig den Rand lösen, die Form auf eine große Platte stürzen. Geben Sie gedünstetes Gemüse in den Getreidering und servieren Sie eine pikante Sauce dazu.

Der Tip

Statt Roggen können Sie sehr gut Hafer verwenden.

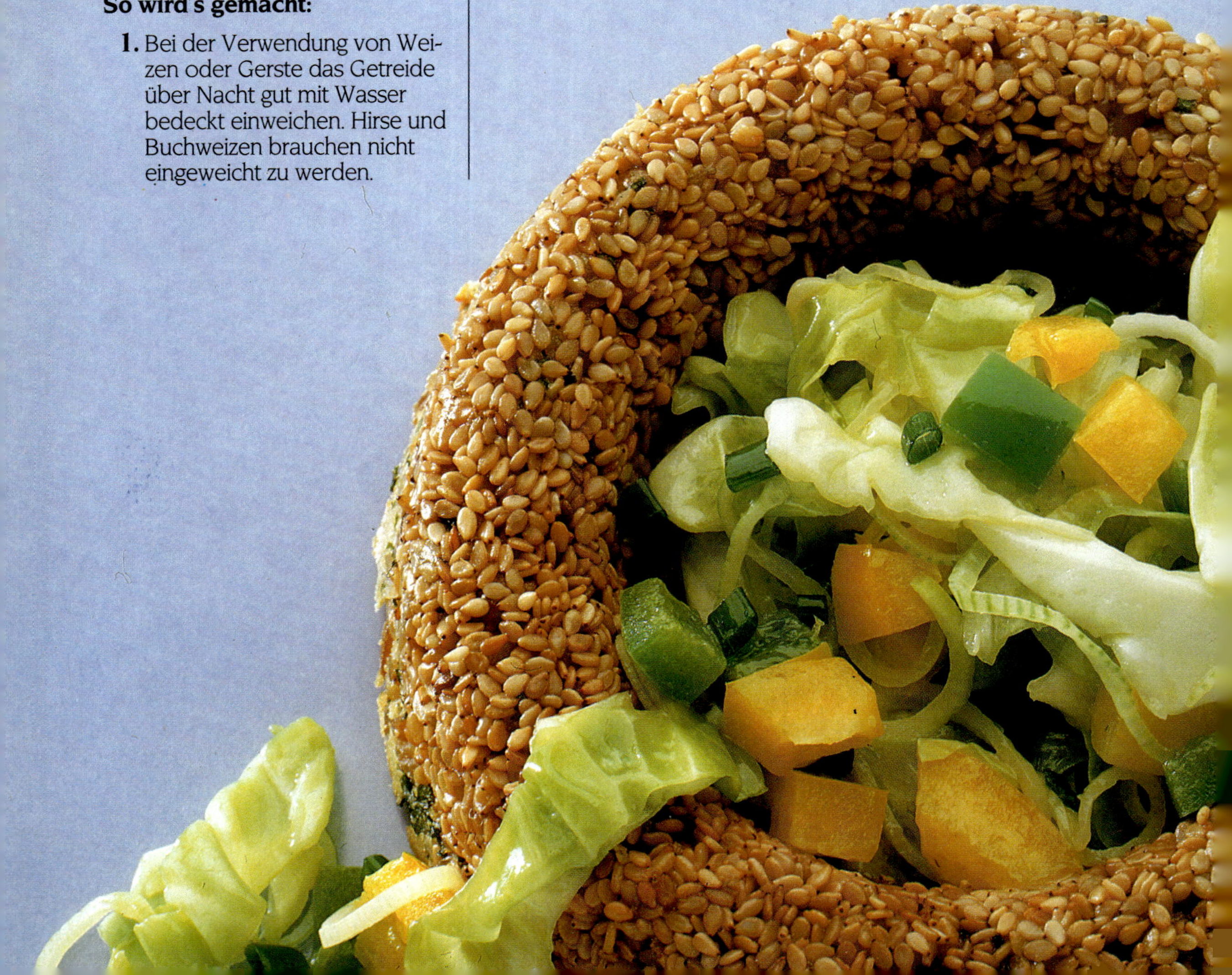

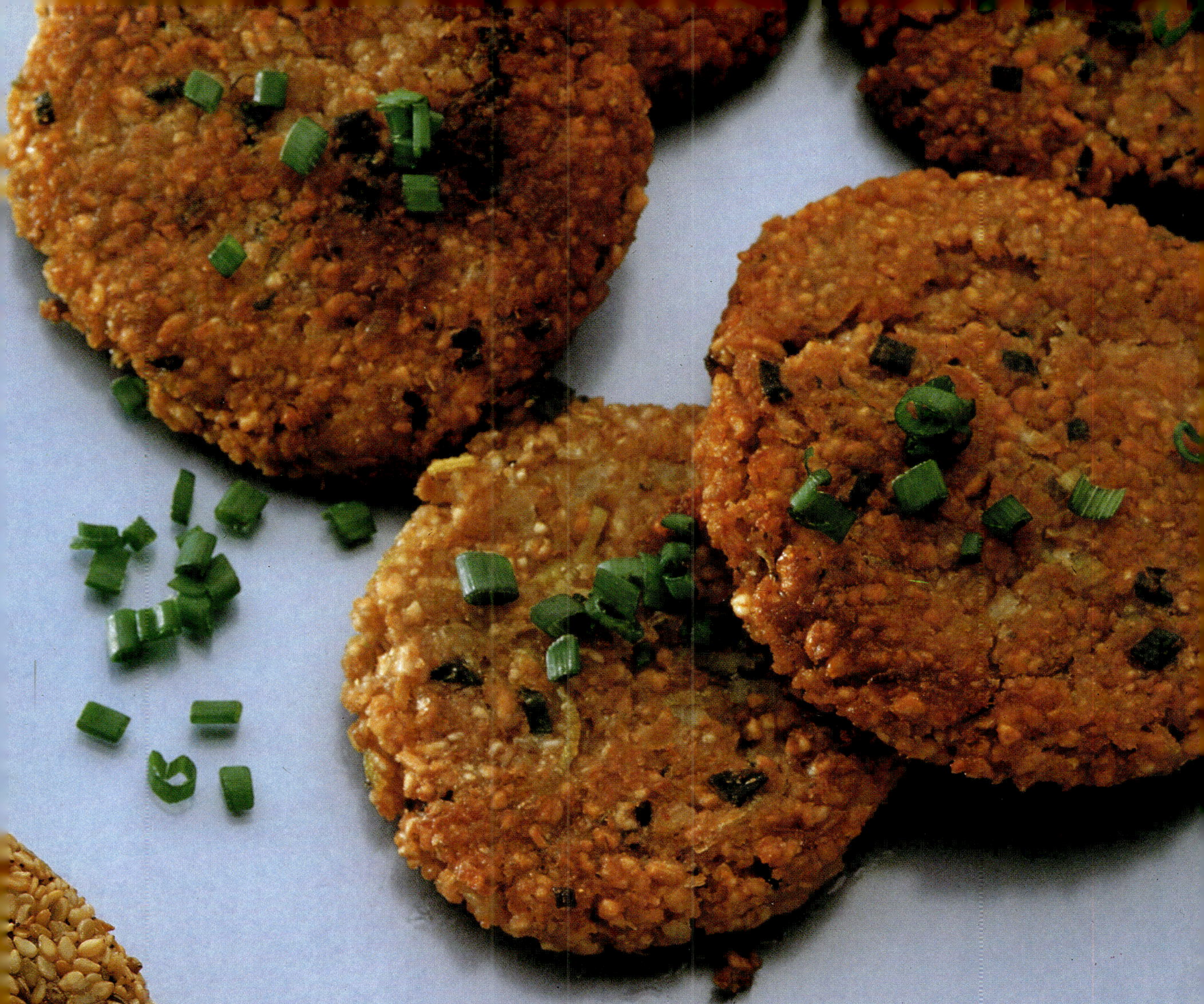

Roggenpuffer

Sie benötigen für 4 Personen:

- 2 EL Butter
- 1 Zwiebel, in feinen Würfeln
- 1 dünne Stange Lauch, in Ringen
- etwa ½ l Gemüsebrühe
- 200 g Roggen, grob zerdrückt
- 1 bis 2 Eier
- 1 TL Senf
- 1 Bund Schnittlauch
- Thymian
- Majoran
- Kräutersalz
- 1 Knoblauchzehe, zerdrückt
- eventuell Vollkornbrösel
- Öl zum Ausbacken

So wird's gemacht:

1. Die Butter zerlassen, die Zwiebel und den Lauch darin goldgelb dünsten.
2. Die Brühe und den Roggen zufügen, aufkochen, etwa 5 Minuten köcheln lassen, danach 15 Minuten ausquellen lassen.
3. Unter die abgekühlte Masse das Ei, den Senf und den feingeschnittenen Schnittlauch mengen und die Masse mit den Gewürzen, dem Kräutersalz und der Knoblauchzehe pikant abschmecken.
4. Falls nötig, die Masse noch mit Vollkornbröseln binden, flache Puffer daraus formen und diese in wenig Fett goldgelb braten.

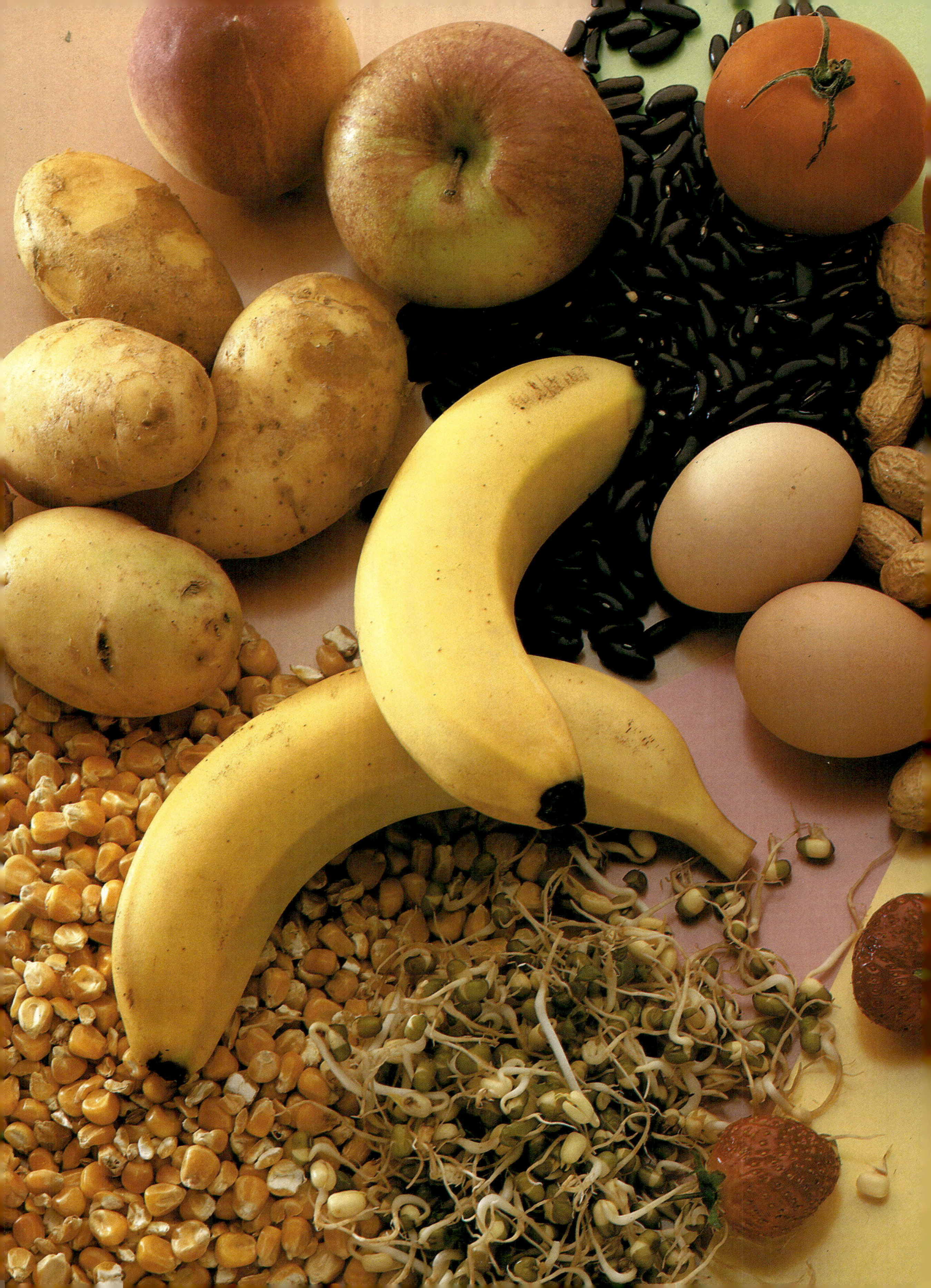

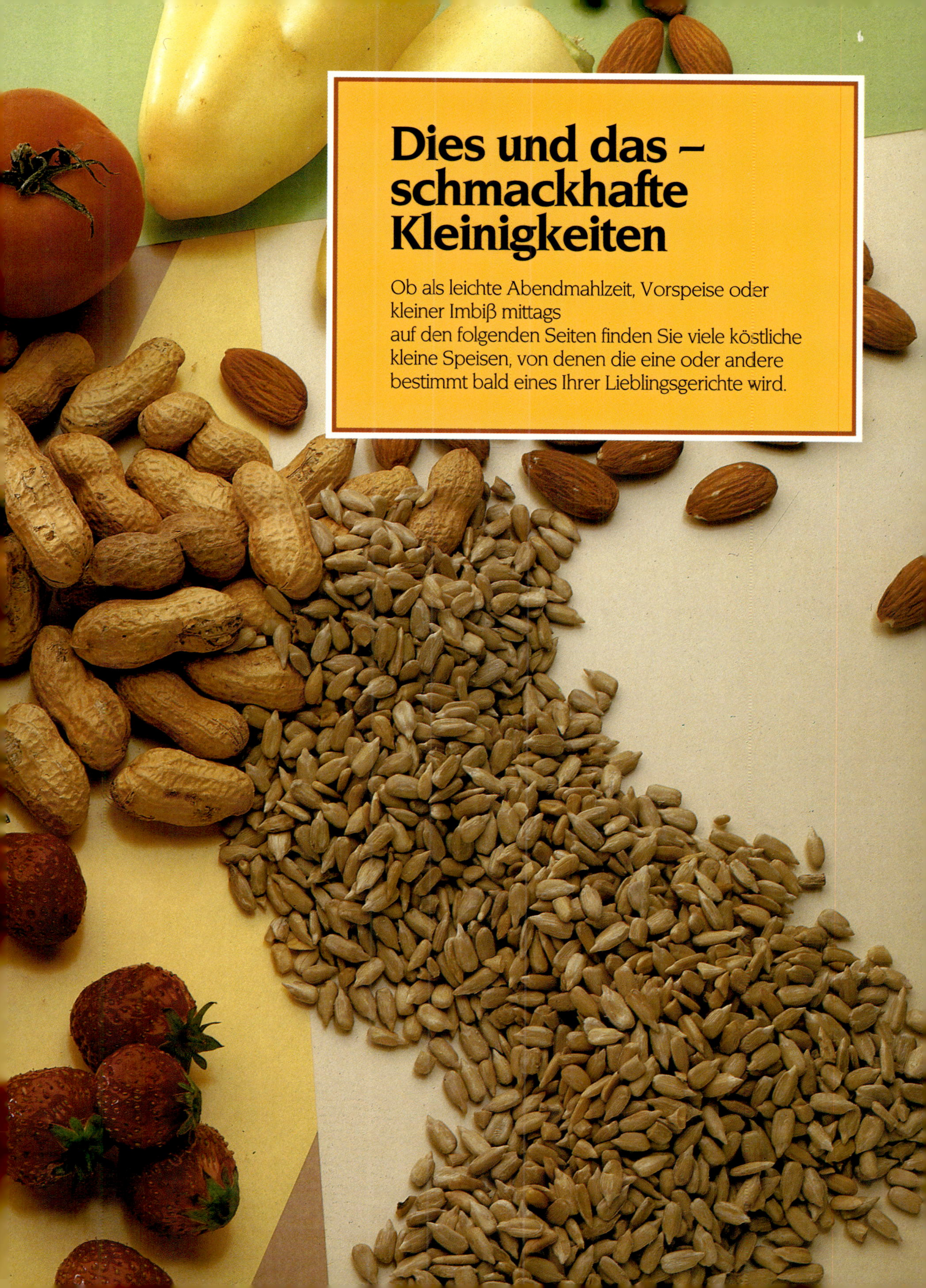

Dies und das – schmackhafte Kleinigkeiten

Ob als leichte Abendmahlzeit, Vorspeise oder kleiner Imbiß mittags
auf den folgenden Seiten finden Sie viele köstliche kleine Speisen, von denen die eine oder andere bestimmt bald eines Ihrer Lieblingsgerichte wird.

Möhrencremesuppe

Sie benötigen für 4 Personen:

1 große Zwiebel, in Würfeln
2 EL Öl
2 Gemüsebrühwürfel
50 g Weizen, frisch gemahlen
500 g Möhren, in dünnen Scheiben
2 TL Tomatenmark (selbstgemacht)
½ Becher Sahne
1 EL Butter
frisch gemahlenen weißen Pfeffer
Kräutersalz
1 große Möhre
eventuell 40 g gehobelte Mandeln
etwas feingehackte Petersilie

So wird's gemacht:

1. Die Zwiebel in dem Öl glasig dünsten.
2. 1 l Wasser auffüllen, die Gemüsebrühwürfel hinzufügen und alles aufkochen lassen.
3. Unter Rühren den Weizen einstreuen, Möhren sowie das Tomatenmark hinzufügen und bei kleiner Hitze in etwa 20 Minuten weich kochen.
4. Danach die Suppe mit dem Pürierstab oder dem Mixer möglichst fein pürieren, die Sahne und die Butter unterziehen und alles mit Pfeffer und Kräutersalz abschmecken.
5. Vor dem Servieren die grob geraspelte rohe Möhre und die gehobelten Mandeln über die Suppe streuen und mit der Petersilie garnieren.

Lauchcremesuppe

Sie benötigen für 4 Personen:

500 g Lauch
1 Zwiebel
3 EL Öl
2 Gemüsebrühwürfel
30 g Weizen
½ Becher Sahne
1 EL Butter
1 TL Delikata
1 TL Majoran
frisch gemahlenen Pfeffer
frisch geriebene Muskatnuß
Kräutersalz
2 EL Hefeflocken
2 EL feingehackte Petersilie oder
4 EL Alfalfasprossen

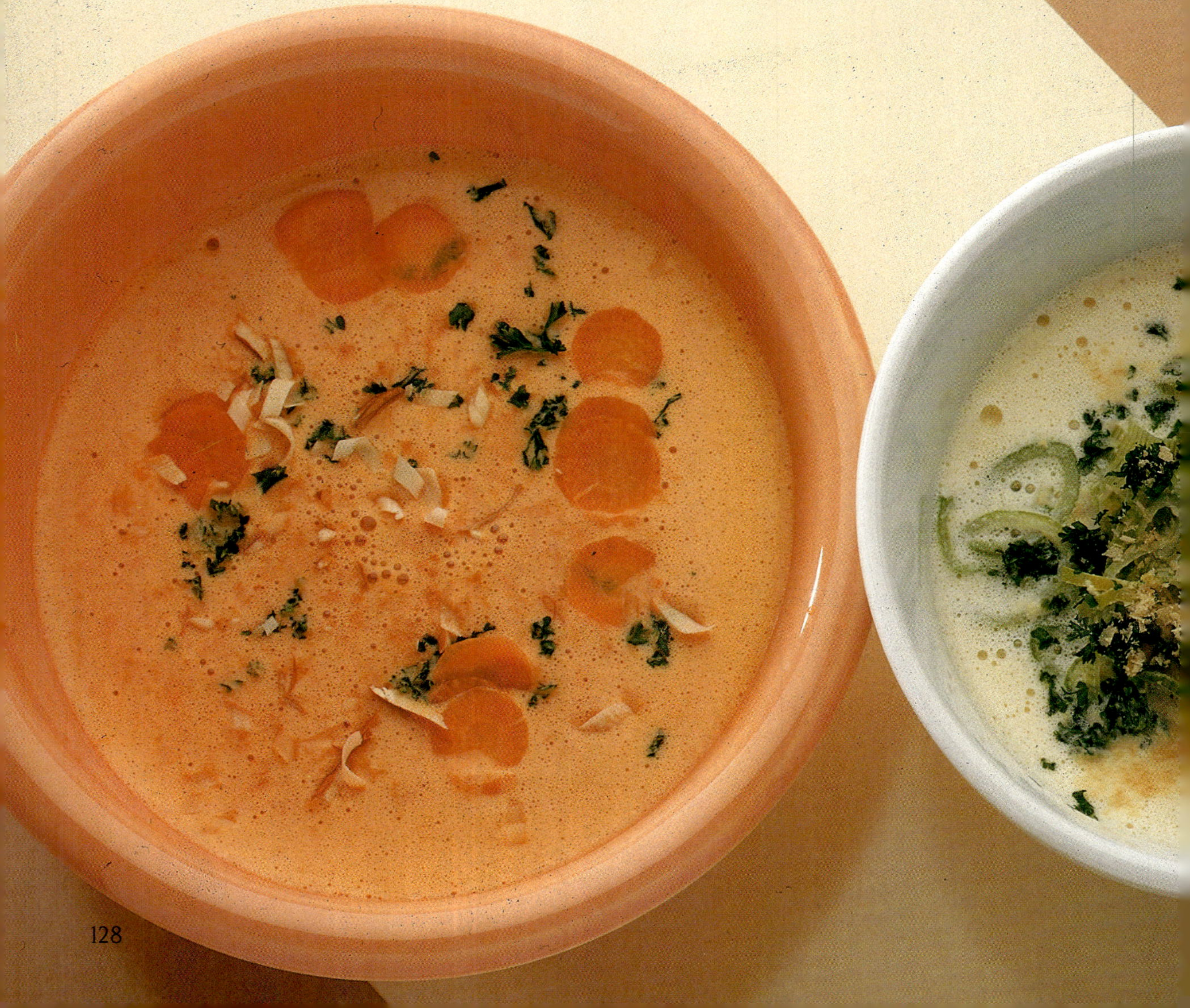

So wird's gemacht:

1. Den Lauch putzen, waschen und in feine Ringe schneiden, dabei auch das Lauchgrün mitverwenden. Die Zwiebel schälen und fein würfeln.
2. Anschließend die Zwiebelwürfel und die Lauchringe in dem Öl glasig dünsten. 3/4 l Wasser und die beiden Gemüsebrühwürfel hinzufügen und bei kleiner Hitze etwa 10 Minuten kochen.
3. Den Weizen fein mahlen und mit dem restlichen 1/4 l Wasser verrühren, unter die Suppe mischen und noch weitere 5 Minuten kochen lassen.
4. Die Sahne und die Butter unterziehen und die Suppe mit den Gewürzen abschmecken.
5. Vor dem Servieren die Hefeflocken einrühren, die Petersilie oder die Alfalfasprossen darüberstreuen.

Miso-Kartoffel-Suppe

Sie benötigen für 4 Personen:

750 g Kartoffeln
1 l Gemüsebrühe
1 TL Majoran
1 TL Basilikum
2 bis 4 EL Miso
150 g Sprossen nach Wahl
oder 200 g feingeschnittenes oder grob geraspeltes Gemüse nach Jahreszeit (z. B. junge Möhren und Erbsen, Kohlrabi, Blumenkohl, und Brokkoliröschen)
100 g geriebenen Käse
1 Bund Schnittlauch

So wird's gemacht:

1. Die Kartoffeln waschen, in Salzwasser gar kochen und pellen.
2. Die Gemüsebrühe erhitzen und die Kartoffeln zusammen mit dem Majoran und dem Basilikum hineingeben. Die Suppe mit dem Zauberstab des Handrührgerätes fein pürieren, jedoch nicht mehr kochen!
3. Die Suppe mit Miso verquirlen. Dann das Gemüse oder die Sprossen und den geriebenen Käse hinzufügen.
4. Die Suppe nochmals 5 Minuten ziehen lassen und eventuell mit feingeschnittenem Schnittlauch bestreuen.

Der Tip

Miso ist eine fermentierte Sojabohnenpaste, die in Naturkostläden und Reformhäusern erhältlich ist

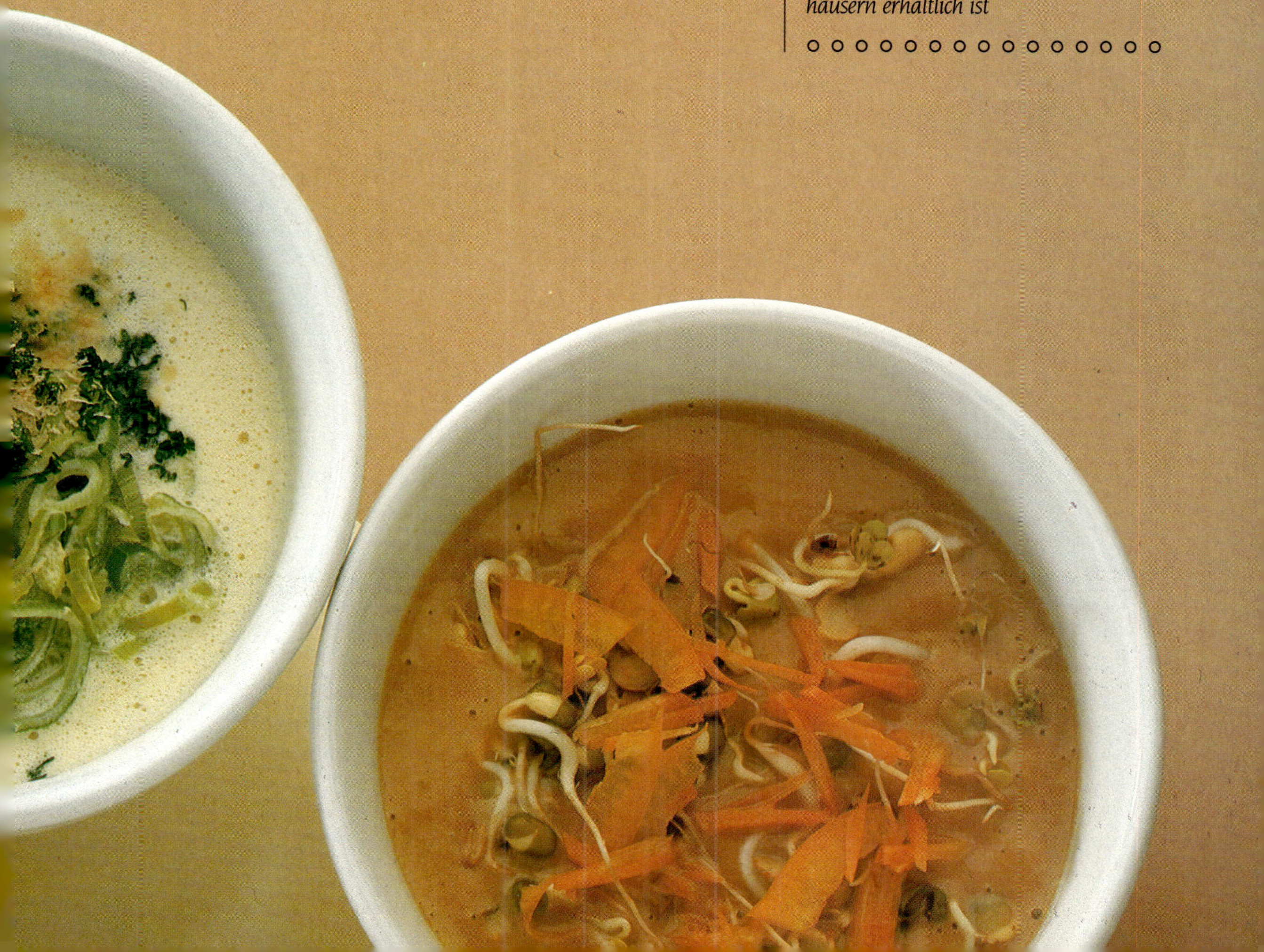

Tomatensuppe mit Basilikum

Sie benötigen für 4 Personen:

2 EL Butter
1 Zwiebel
80 g Hirse
1 l Gemüsebrühe
500 g Fleischtomaten
1 großen Bund Basilikum
Kräutersalz
Saft von ½ Zitrone
4 hauchdünne Scheiben von
1 unbehandelten Zitrone

So wird's gemacht:

1. Die Butter zerlassen und die geschälte, feingewürfelte Zwiebel darin goldgelb dünsten.
2. Die Hirse waschen, abtropfen lassen, dazugeben und kurz mitdünsten.
3. Die Gemüsebrühe zugießen, den Topf abdecken und alles etwa 15 Minuten bei kleiner Hitze kochen.
4. In der Zwischenzeit die Tomaten kreuzweise einschneiden, mit kochendem Wasser übergießen und abziehen. Anschließend im Mixer pürieren.
5. Die Basilikumblätter abzupfen, waschen, trockentupfen und fein zerschneiden, dabei einige Blättchen zum Garnieren zurückbehalten.
6. Die Tomaten und das Basilikum zur Suppe geben, heiß werden lassen, aber nicht mehr kochen.
7. Die Suppe mit Kräutersalz und Zitronensaft abschmecken und mit den Zitronenscheiben und den Basilikumblättchen anrichten.

Der Tip

Diese Suppe können Sie auch mit Reis statt Hirse zubereiten und mit einem kleinen Schuß Sahne verfeinern.

Sauerampfersuppe

Sie benötigen für 4 Personen:

1 Stange Lauch
3 EL Öl
150 g Kartoffeln
1 l Gemüsebrühe
etwa 100 g Sauerampfer
Kräutersalz
frisch gemahlenen Pfeffer
frisch geriebene Muskatnuß
1 Knoblauchzehe
100 g saure Sahne oder Joghurt
2 EL feingehackte
Zitronenmelisse
1 Bund Schnittlauch

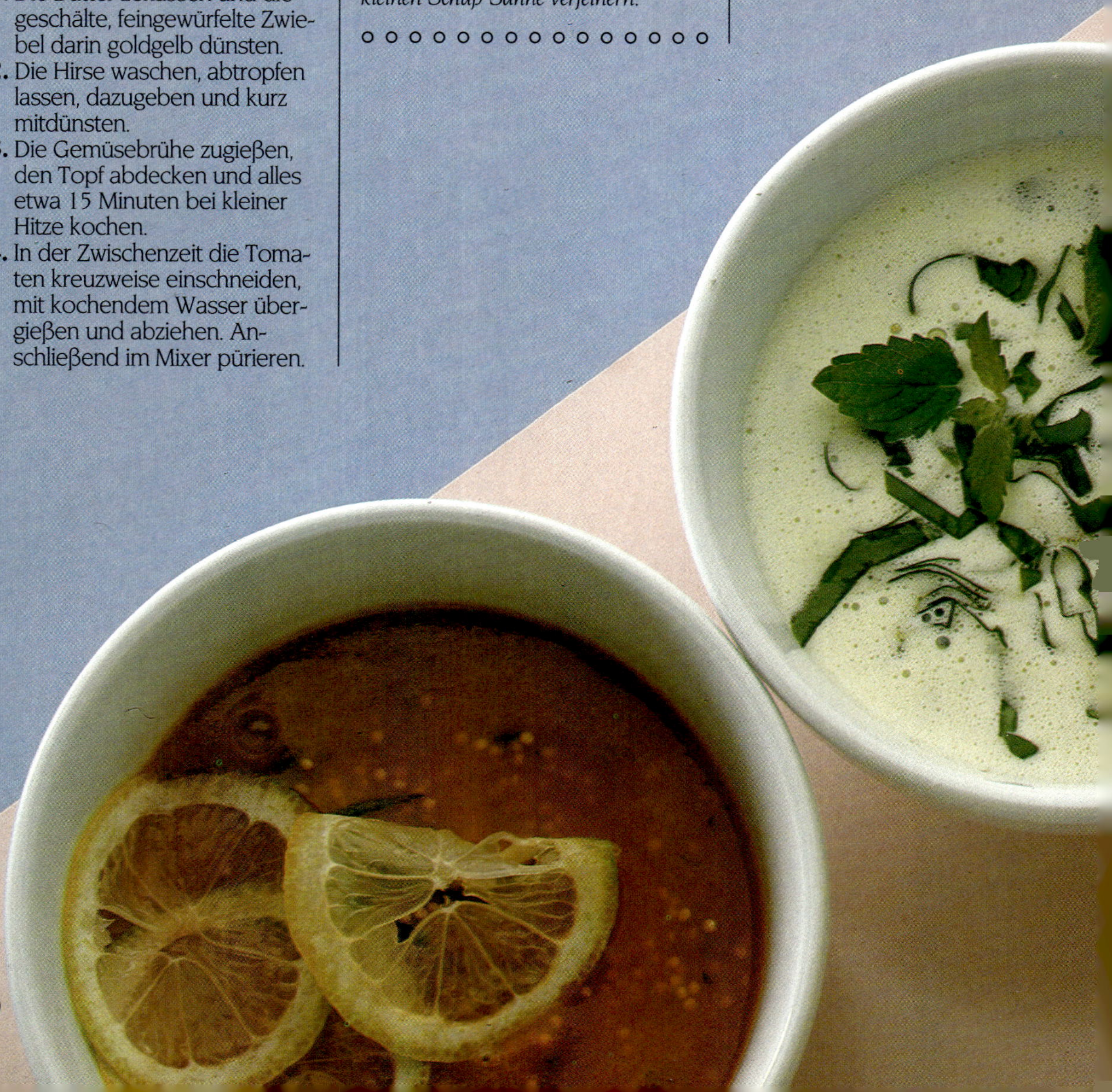

So wird's gemacht:

1. Den Lauch waschen, putzen und in feine Ringe schneiden.
2. Die Lauchringe in dem heißen Öl andünsten, die geschälten und in Würfel geschnittenen Kartoffeln dazugeben und alles mit der Brühe auffüllen.
3. Etwa 10 bis 15 Minuten bei kleiner Hitze köcheln lassen und anschließend mit dem Zauberstab des Handrührgerätes pürieren.
4. Den geputzten, feingeschnittenen Sauerampfer dazugeben und die Suppe noch einmal ganz kurz aufkochen lassen.
5. Mit Kräutersalz, Pfeffer, Muskatnuß und der geschälten, zerdrückten Knoblauchzehe würzen, die saure Sahne unterziehen und die Suppe mit der Zitronenmelisse und dem gewaschenen, feingeschnittenen Schnittlauch bestreuen.

Sommersuppe

Sie benötigen für 4 Personen:

1 Salatgurke
2 kleine rote Paprikaschoten
2 Zwiebeln
1 bis 2 Knoblauchzehen
150 g Mozzarella
500 g Tomaten
1/4 l Gemüsebrühe
1 Becher Sahne
2 EL Zitronensaft
2 TL Paprikapulver
Salz
frisch gemahlenen Pfeffer
frisches Basilikum
frischen Majoran oder Oregano

So wird's gemacht:

1. Das Gemüse waschen, die Gurke gegebenenfalls schälen, die Paprikaschoten putzen und alles in feine Würfel schneiden.
2. Die Zwiebeln und die Knoblauchzehe ebenfalls schälen und grob zerkleinern. Den Mozzarella würfeln.
3. Die Tomaten kreuzweise einschneiden, mit kochendem Wasser überbrühen und abziehen. Zusammen mit der kalten Gemüsebrühe, den Zwiebeln, der Knoblauchzehe im Mixer pürieren.
4. Die Sahne und den Zitronensaft unterziehen und die Suppe mit Paprikapulver, Salz und Pfeffer abschmecken.
5. Die Gurken-, Paprika- und Mozzarellawürfel zufügen. Das Basilikum und den Oregano waschen, trockentupfen und fein schneiden. Unter die Suppe rühren und diese gut gekühlt servieren.

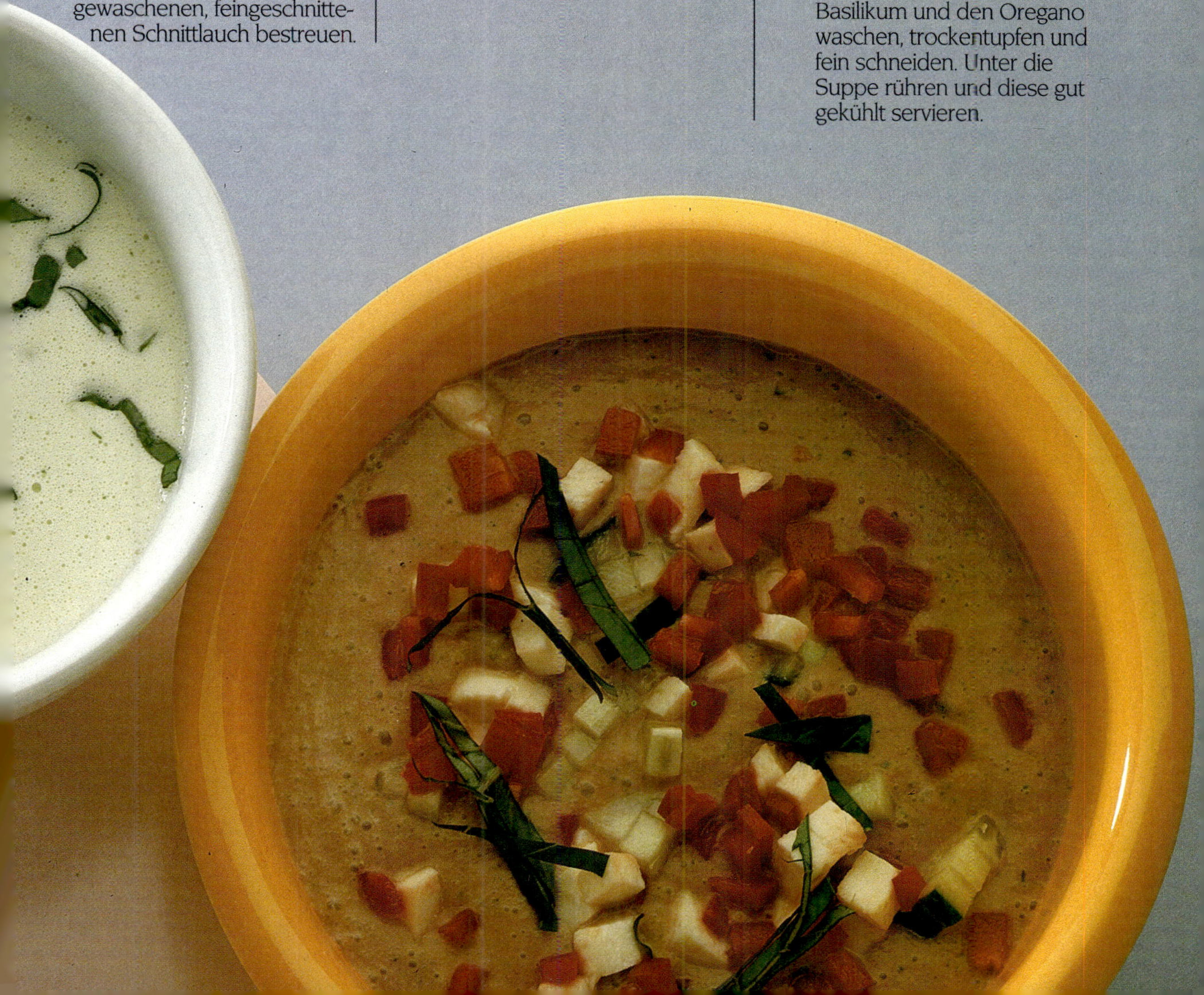

Belegte Maiswaffeln

Sie benötigen für 4 Personen:

Für das Bohnenpüree:

100 g schwarze Bohnen
1 Zwiebel
1 Knoblauchzehe
1 Gemüsebrühwürfel
Paprikapulver
Basilikum
Thymian
Kräutersalz
frisch gemahlenen Pfeffer

Für die Maiswaffeln:

200 g Mais
50 g Weizen
50 g Butter
1 TL Salz

Außerdem:

2 bis 4 Tomaten
8 EL Mungbohnensprossen
1 Becher Joghurt
Kräutersalz
frisch gemahlenen Pfeffer
eventuell 100 g geriebenen, milden Schnittkäse

So wird's gemacht:

1. Die Bohnen in einer Schüssel mit Wasser waschen und anschließend über Nacht in ¼ l Wasser einweichen.

2. Am nächsten Tag mit dem Einweichwasser zum Kochen bringen und bei kleiner Hitze in etwa 50 bis 60 Minuten weich kochen. Anschließend auf der ausgeschalteten Herdplatte noch etwa 30 Minuten nachquellen lassen.

3. Nach der Hälfte der Kochzeit die geschälte, feingewürfelte Zwiebel, die geschälte, zerdrückte Knoblauchzehe und den Gemüsebrühwürfel zufügen und mitkochen.

4. Die abgekühlten Bohnen pürieren und mit den Gewürzen pikant abschmecken.

5. Für die Waffeln den Mais und den Weizen fein mahlen und mit der Butter, dem Salz und 200 bis 250 ml Wasser zu einem weichen Teig verkneten.

6. Den Teig bei Zimmertemperatur etwa 30 Minuten quellen lassen. Dann nacheinander im Waffeleisen vier Waffeln backen.

7. Jede Waffel mit dem Bohnenpüree bestreichen und mit den in Achtel geschnittenen Tomaten und Mungbohnensprossen belegen.

8. Den Joghurt mit dem Kräutersalz und Pfeffer verrühren, jeweils einen Klecks auf die belegten Waffeln geben und nach Geschmack noch mit geriebenem Käse bestreuen.

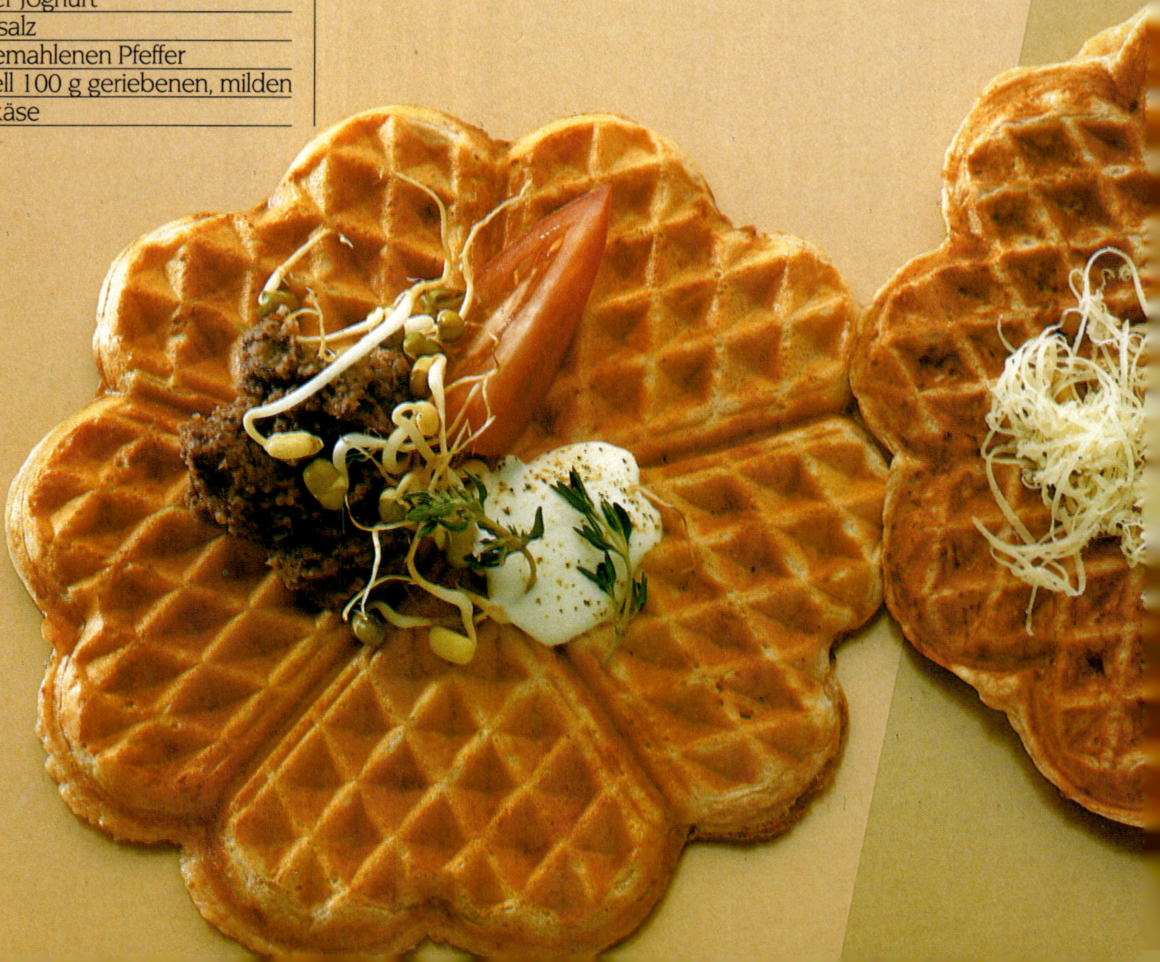

Käsewaffeln

Sie benötigen für 4 Personen:

150 g Roggen
100 g Weizen
1 TL Backpulver
2 Eier
250 g Milch
50 bis 100 g geriebenen Käse
½ TL Salz
¼ TL gemahlenen Kümmel
frisch gemahlenen Pfeffer

So wird's gemacht:

1. Den Roggen und den Weizen fein mahlen und mit dem Backpulver mischen.
2. Die Eier, die Milch, den geriebenen Käse und die Gewürze zum Vollkornmehl geben.
3. Alle Zutaten zu einem weichen Teig verrühren und diesen mindestens 20 Minuten quellen lassen.
4. Das Waffeleisen vorheizen. Den Teig portionsweise hineingeben, das Waffeleisen fest zusammendrücken und die Waffeln nacheinander ausbacken.

Der Tip

Käsewaffeln schmecken sehr gut zu einer Suppe oder einer Salatplatte oder zu Meerrettichquark.

Kartoffelwaffeln

Sie benötigen für 4 Personen:

500 g Kartoffeln
1 Zwiebel
1 bis 2 Eier
Salz
frisch gemahlenen Pfeffer
Paprikapulver
100 g Weizen
4 EL frische feingehackte Kräuter
2 bis 4 EL Buttermilch

So wird's gemacht:

1. Die Kartoffeln waschen, schälen und grob raspeln. Die Zwiebel schälen und in feine Würfel schneiden.
2. Beides mit dem Ei, den Gewürzen, dem frisch gemahlenen Weizen und den Kräutern verrühren.
3. Eventuell die Buttermilch unterrühren, damit der Teig nicht zu zäh ist.
4. Das Waffeleisen erhitzen und nacheinander die Waffeln knusprig braun backen.
   Dazu gibt es Meerrettich- oder Kräuterquark!

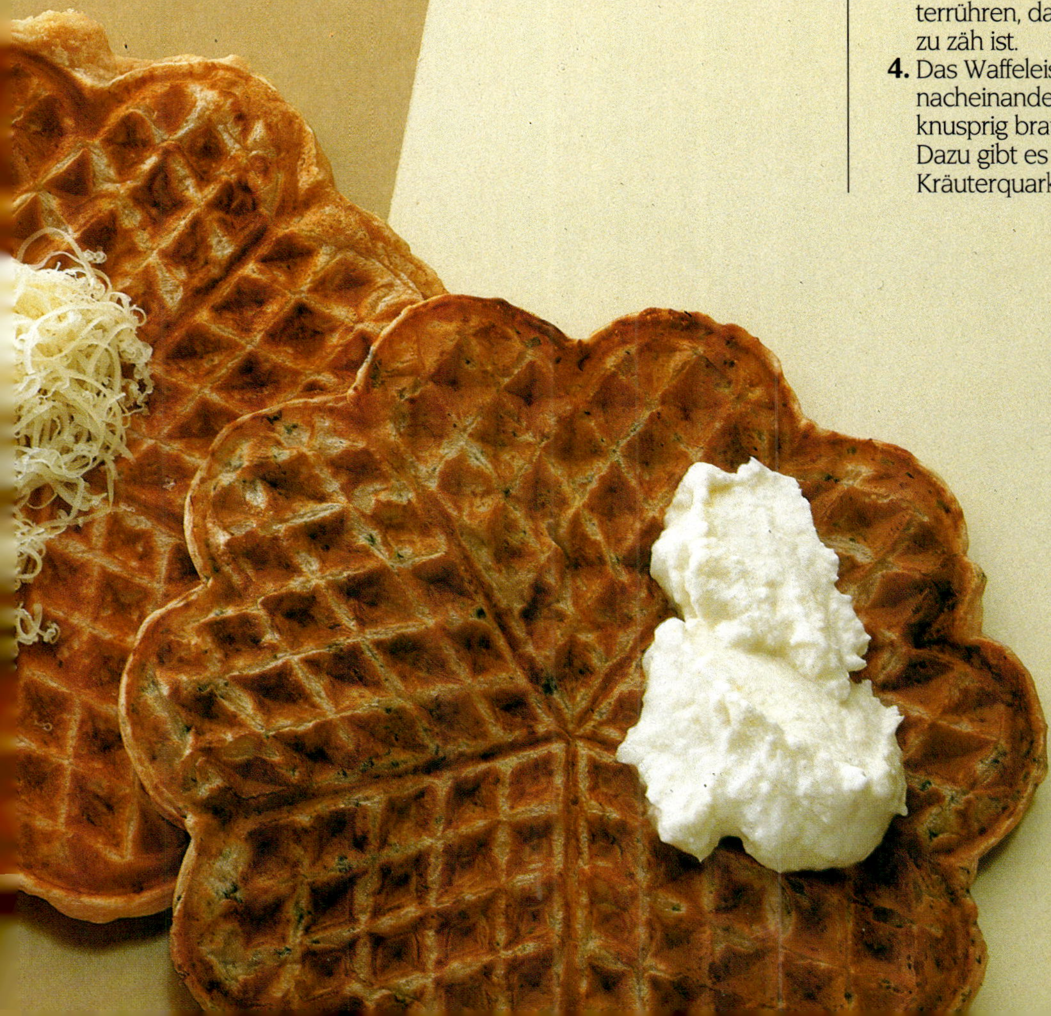

Kaiserschmarren

Sie benötigen für 4 Personen:

250 g Dinkel
1 Prise Salz
1/4 bis 3/8 l Milch
100 g Rosinen
abgeriebene Schale von
1/2 unbehandelten Zitrone
4 Eigelb
50 g Butter
4 Eiweiß
Butter zum Braten
4 bis 6 EL Kokosraspel

So wird's gemacht:

1. Den Dinkel möglichst fein mahlen und mit dem Salz und der Milch glattrühren, etwa 30 Minuten quellen lassen.
2. Danach die gewaschenen, aber gut abgetropften Rosinen, die Zitronenschale sowie die Eigelbe und die zerlassene Butter unterrühren. Der Teig muß dickflüssig sein, eventuell noch etwas Milch zugeben.
3. Die Eiweiße zu steifem Schnee schlagen und vorsichtig unterheben.
4. Butter in einer Pfanne zerlassen und den Teig etwa 1 cm hoch einfüllen. Zugedeckt bei mittlerer Hitze backen.
5. Sobald der Teig fest wird, den Schmarren mit Hilfe von 2 Gabeln in Stücke reißen und diese häufig wenden, bis alle Stücke goldbraun sind, warm stellen und den restlichen Teig ebenso backen.
6. Den Kaiserschmarren mit den Kokosraspel bestreuen und sofort servieren, weil er sonst leicht zäh wird.

Nußomelett

Sie benötigen für 4 Personen:

4 Eier
1 Prise Salz
1 Prise frisch geriebene Muskatnuß
4 EL süße oder saure Sahne
50 g Weizen
Öl
50 g Erdnußkerne
50 g Sonnenblumenkerne
50 bis 100 g geriebenen
Emmentaler Käse
1 kleine Salatgurke
1 Bund Dill nach Belieben

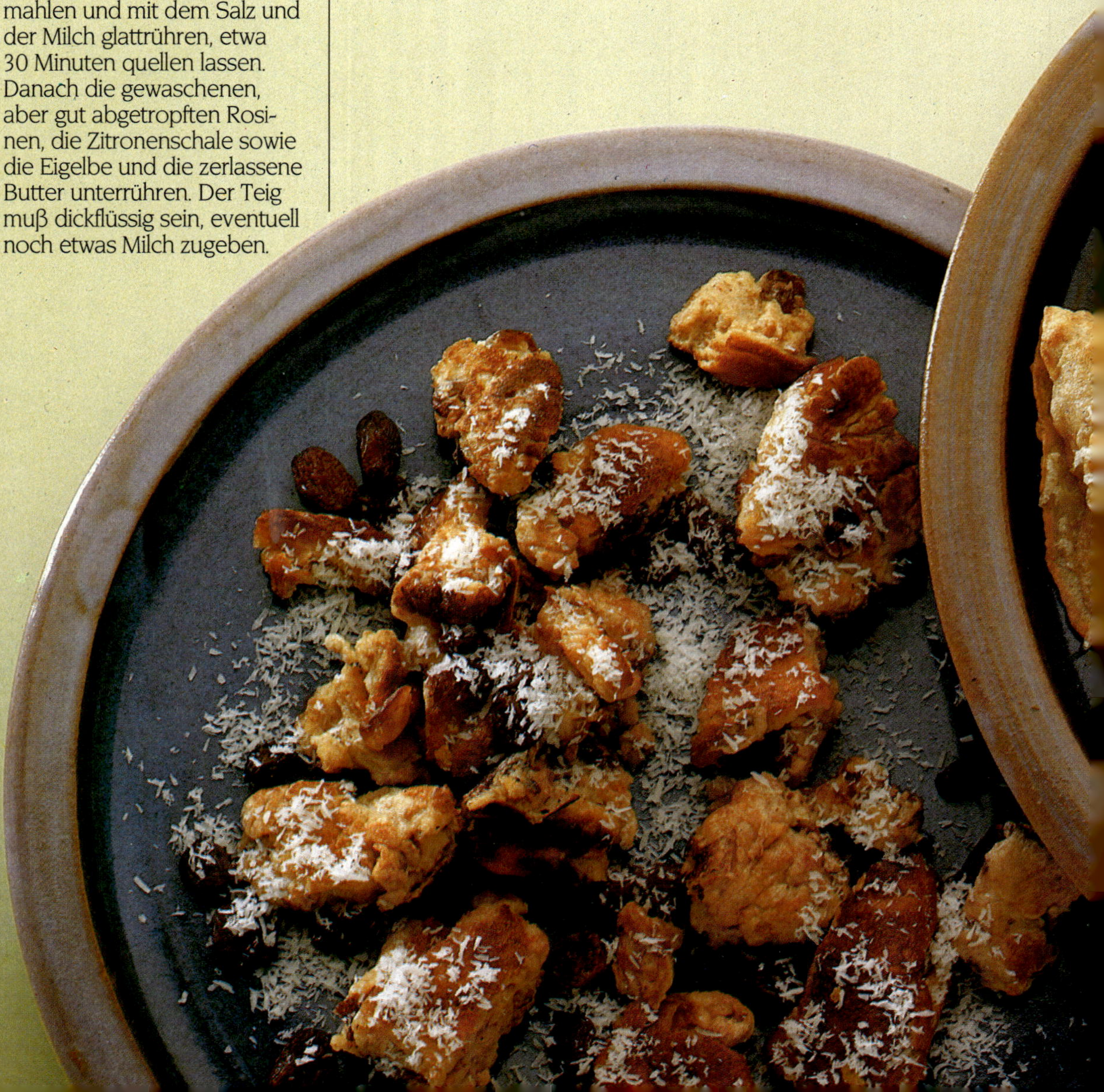

So wird's gemacht:

1. Die Eier mit den Gewürzen und der Sahne verquirlen und den frisch gemahlenen Weizen unterrühren.
2. Aus dem Teig in heißem Öl 4 Omeletts backen.
3. Die Omeletts mit den Erdnüssen und Sonnenblumenkernen bestreuen, zusammenklappen und nebeneinander in eine gefettete Auflaufform legen.
4. Mit dem Käse bestreuen und in dem auf 200°C vorgeheizten Backofen überbacken.
5. Die Gurke waschen, gegebenenfalls schälen und in Streifen schneiden. Den Dill waschen, trockentupfen und sehr fein hacken.
6. Die überbackenen Omeletts mit den Gurkenstreifen und nach Belieben mit dem Dill bestreuen und servieren.

Der Tip

Sehr gut schmeckt das Nußomelett, wenn Sie etwas Buchweizenmehl darunter mischen. Statt der Erdnüsse oder der Sonnenblumenkerne können Sie auch andere Nüsse nehmen.

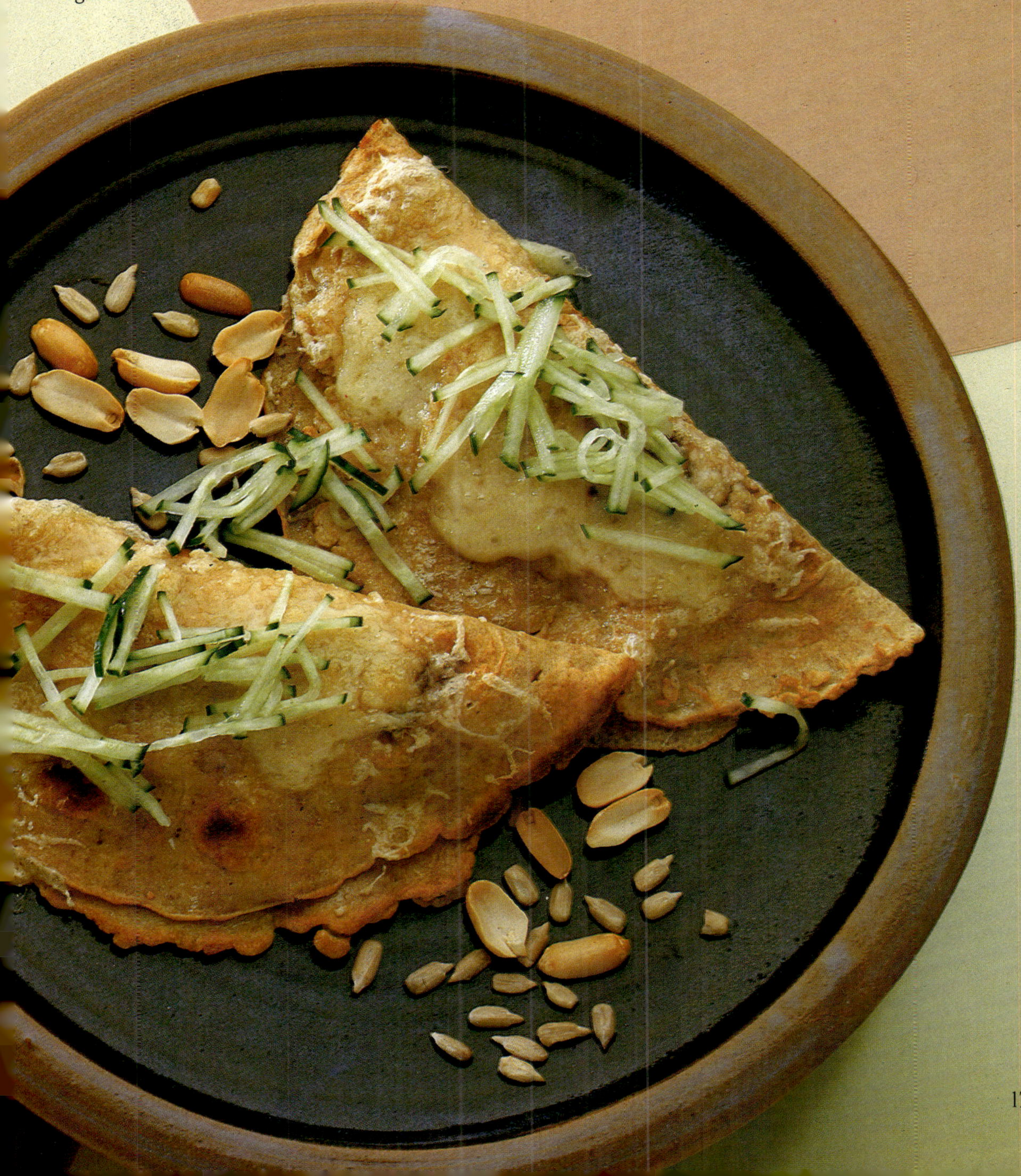

Sommerlicher Kartoffelsalat

Sie benötigen für 4 Personen:

750 bis 1000 g Kartoffeln
Salz
frisch gemahlenen Pfeffer
1 Zwiebel
1 Tasse Gemüsebrühe
1 TL Senf
2 bis 4 EL Obstessig
3 bis 4 EL Öl
1 Bund Radieschen
1 kleine Salatgurke
2 bis 4 Tomaten
1 Möhre
1 Bund Petersilie
1 Bund Schnittlauch
1 Bund Dill
100 g milden Schnittkäse
einige Salatblätter
1 Becher Joghurt

So wird's gemacht:

1. Die Kartoffeln waschen, in der Schale kochen, noch warm pellen und in nicht zu dünne Scheiben schneiden.

2. In eine Schüssel geben, dabei jede Schicht leicht salzen und pfeffern und mit der geschälten, feingewürfelten Zwiebel bestreuen.

3. Die Gemüsebrühe erhitzen, den Senf darin verrühren und den Essig hinzufügen. Noch heiß über die Kartoffelscheiben gießen und die Schüssel zudecken.

4. Erst wenn die Kartoffeln diesen Sud aufgesogen haben, das Öl untermengen.

5. Das Gemüse, den Salat und die Kräuter waschen und putzen. Die Radieschen und die Gurke in Scheiben schneiden, die Tomaten vierteln, die Möhre grob raspeln und die Kräuter fein schneiden.

6. Alles zusammen mit dem in Streifen oder Würfel geschnittenen Käse vorsichtig unter den Kartoffelsalat heben.

7. Den Salat auf den Salatblättern anrichten und den Joghurt bei Tisch portionsweise darübergießen.

Der Tip

Im Winter können Sie zum Beispiel 250 g in sehr feine Ringe geschnittenen Lauch und 250 g in feine Spalten geschnittene Äpfel sowie einige Nüsse unter den Kartoffelsalat mengen.

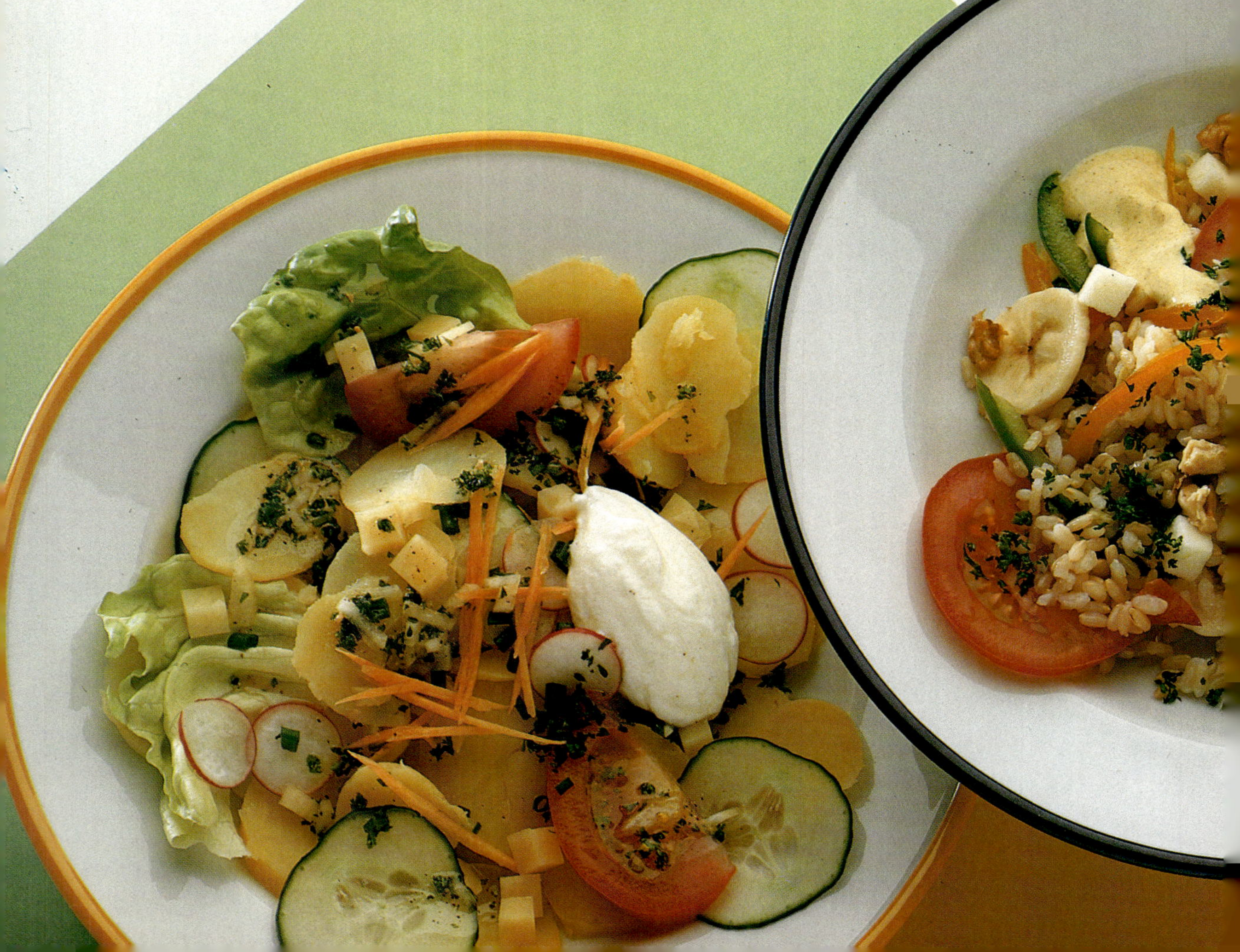

Bunter Reissalat

Sie benötigen für 4 Personen:

200 bis 300 g Naturreis
1 Gemüsebrühwürfel
je eine gelbe, rote und grüne Paprikaschote
4 Tomaten
1 Banane
2 Äpfel
10 Walnüsse
200 g Joghurt oder saure Sahne
2 EL Sonnenblumenöl
1 EL Zitronensaft
1 TL Senf
1 TL Curry
½ TL Ingwer
Salz
2 bis 4 EL feingehackte Petersilie

So wird's gemacht:

1. Den Reis waschen und zusammen mit ¾ bis 1 l Wasser und dem Gemüsebrühwürfel in etwa 40 Minuten weichkochen, dann abkühlen lassen.
2. Das Gemüse und das Obst waschen und putzen. Die Paprikaschoten in dünne Streifen, die Tomaten und die Banane in Scheiben und die Äpfel in Würfel schneiden. Die Walnüsse grob hacken.
3. Den Joghurt mit dem Öl und dem Zitronensaft sowie dem Senf glattrühren und mit Curry, Ingwer und Salz pikant abschmecken.
4. Den Reis mit dem kleingeschnittenen Gemüse und Obst vermengen, die Marinade unterziehen und den Salat mit den Walnüssen und der Petersilie bestreuen.

Kartoffelsalat mit Früchten

Sie benötigen für 4 Personen:

750 bis 1000 g Kartoffeln
Salz, Pfeffer
1 Zwiebel
1 Tasse Gemüsebrühe
2 bis 4 EL Obstessig
3 bis 4 EL Öl
4 bis 6 Pfirsiche oder Orangen
150 g Walnüsse

So wird's gemacht:

1. Den Kartoffelsalat, wie im Rezept „Sommerlicher Kartoffelsalat" beschrieben, jedoch ohne Gemüse und Käse zubereiten.
2. Das Obst putzen und würfeln. Die Walnüsse fein hacken, mit dem Obst unter die Kartoffel heben.

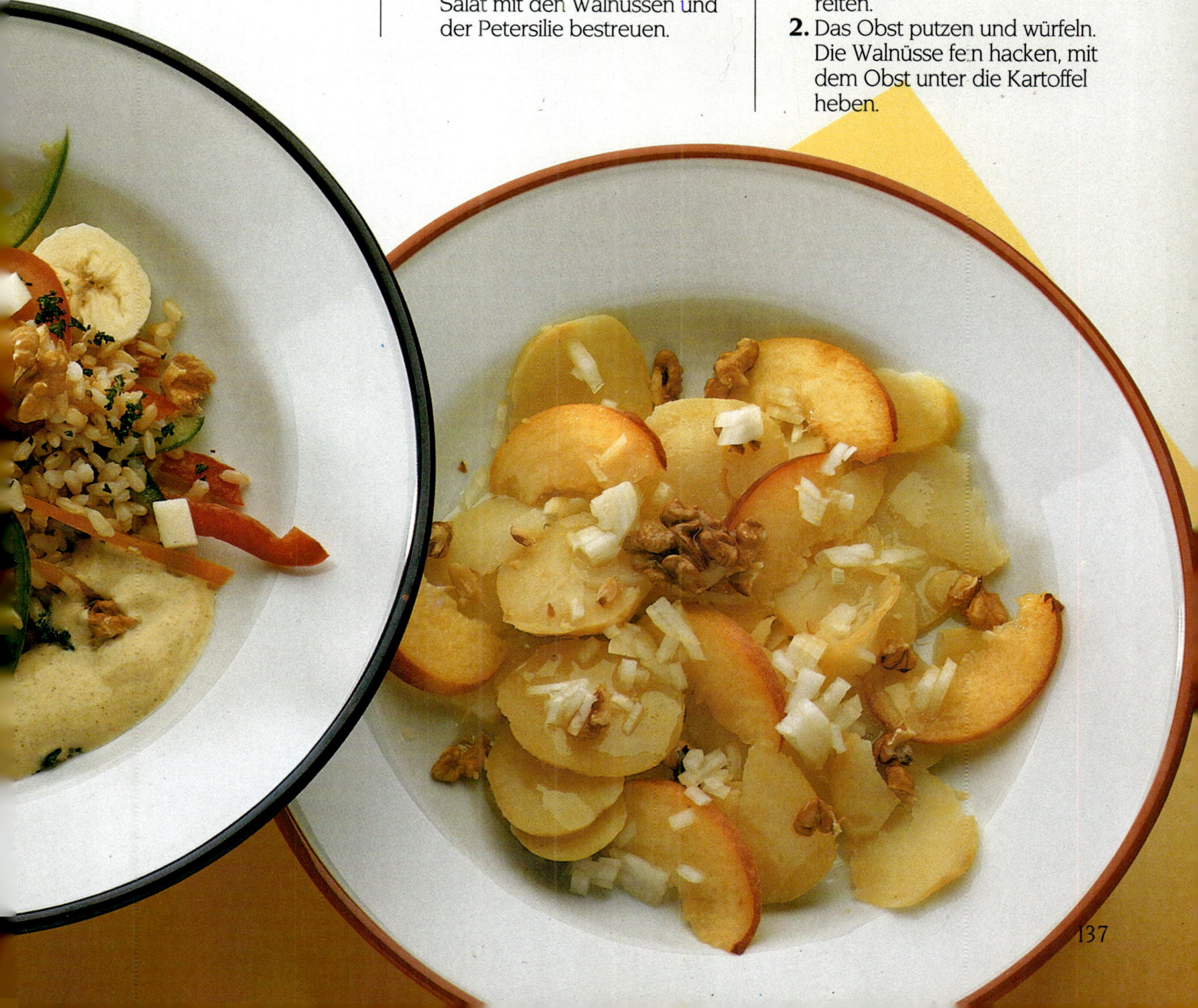

Erdbeer-Quark-Auflauf

Sie benötigen für 4 Personen:

500 g Erdbeeren oder anderes Obst
Butter zum Ausfetten
250 g Quark
2 Eigelb
2 EL Honig
abgeriebene Schale von ½ unbehandelten Zitrone
2 EL Hafer
2 Eiweiß
1 Becher Sahne

So wird's gemacht:

1. Die Erdbeeren waschen und entstielen. Den Boden von 6 kleinen (oder einer großen) gefetteten Souffléförmchen gleichmäßig mit den Erdbeeren auslegen.
2. Den Quark mit den Eigelben und dem Honig cremig rühren.
3. Die abgeriebene Zitronenschale und den feingemahlenen Hafer unterrühren.
4. Die Eiweiße und die Sahne steif schlagen und vorsichtig unter die Quarkmasse heben.
5. Diese gleichmäßig auf den Erdbeeren verteilen und bei 180°C im vorgeheizten Backofen so lange backen, bis sich der Auflauf in der Mitte wölbt und die Ränder leicht rissig werden (etwa 25 Minuten). Sofort servieren.

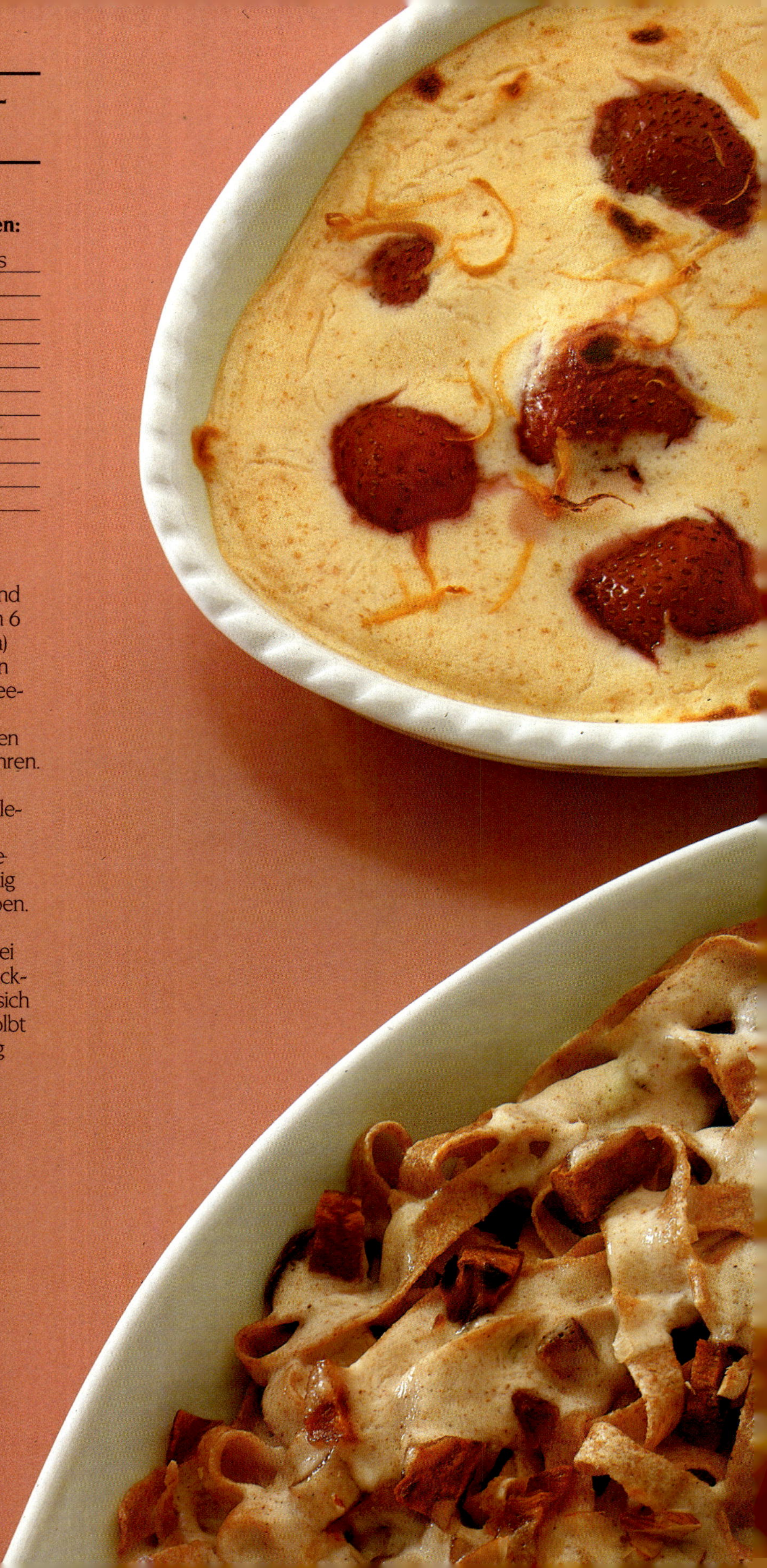

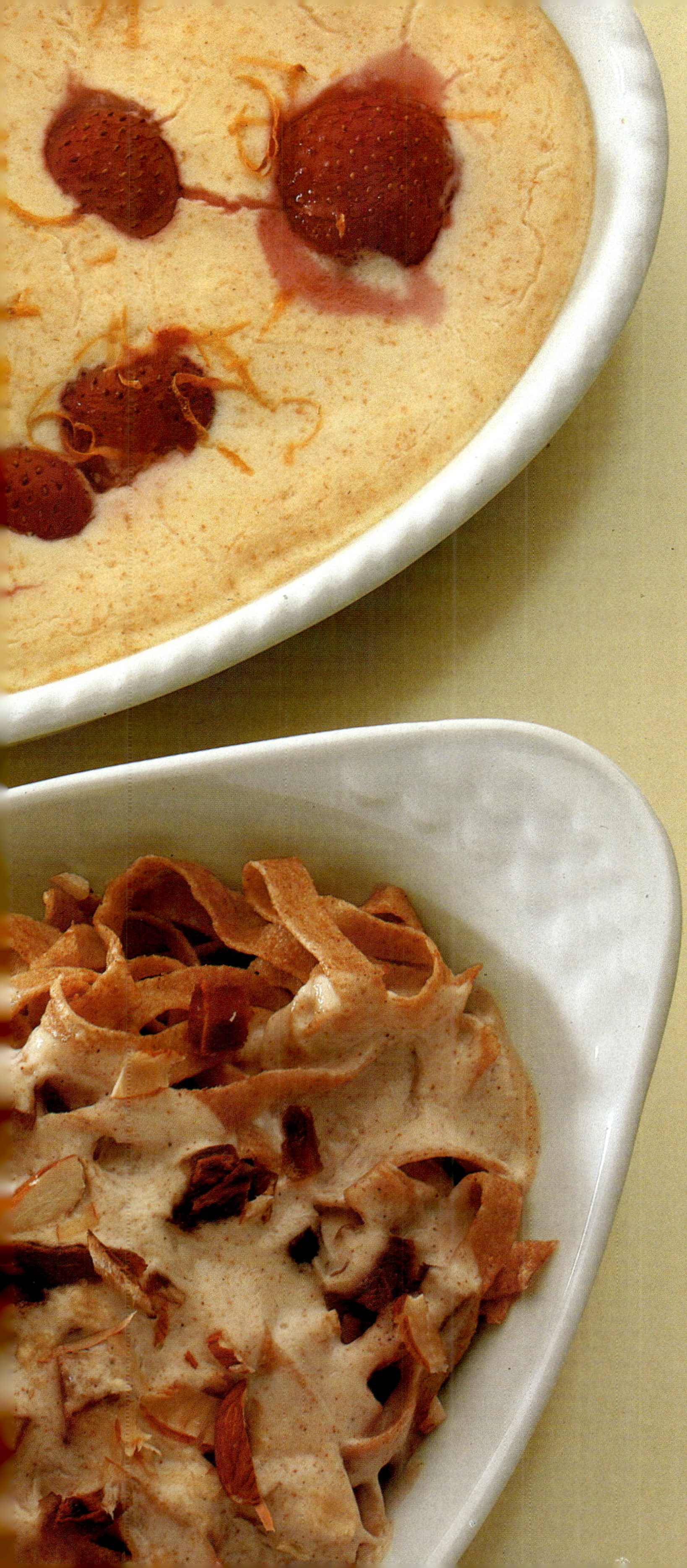

Süßer Nudelauflauf

Sie benötigen für 4 Personen:

200 g getrocknete ungeschwefelte Aprikosen
500 g Vollkornnudeln
500 g Quark
2 Eigelb
1 TL Zimt
abgeriebene Schale von 1 unbehandelten Zitrone
2 bis 3 EL Honig
eventuell etwas Milch
2 Eiweiß
Butter zum Ausfetten
100 g gehobelte Mandeln

So wird's gemacht:

1. Die Aprikosen waschen, in kleine Würfel schneiden und knapp mit Wasser bedeckt etwa 2 bis 3 Stunden quellen lassen.
2. Die Vollkornnudeln in leicht gesalzenem Wasser garen, abtropfen und abkühlen lassen.
3. Den Quark mit den Eigelben, dem Einweichwasser der Aprikosen, dem Zimt, der Zitronenschale und dem Honig glattrühren. Falls die Masse zu fest ist, noch etwas Milch hinzufügen.
4. Zusammen mit den Aprikosenwürfeln unter die Vollkornnudeln mischen.
5. Die Eiweiße zu steifem Schnee schlagen und vorsichtig unterheben.
6. Die Masse in eine gefettete Auflaufform füllen, mit den blättrig geschnittenen Mandeln bestreuen, auf die mittlere Leiste in den kalten Backofen schieben und bei 200° C etwa 25 bis 30 Minuten backen. Dazu schmeckt sehr gut eine Vanillesauce oder eine rohe Fruchtsauce.

Grüne Knöpfle

Sie benötigen für 4 Personen:

300 g Spinat
3 EL feingehackte Petersilie
70 bis 100 g geriebenen Käse
200 g Quark
frisch gemahlenen Pfeffer
frisch geriebene Muskatnuß
1 Knoblauchzehe
etwa 150 g Weizen
Salz
2 bis 3 Zwiebeln
Butter

So wird's gemacht:

1. Den Spinat waschen, verlesen und tropfnaß in einen Topf geben. So lange kochen, bis er zusammengefallen ist, dann gut ausdrücken und fein schneiden.
2. Zusammen mit der feingehackten Petersilie und dem geriebenen Käse zum Quark geben. Diesen kräftig mit den Gewürzen und der geschälten, zerdrückten Knoblauchzehe abschmecken.
3. Den Weizen fein mahlen und untermengen. Dann den Teig etwa 15 Minuten ruhen lassen.
4. Mit bemehlten Händen kleine Klöße formen und diese in siedendem Salzwasser etwa 10 Minuten ziehen lassen. (Das Wasser darf nicht kochen, sonst zerfallen die Knöpfle.)
5. Die Zwiebeln schälen, in Würfel oder Ringe schneiden und in der zerlassenen Butter goldbraun dünsten. Über die Knöpfle geben und sofort servieren.

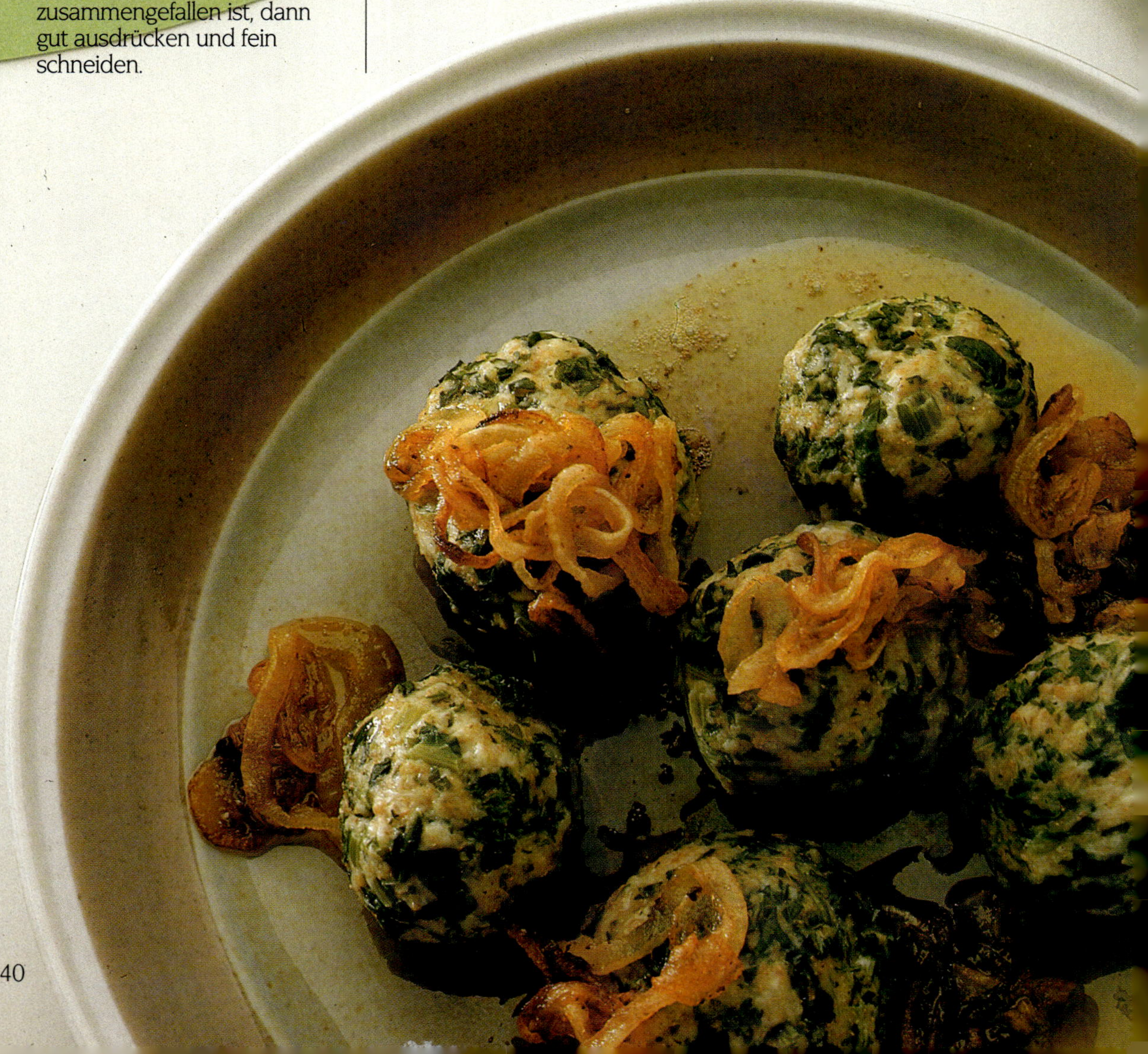

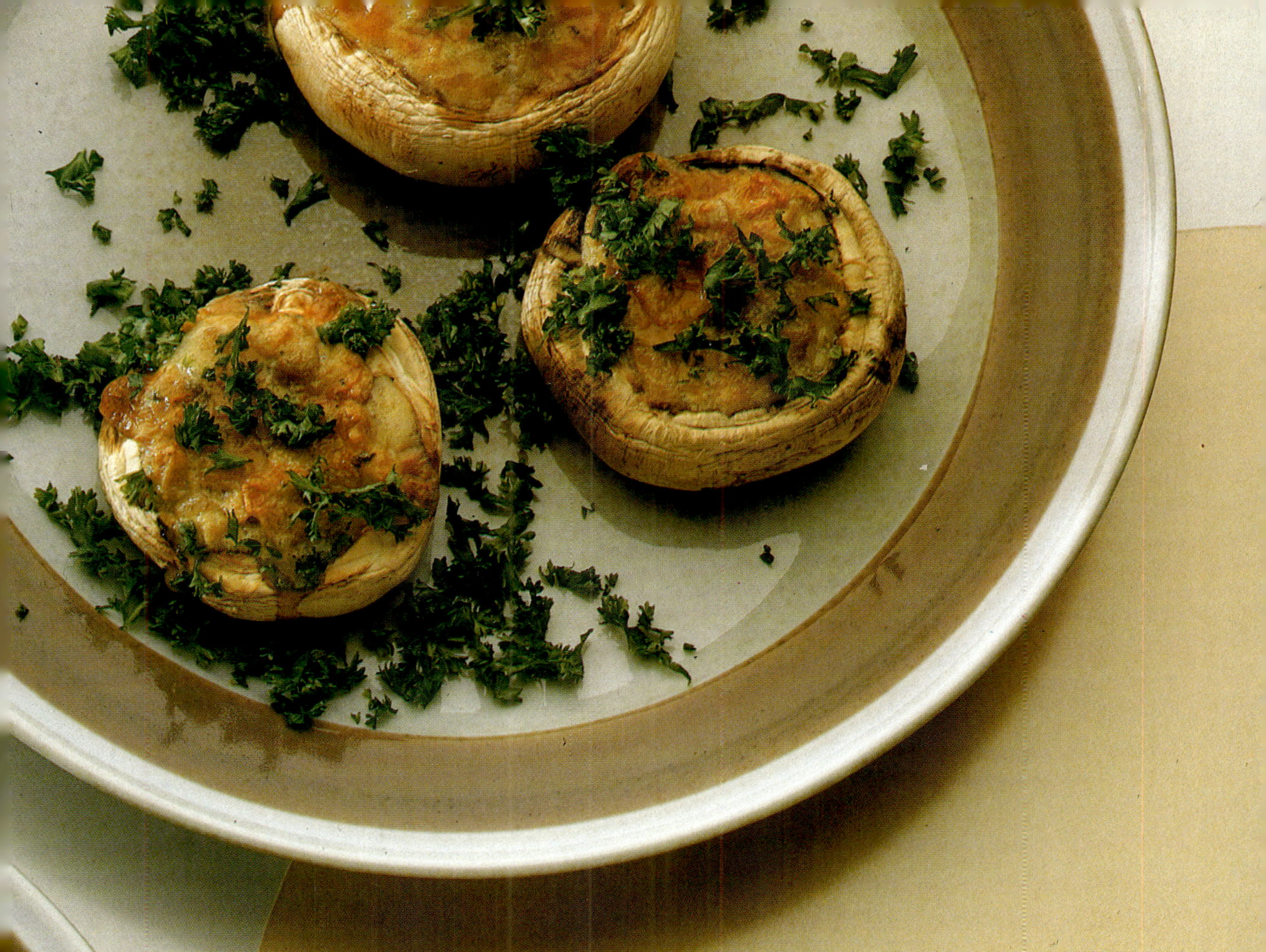

Gefüllte Champignons

Sie benötigen für 4 Personen:

12 große Champignons
100 g saure Sahne
100 g Blauschimmelkäse
Salz
frisch gemahlenen Pfeffer
Butter zum Ausfetten
100 g Sahne
etwas feingehackte Petersilie

So wird's gemacht:

1. Die Champignons putzen, kurz waschen und trockentupfen. Die Stiele aus den Köpfen herauslösen und kleinschneiden.

2. Die saure Sahne mit dem Käse und den Pilzstücken verrühren. Mit den Gewürzen abschmecken und in die Pilzköpfe füllen.

3. Die Pilze in eine gefettete Auflaufform setzen, mit der Sahne übergießen und im Backofen bei 220°C etwa 20 Minuten backen.

4. Vor dem Servieren mit der Petersilie bestreuen.
Dazu schmecken frische Weizenfladen (siehe Seite 56), Vollkornbrötchen, aber auch Vollkornnudeln oder Risotto (siehe Seite 116) sehr gut.

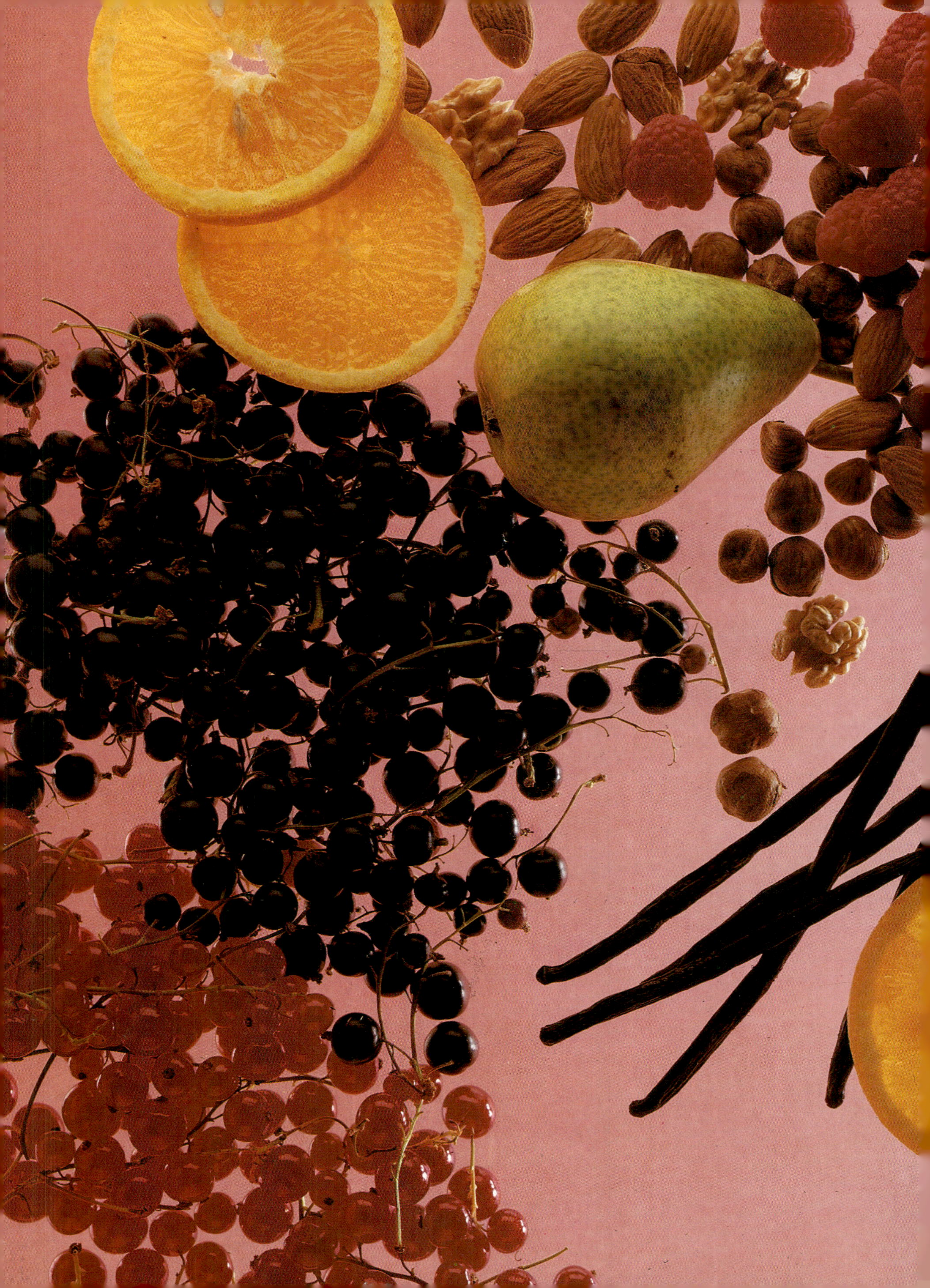

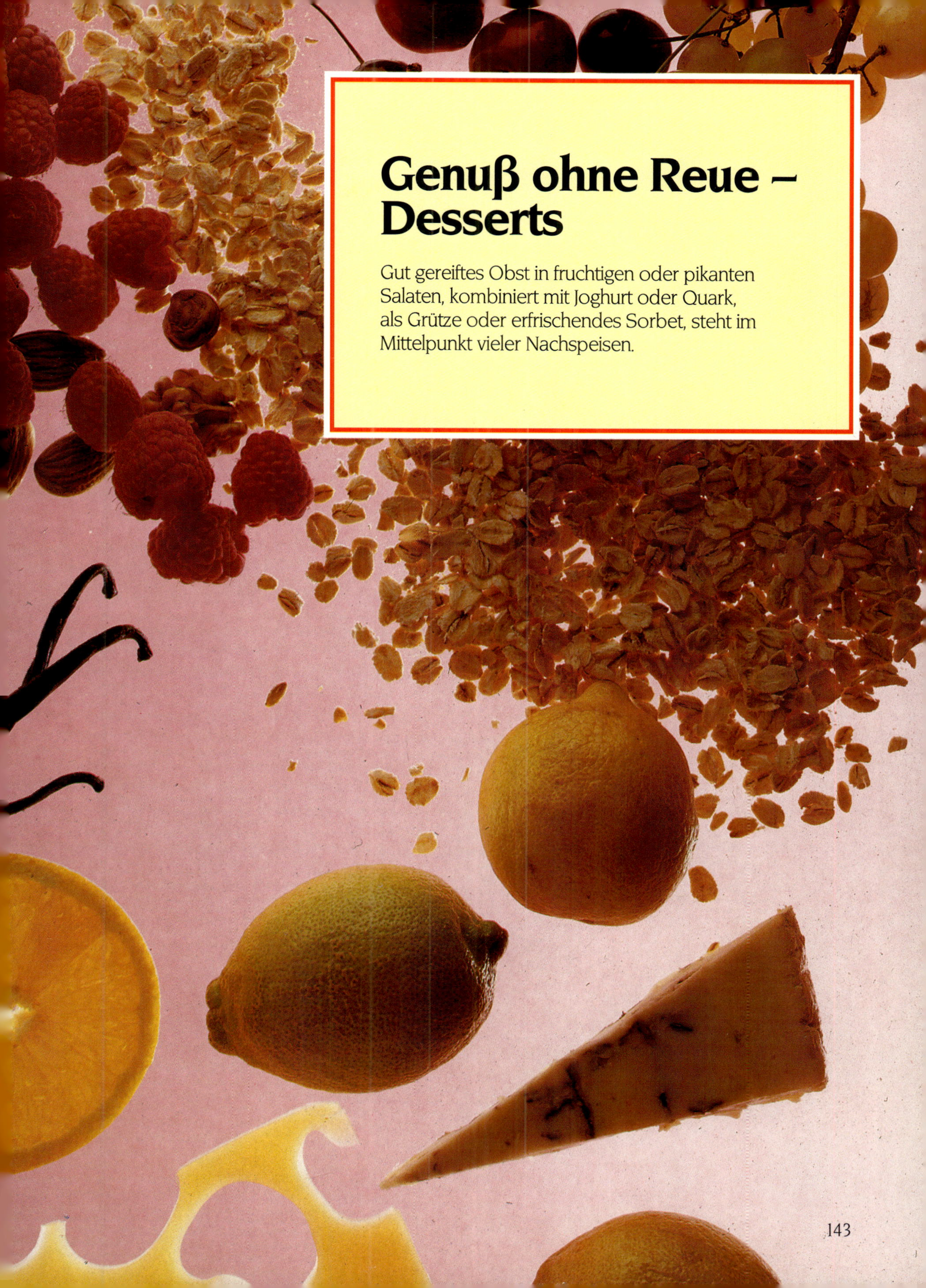

Genuß ohne Reue – Desserts

Gut gereiftes Obst in fruchtigen oder pikanten Salaten, kombiniert mit Joghurt oder Quark, als Grütze oder erfrischendes Sorbet, steht im Mittelpunkt vieler Nachspeisen.

Obstsalat nach Feinschmeckerart

Sie benötigen für 4 Personen:

Für den Obstsalat:

1 Honigmelone
250 g Himbeeren
250 g Kirschen
2 Pfirsiche oder insgesamt 700 g gemischtes Obst nach Jahreszeit
etwa 50 bis 100 g gehackte Nüsse nach Geschmack (z. B. Haselnüsse, Walnüsse, Pistazien und Pinienkerne)

Für die Sauce:

100 g süße Sahne
100 g Crème fraîche
¼ TL Vanille
1 bis 2 TL Honig
1 EL Rum
etwas frisch geriebenen Ingwer oder ¼ TL gemahlenen Ingwer

So wird's gemacht:

1. Das Obst waschen, putzen, bei Bedarf schälen und je nach Obstsorte zerkleinern.
2. Die einzelnen Obstsorten in Portionsgläser schichten, dabei gehackte Nüsse zwischen die Lagen streuen.
3. Die Sahne mit der Crème fraîche verrühren und mit Vanille, Honig, Rum und Ingwer würzen.
4. Auf jedes Glas etwas Sauce geben und mit ein oder zwei Früchten garnieren.

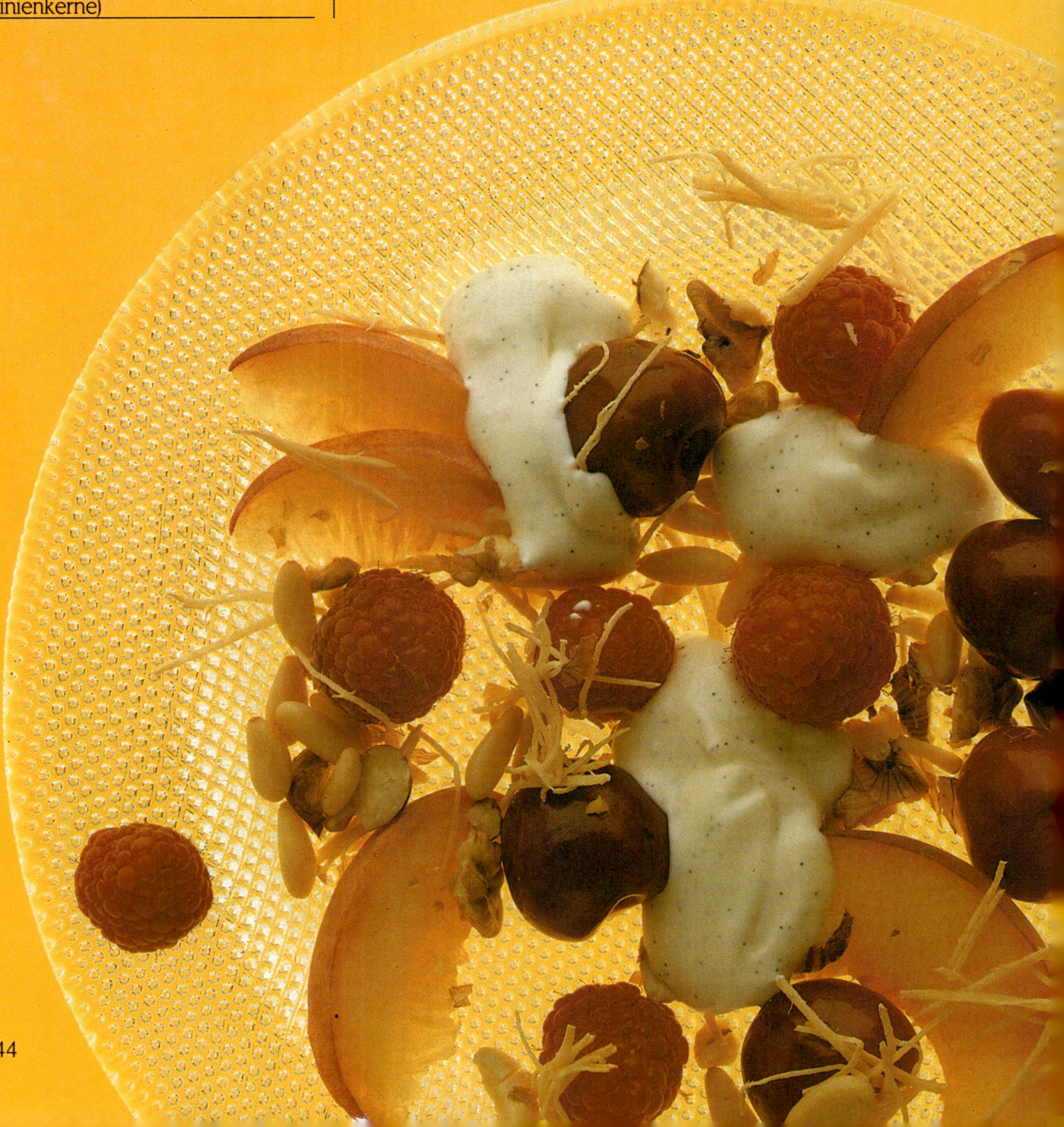

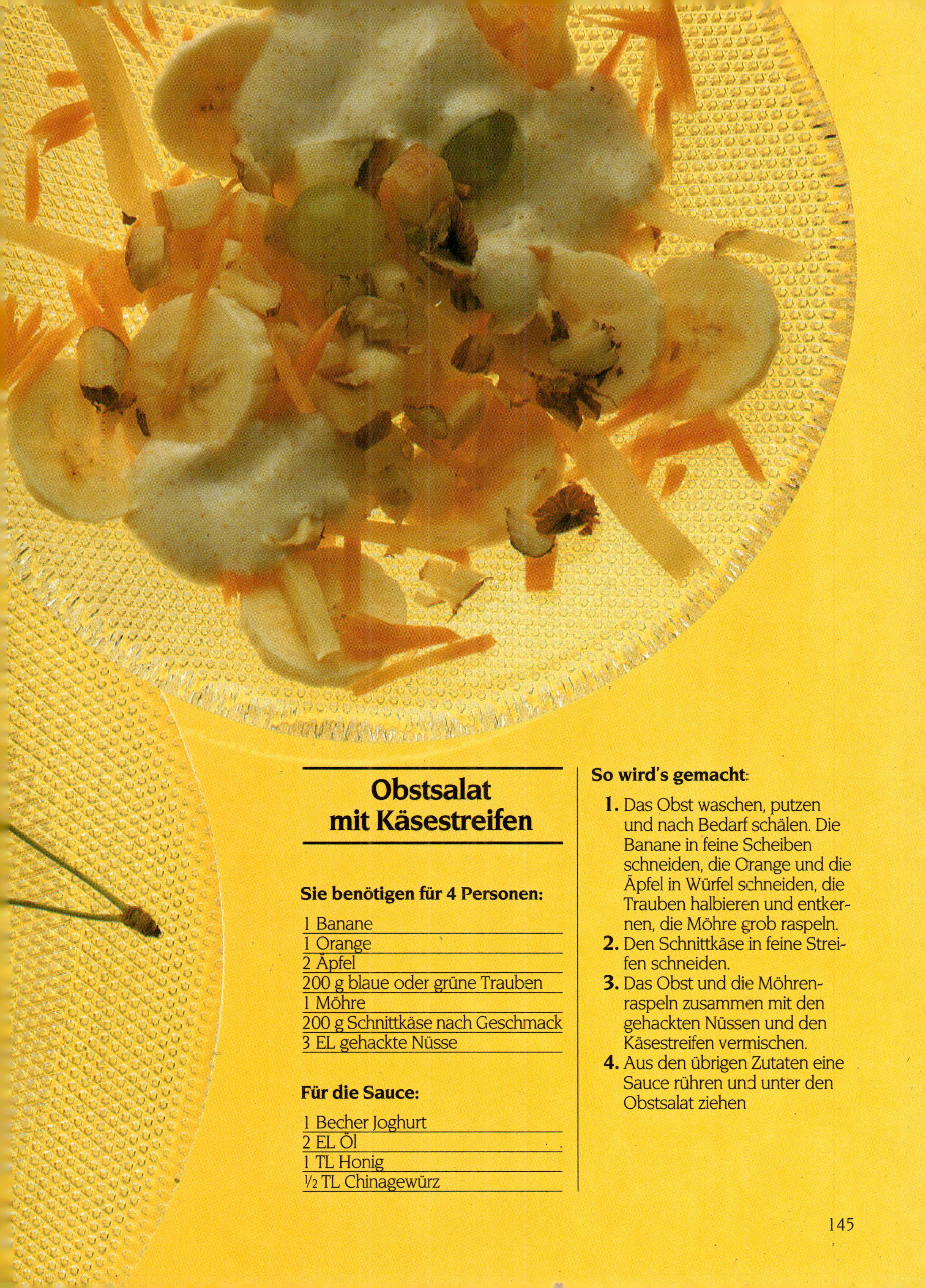

Obstsalat mit Käsestreifen

Sie benötigen für 4 Personen:

1 Banane
1 Orange
2 Äpfel
200 g blaue oder grüne Trauben
1 Möhre
200 g Schnittkäse nach Geschmack
3 EL gehackte Nüsse

Für die Sauce:

1 Becher Joghurt
2 EL Öl
1 TL Honig
½ TL Chinagewürz

So wird's gemacht:

1. Das Obst waschen, putzen und nach Bedarf schälen. Die Banane in feine Scheiben schneiden, die Orange und die Äpfel in Würfel schneiden, die Trauben halbieren und entkernen, die Möhre grob raspeln.
2. Den Schnittkäse in feine Streifen schneiden.
3. Das Obst und die Möhrenraspeln zusammen mit den gehackten Nüssen und den Käsestreifen vermischen.
4. Aus den übrigen Zutaten eine Sauce rühren und unter den Obstsalat ziehen

Apfelgratin

Sie benötigen für 4 Personen:

4 große Äpfel
Zitronensaft
Öl zum Ausfetten
250 g Joghurt oder saure Sahne
1 EL Honig
1 Ei
50 g Weizen
¼ TL Vanille
1 TL Zimt
50 g gemahlene Haselnüsse
50 g ganze Haselnüsse

So wird's gemacht:

1. Die Äpfel schälen, vom Kerngehäuse befreien und achteln. Mit etwas Zitronensaft beträufeln, damit sie nicht braun werden. Anschließend in eine gefettete Auflaufform geben.
2. Den Joghurt oder die saure Sahne mit dem Honig, dem Ei und dem frisch gemahlenen Weizen verrühren, mit Vanille und Zimt würzen.
3. Die gemahlenen Haselnüsse unterziehen.
4. Die ganzen Haselnüsse über die Apfelspalten streuen, die Joghurtmasse darüber verteilen und im auf 200°C vorgeheizten Backofen auf der mittleren Leiste etwa 15 Minuten backen.

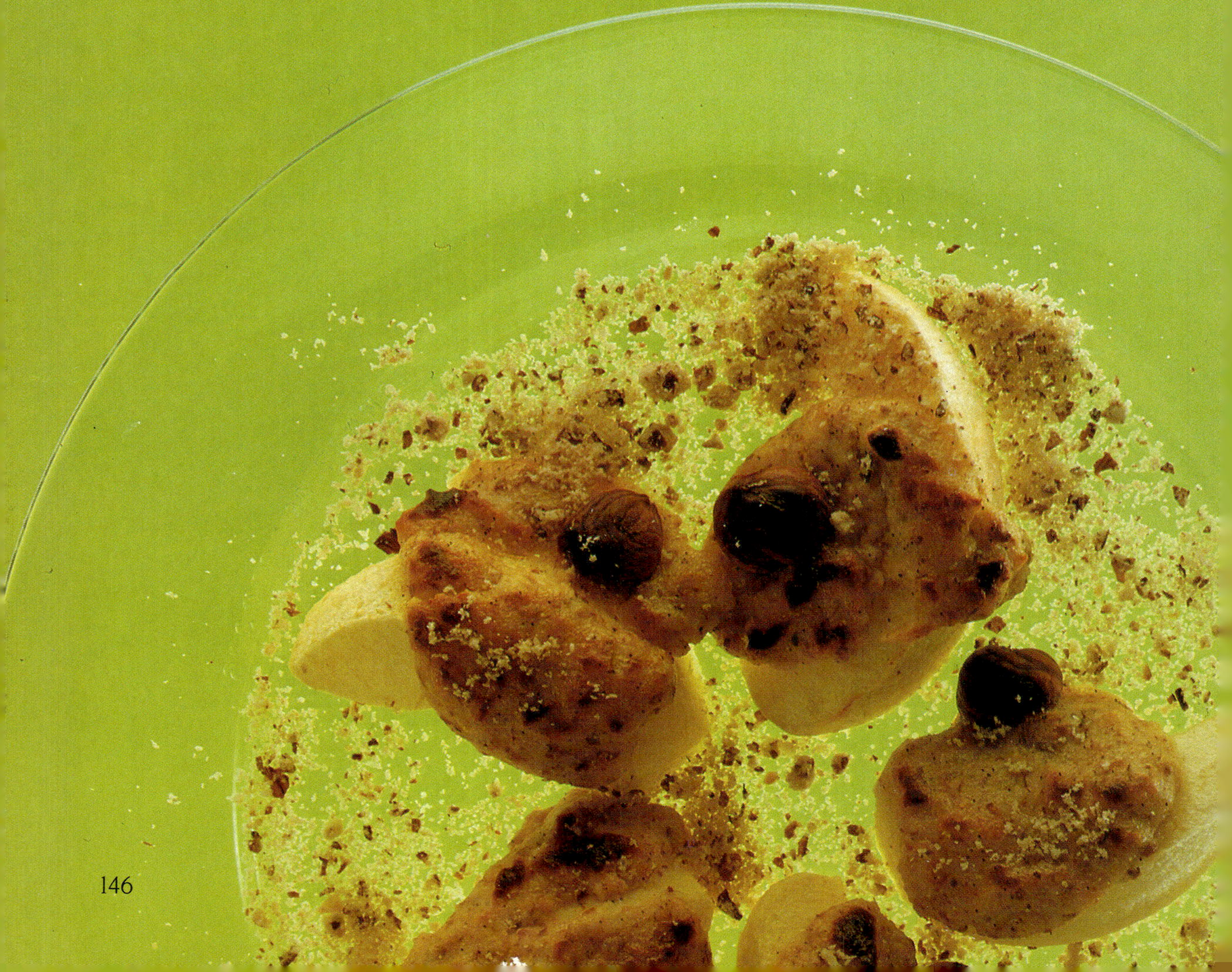

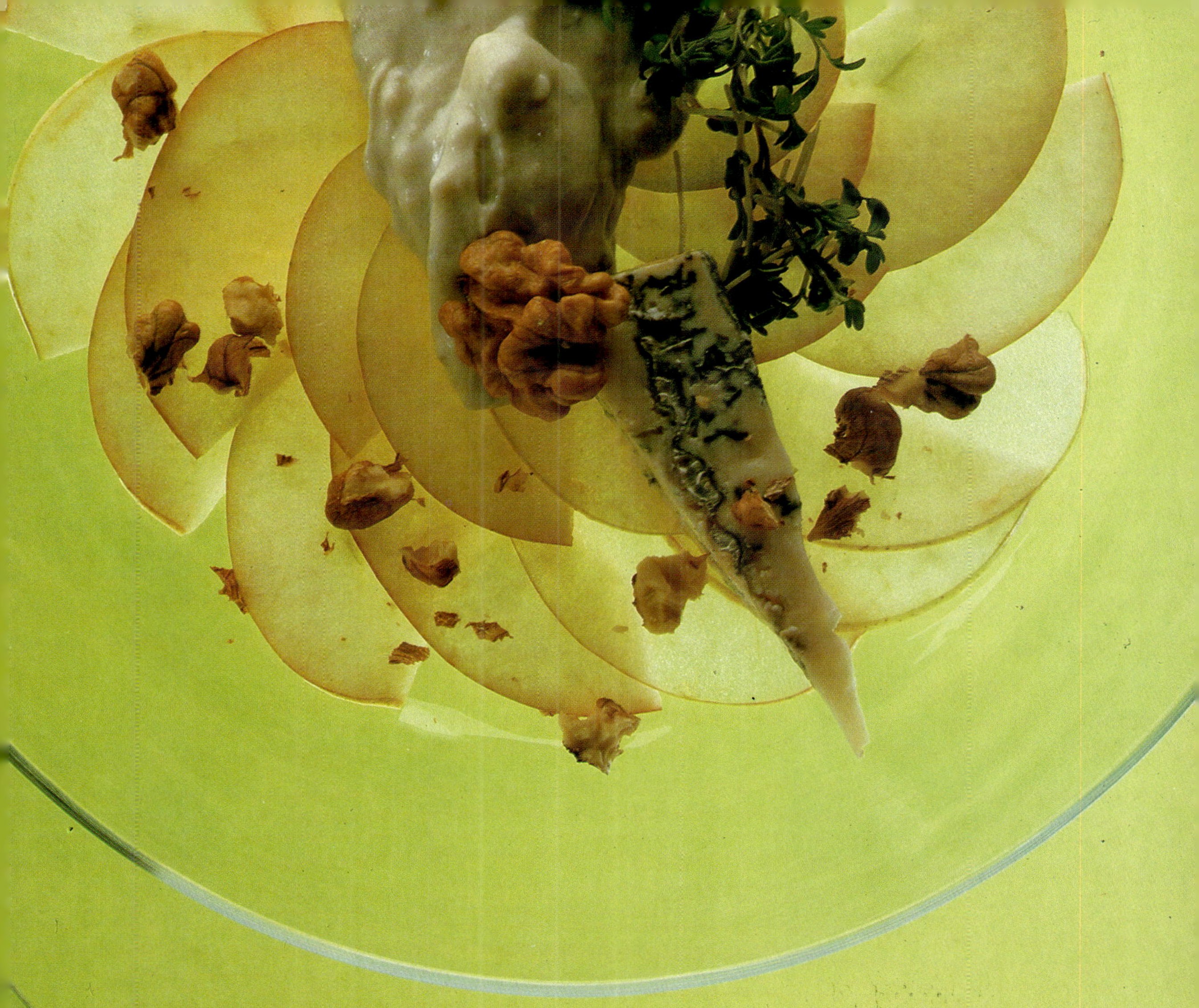

Äpfel mit Gorgonzolacreme

Sie benötigen für 4 Personen:

4 Äpfel
Saft von ½ bis 1 Zitrone
100 g Gorgonzola
100 g Sahne
frisch gemahlenen Pfeffer
3 EL Balsamessig
8 Walnüsse
etwa 50 g Kresse

So wird's gemacht:

1. Die Äpfel waschen, halbieren, vom Kerngehäuse befreien und in hauchdünne Scheiben schneiden. Mit dem Zitronensaft beträufeln, damit die Äpfel nicht braun werden.
2. Den Gorgonzola mit der Sahne glattrühren und mit dem frisch gemahlenen Pfeffer sowie dem Balsamessig würzen.
3. Die Apfelscheiben portionsweise auf einem Teller anrichten und jeweils ¼ der Gorgonzolacreme darübergeben.
4. Mit den grobgehackten Walnüssen und der geputzten Kresse bestreuen.

Quarkspeise Fürst-Pückler-Art

Sie benötigen für 4 Personen:

500 g Quark
etwas Milch
2 EL Honig
100 bis 150 g Erdbeeren oder Himbeeren
½ TL Vanille
1 Eigelb
1 EL Kakaopulver oder Carob

So wird's gemacht:

1. Den Quark mit etwas Milch und dem Honig glattrühren und in drei Portionen teilen.
2. Die Erdbeeren oder Himbeeren waschen, entstielen und pürieren, einige schöne Früchte zum Garnieren zurückbehalten. Mit einem Drittel Quark mischen.
3. Das nächste Drittel Quark mit der Vanille und dem Eigelb verrühren.
4. Kakao oder Carob mit 2 Eßlöffeln Milch glattrühren und unter das letzte Quarkdrittel rühren.
5. Die einzelnen Quarkschichten lagenweise in hohe Gläser oder eine Glasschüssel geben, die letzte Schicht sollte Erdbeer- oder Himbeermasse sein. Mit den zurückbehaltenen Früchten garnieren und gekühlt servieren.

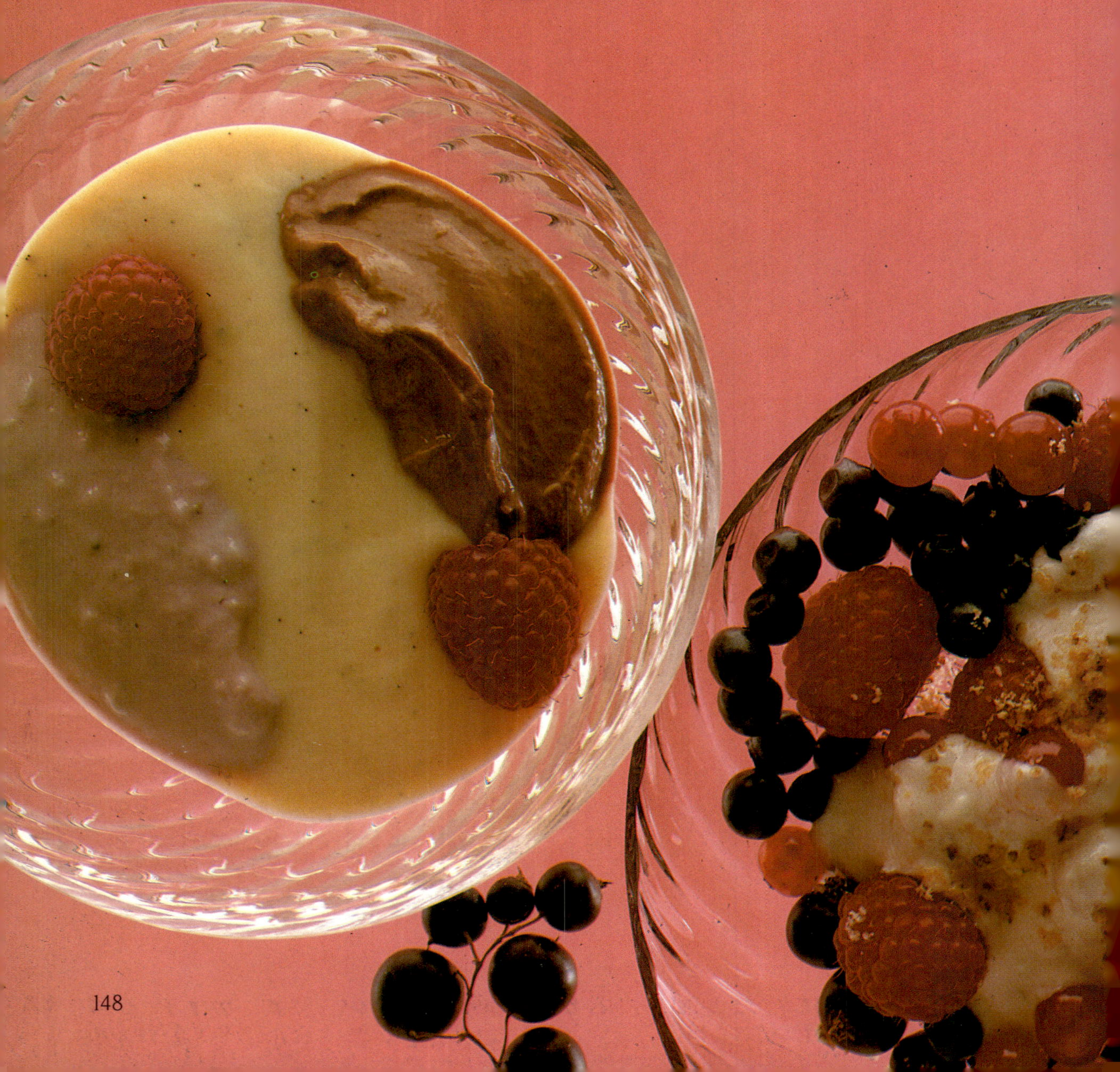

Beerenkaltschale

Sie benötigen für 4 Personen:

etwa 300 bis 400 g Beeren
500 g Dickmilch, Buttermilch oder ½ Milch und ½ Sahne
50 g gemahlene Mandeln
Honig nach Geschmack

So wird's gemacht:

1. Die Beeren waschen und putzen. Die einzelnen Beerensorten in eine Schüssel geben, mischen und zugedeckt etwa 1 Stunde stehenlassen.
2. Den entstandenen Fruchtsaft abgießen und mit der Dickmilch mischen.
3. Die gemahlenen Mandeln ebenfalls unterrühren und ganz nach Geschmack mit Honig süßen.
4. Die Beeren mit der Dickmilch-Saft-Mischung übergießen und sofort servieren.

Joghurt-Frucht-Dessert

Sie benötigen für 4 Personen:

4 bis 8 EL großblättrige Haferflocken
250 g Bananen oder anderes Obst der Jahreszeit
2 EL Ahornsirup
1 EL Zitronensaft
¼ TL Vanille oder ½ TL Zimt
4 Becher Joghurt
1 gestrichener TL Kakaopulver oder Carob

So wird's gemacht:

1. Die Haferflocken in einer trokkenen Pfanne rösten, bis sie anfangen zu duften, dann abkühlen lassen.
2. Die Bananen mit einer Gabel zerdrücken und zusammen mit dem Ahornsirup, dem Zitronensaft und der Vanille schaumig rühren.
3. Mit dem Joghurt vermischen und in eine Schüssel füllen.
4. Die Haferflocken darüberstreuen und das Dessert mit dem Carob- oder Kakaopulver bestäuben.

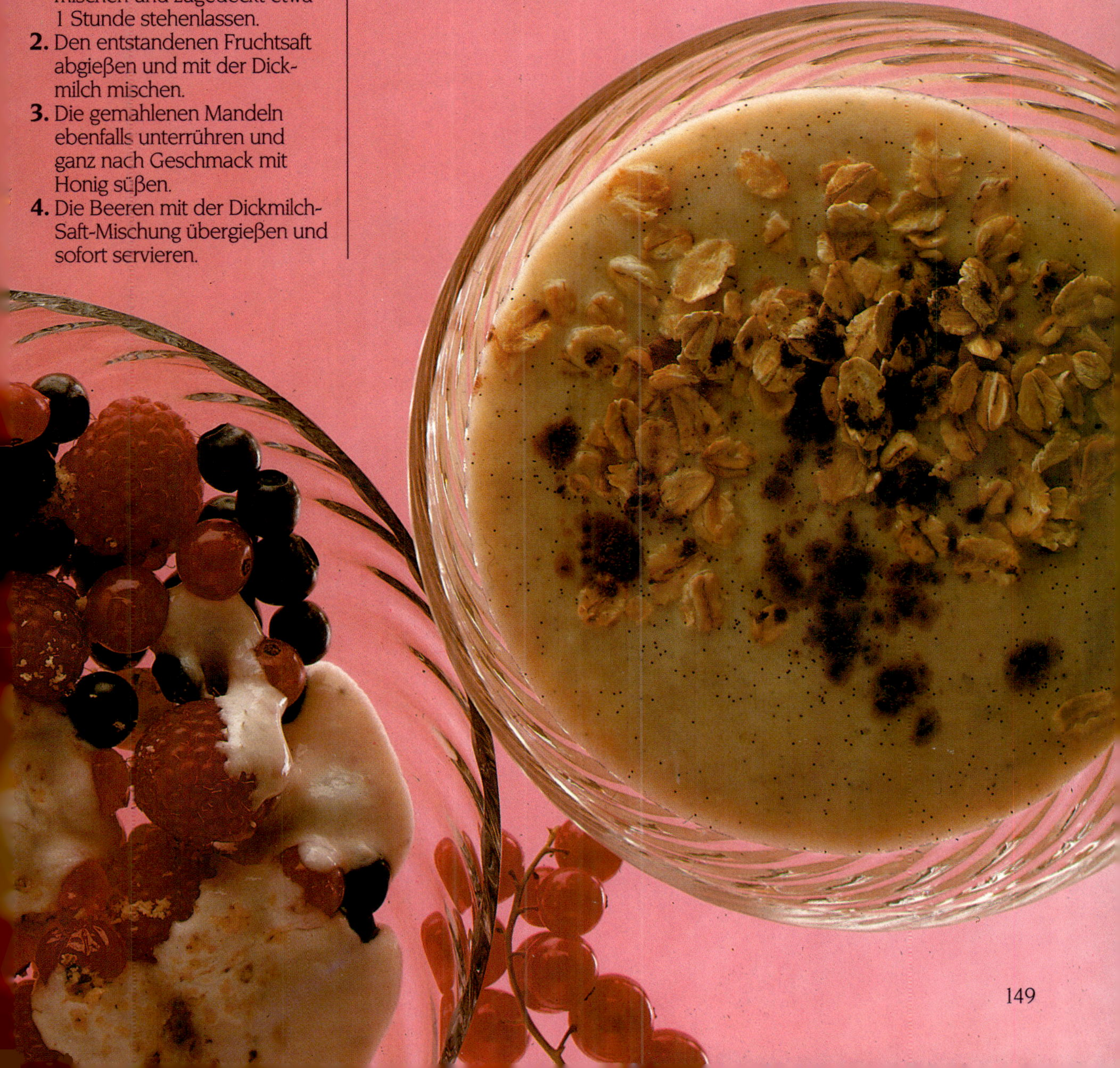

Rhabarberkompott

Sie benötigen für 4 Personen:

500 g Rhabarber
1/8 bis 1/4 l Apfelsaft
1 Vanilleschote
1/2 TL Zimt
2 bis 4 EL Honig
250 g Erdbeeren
100 bis 200 g Sahne nach Geschmack

So wird's gemacht:

1. Den Rhabarber waschen, in 2 cm große Stücke schneiden und mit dem Apfelsaft, der aufgeschnittenen Vanilleschote und dem Zimt langsam zum Kochen bringen. Bei kleiner Hitze etwa 3 bis 4 Minuten köcheln lassen. Die Rhabarberstücke sollten dabei nicht zerfallen.
2. Das Kompott mit dem Honig süßen und erkalten lassen.
3. Die Erdbeeren waschen, entstielen, je nach Größe halbieren oder in Scheiben schneiden und unter das Kompott mischen.
4. Nach Geschmack die Sahne steif schlagen und unterziehen.

Der Tip

Wenn Sie die Apfelsaftmenge erhöhen und das Kompott mit frisch gemahlenem Weizen verrühren und aufkochen lassen, erhalten Sie eine Rhabarbergrütze.

Rote Grütze mit Joghurtsauce

Sie benötigen für 4 Personen:

Für die rote Grütze:

500 g rote Johannisbeeren
100 g schwarze Johannisbeeren
500 g Sauerkirschen
250 g Himbeeren oder Erdbeeren
70 bis 100 g Weizenvollkorngrieß
etwa 100 g Honig

Für die Joghurtsauce:

2 Becher Joghurt
1/8 l Milch
1/4 TL Vanille
4 EL Sahne
1 EL Rum
1 bis 2 EL Honig oder Ahornsirup

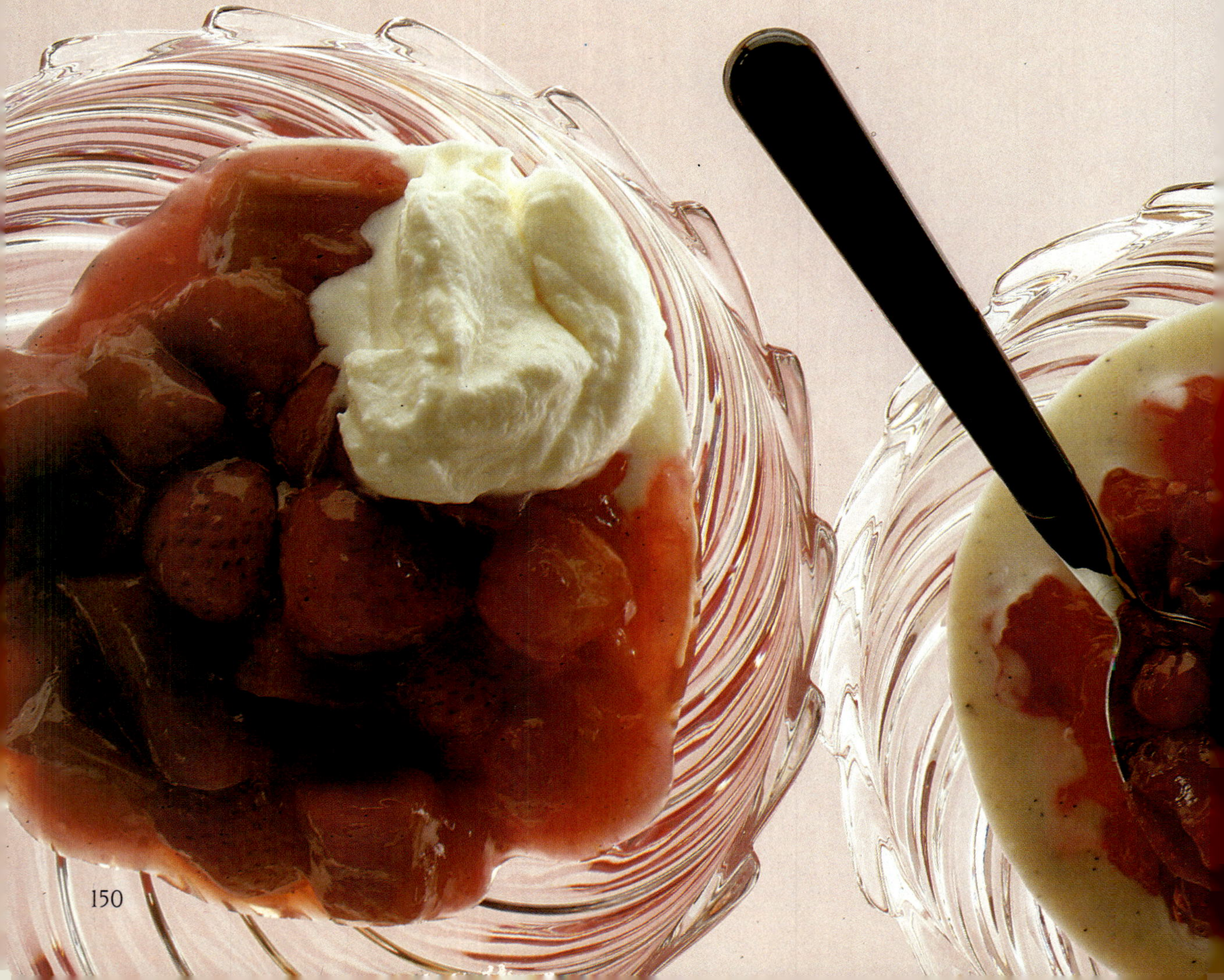

So wird's gemacht:

1. Das Obst waschen, verlesen, die Johannisbeeren von den Stielen befreien, die Sauerkirschen entkernen.
2. Die roten und schwarzen Johannisbeeren zusammen mit 350 g Sauerkirschen und etwas Wasser aufkochen, 5 bis 10 Minuten auf kleiner Flamme köcheln lassen.
3. Anschließend durch ein Sieb streichen und das Fruchtmark mit Wasser auf 1 ½ l Flüssigkeit auffüllen
4. Das Ganze noch einmal aufkochen, den Vollkorngrieß unter Rühren einstreuen und auf kleiner Flamme etwa 10 Minuten ausquellen lassen.
5. Den Honig unterrühren. Die restlichen Kirschen und die Himbeeren oder Erdbeeren unterziehen, nicht mehr kochen, sondern gleich in eine Glasschüssel füllen.
6. Alle Zutaten für die Sauce mit einem Schneebesen verrühren und zu der gut gekühlten Grütze servieren.

Schnelle grüne Grütze mit Vanillesauce

Sie benötigen für 4 Personen:

¾ l Apfelsaft
¼ TL Vanille
1 EL Zitronensaft
1 EL Honig
1 ½ TL Agar-Agar
2 Kiwis oder 250 g Weintrauben

Für die Vanillesauce:

½ bis 1 Vanilleschote
¼ l Milch
40 g Weizen
2 bis 3 EL Honig
1 Eigelb
¼ l Milch oder Sahne

So wird's gemacht:

1. Den Apfelsaft mit der Vanille, dem Zitronensaft, dem Honig und dem Agar-Agar verrühren, langsam erhitzen (auf etwa 70°C), aber nicht kochen.
2. Die Kiwis schälen, in dünne Scheiben schneiden und in eine Glasschüssel legen. Weintrauben halbieren und entkernen.
3. Die Apfelsaftmischung vorsichtig über die Früchte gießen und langsam erkalten lassen. Der Saft wird vollständig steif, wenn er kalt geworden ist.
4. Die Vanilleschote aufschneiden und das Mark herauskratzen. Die Milch mit der Schote und dem Mark aufkochen.
5. Die Schote herausnehmen und den frisch gemahlenen Weizen mit einem Schneebesen einrühren. Unter Rühren zu einem dicken Brei ausquellen lassen.
6. Etwas abkühlen lassen, dann den Honig, das Eigelb und die restliche Milch oder Sahne unterrühren.
7. Die Sauce warm oder kalt zur Grütze servieren.

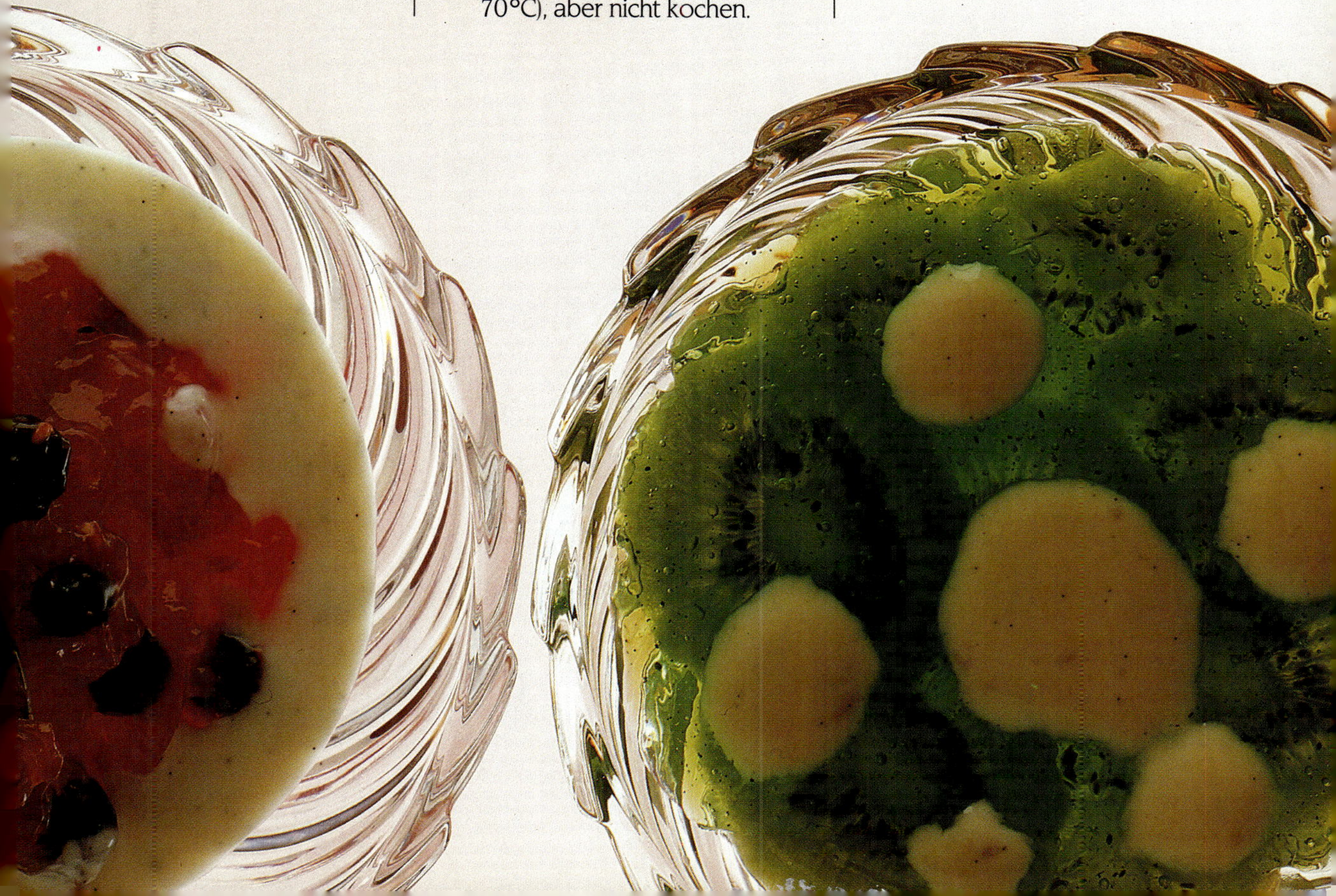

Himbeerparfait

Sie benötigen für 4 Personen:

500 g Himbeeren
100 g Quark
1/4 TL Vanille
etwa 2 EL Honig
1/4 l Sahne

So wird's gemacht:

1. Die Himbeeren verlesen, vorsichtig waschen, abtropfen lassen und pürieren. Dabei einige schöne Früchte zum Garnieren zurückbehalten.
2. Mit dem Rührgerät den Quark, die Vanille und eventuell den Honig gut unter das Himbeerpüree rühren.
3. Die Sahne steif schlagen und löffelweise mit der Himbeer-Quark-Masse verrühren.
4. In flache Gefrierschalen füllen und etwa 3 Stunden gefrieren lassen.
5. Rechtzeitig vor dem Servieren aus dem Gefrierschrank nehmen. Die Schale in kaltes Wasser tauchen, dann das Parfait auf eine Platte stürzen. Im Ganzen oder gewürfelt mit frischen Himbeeren garnieren.

Der Tip

Es eignen sich auch andere Beeren sowie Aprikosen und Pfirsiche gut für die Herstellung von Parfaits. Süßen Sie sie nach Ihrem Geschmack und dem Säuregehalt der Früchte mit Honig.

Erdbeerschaumeis

Sie benötigen für 4 Personen:

1 Ei
2 EL Honig
1 Vanilleschote
1/8 l Sojamilch
etwa 100 bis 200 g Erdbeeren

So wird's gemacht:

1. Zunächst das Ei mit dem Honig und dem ausgeschabten Mark der Vanilleschote schaumig schlagen.
2. Anschließend die Sojamilch hinzufügen und so lange weiterschlagen (mindestens zwei Minuten mit einem elektrischen Rührgerät), bis viel lockerer, heller Schaum entstanden ist.
3. Die Erdbeeren waschen, von den Stielen befreien und fein pürieren. Vorsichtig unter den Schaum heben.
4. Das ganze sofort für ein bis drei Stunden in das Gefrierfach stellen. Dann mit einigen ganzen Erdbeeren garniert servieren.

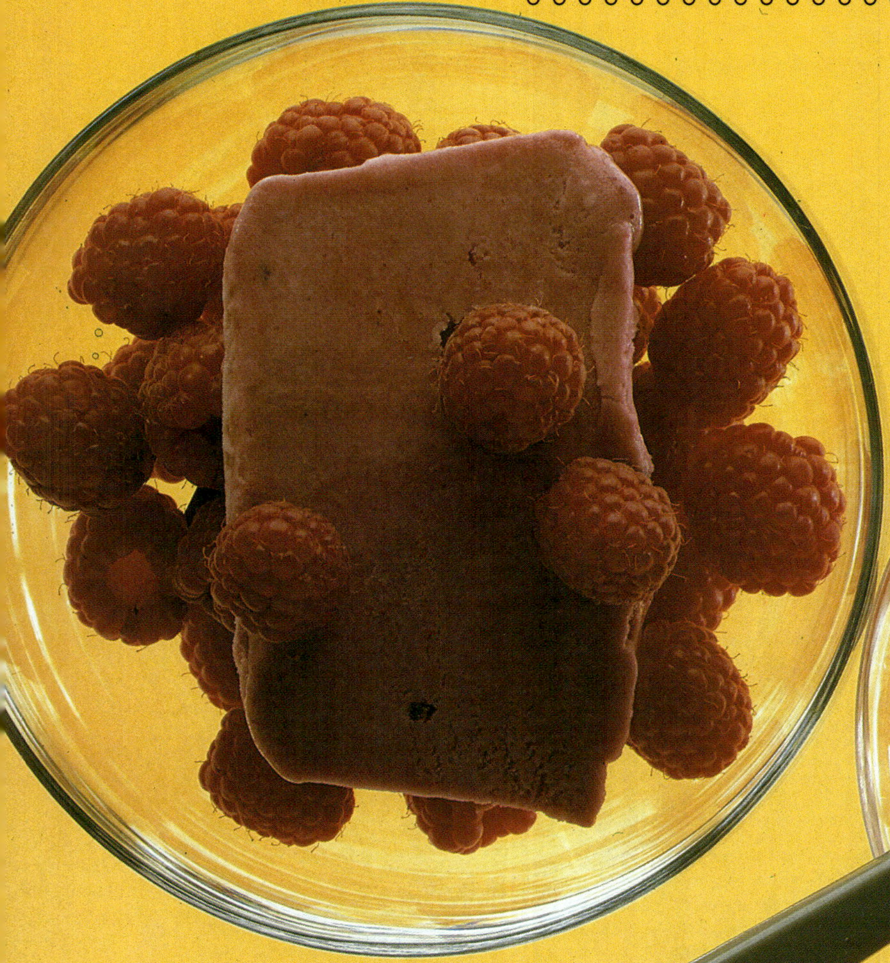

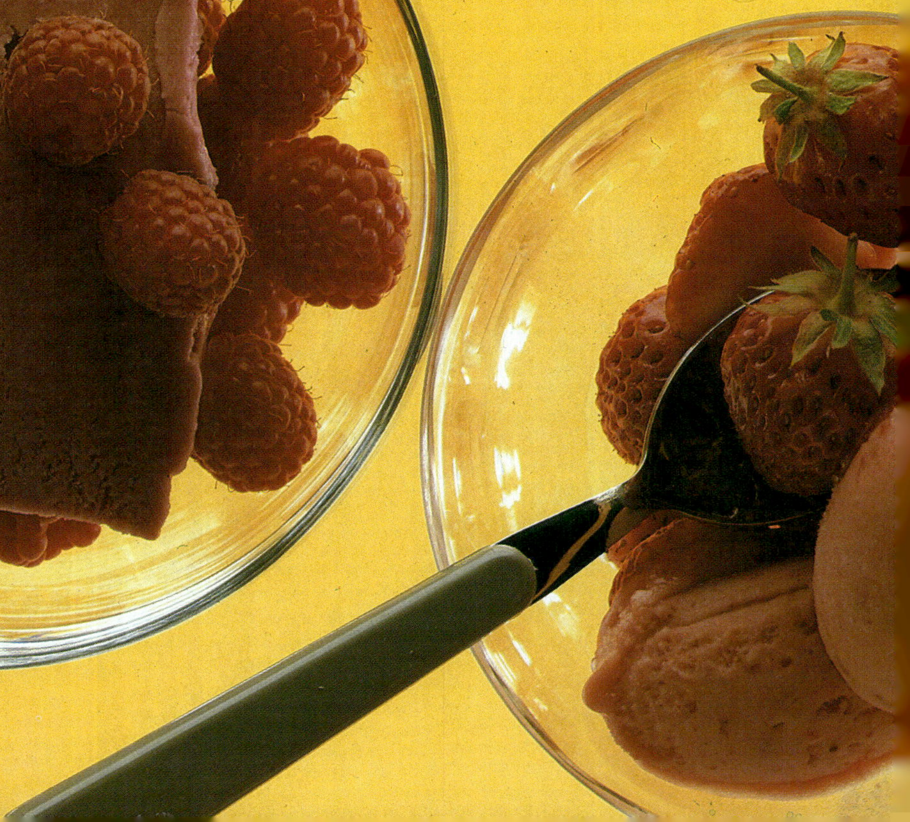

Bananeneis

Sie benötigen für 4 Personen:

2 Bananen (etwa 200 g)
1 Eigelb
eventuell 1 EL Honig
1/4 TL Vanille
1/8 l frisch ausgepreßten Orangensaft
Saft von 1 Zitrone
Mineralwasser
1 bis 2 Eiweiß

So wird's gemacht:

1. Die Bananen mit dem Eigelb, dem Honig und der Vanille schaumig schlagen.
2. Den Orangen- und Zitronensaft miteinander vermischen und mit dem Mineralwasser auf 1/4 l auffüllen.
3. Den Saft mit der Bananen-Ei-Masse vermischen, in eine flache Gefrierschale füllen, glattstreichen und für 1/2 Stunde in das Gefrierfach stellen.
4. Wenn die Nachspeise angefroren ist, schnell das steif geschlagene Eiweiß unterrühren und fertig gefrieren lassen.
5. Die Form kurz in kaltes Wasser tauchen, das Eis auf eine Platte stürzen, in Würfel schneiden.

Der Tip

Auf die gleiche Art und Weise lassen sich aus vielen Fruchtsorten (Erdbeeren, Himbeeren, Ananas, Kiwis Melonen) erfrischende Nachspeisen herstellen. Wenn Sie etwa 400 bis 500 g frische Früchte verwenden, benötigen Sie keinen zusätzlichen Saft mehr. Überprüfen Sie stets, ob Ihr Eis wirklich noch zusätzlich gesüßt werden muß, denn in den meisten Fällen reicht die Fruchtsüße aus. Eis kann vor dem Servieren mit dem Handrührgerät cremig aufgerührt werden.
Wer will, übergießt es noch mit frischen Obstsäften oder bei besonderen Anlässen mit Sekt oder Weißwein.

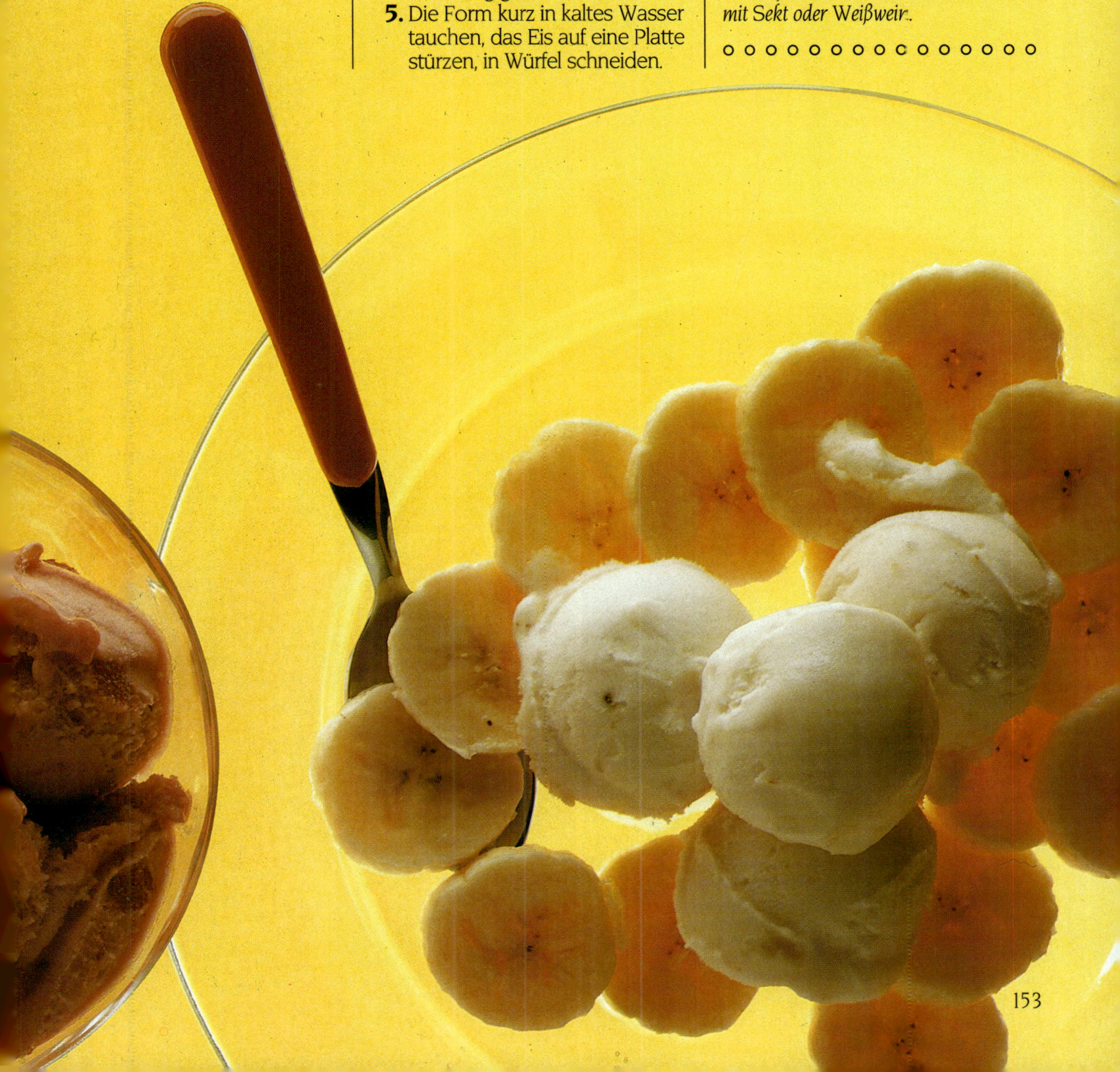

Spaghettieis

Sie benötigen für 4 Personen:

1 Rezept Sahneeis (rechts)
8 EL pürierte Himbeeren oder Erdbeeren
etwas Ahornsirup oder Rum

So wird's gemacht:

1. Das Sahneeis leicht antauen lassen, dann mit dem Handrührgerät cremig rühren.
2. Das Eis durch eine Kartoffelpresse oder Spätzlepresse drücken und portionsweise auf tiefen Tellern anrichten.
3. Das Himbeer- oder Erdbeerpüree mit etwas Ahornsirup oder Rum aromatisieren und über das Eis geben.

Sahneeis

Sie benötigen für 4 Personen:

2 EL Honig
1 Eigelb
½ bis 1 Stange Vanille
¼ l Sahne
1 Eiweiß

So wird's gemacht:

1. Den Honig mit dem Eigelb verquirlen.
2. Die Vanillestange aufschneiden und mit einem Messer das Mark herauskratzen. Die Honig-Ei-Masse damit würzen.
3. Die Sahne und das Eiweiß sehr steif schlagen und vorsichtig unterheben.
4. Die Masse entweder in mit kaltem Wasser ausgespülte Portionsförmchen, eine Schüssel oder eine Kastenform füllen. Etwa zwei bis drei Stunden in die Gefriertruhe stellen.
5. Anschließend die Formen herausnehmen, kurz in kaltes Wasser tauchen, stürzen und die Masse in Scheiben schneiden oder Kugeln formen. Sahneeis schmeckt köstlich mit frischen Früchten oder heißer Schokoladensauce.

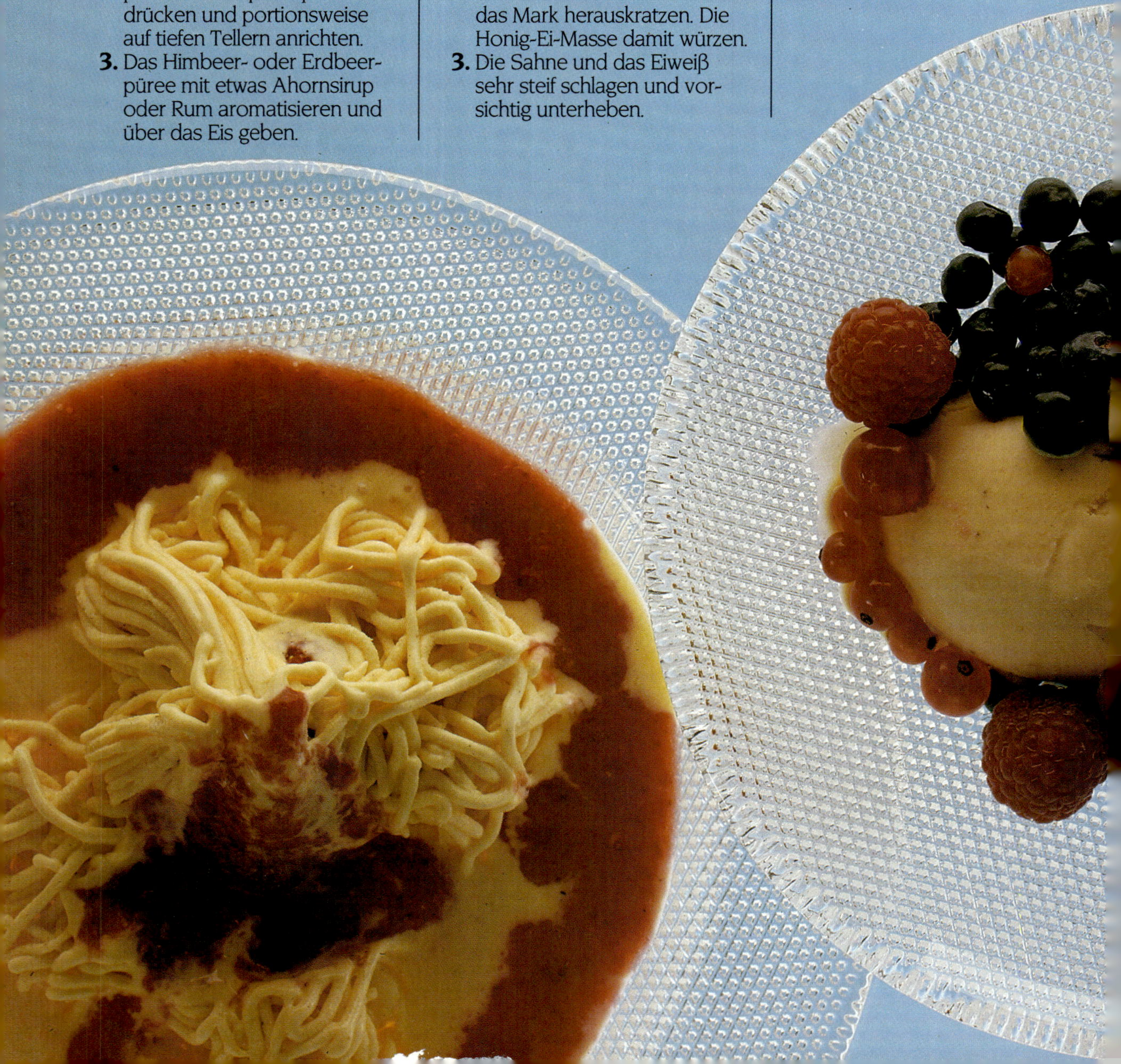

Der Tip

Statt der Vanille 70 bis 100 g gehackte Hasel- oder Walnüsse oder 2 Eßlöffel Kakao oder Zimt mit der Eigelbmasse verrühren.

Eisbecher »Knecht Ruprecht«

Sie benötigen für 4 Personen:

- 4 Walnüsse
- 1 EL Honig
- 2 TL Zimt
- Saft von 1 Orange
- Saft von 1 Zitrone
- 1/4 l süße Sahne

Zum Verzieren:

- Orangenstückchen
- Walnußhälften
- Mandelplättchen
- Pfefferkuchen

So wird's gemacht:

1. Die Walnüsse grob hacken und mit dem Honig, dem Zimt, dem Orangen- und dem Zitronensaft mischen.
2. Die Sahne sehr steif schlagen und löffelweise unter die Saftmischung ziehen.
3. Die Masse in eine flache, kalt ausgespülte Gefrierschale füllen, glattstreichen und etwa 3 Stunden gefrieren lassen.
4. Rechtzeitig vor dem Servieren herausnehmen, die Schale kurz in kaltes Wasser tauchen und das Eis auf eine Platte stürzen.
5. Das Eis in Würfel schneiden, in hohe Gläser füllen und jede Portion mit Orangenstückchen, Walnußhälften, Mandelplättchen und Pfefferkuchen garnieren.

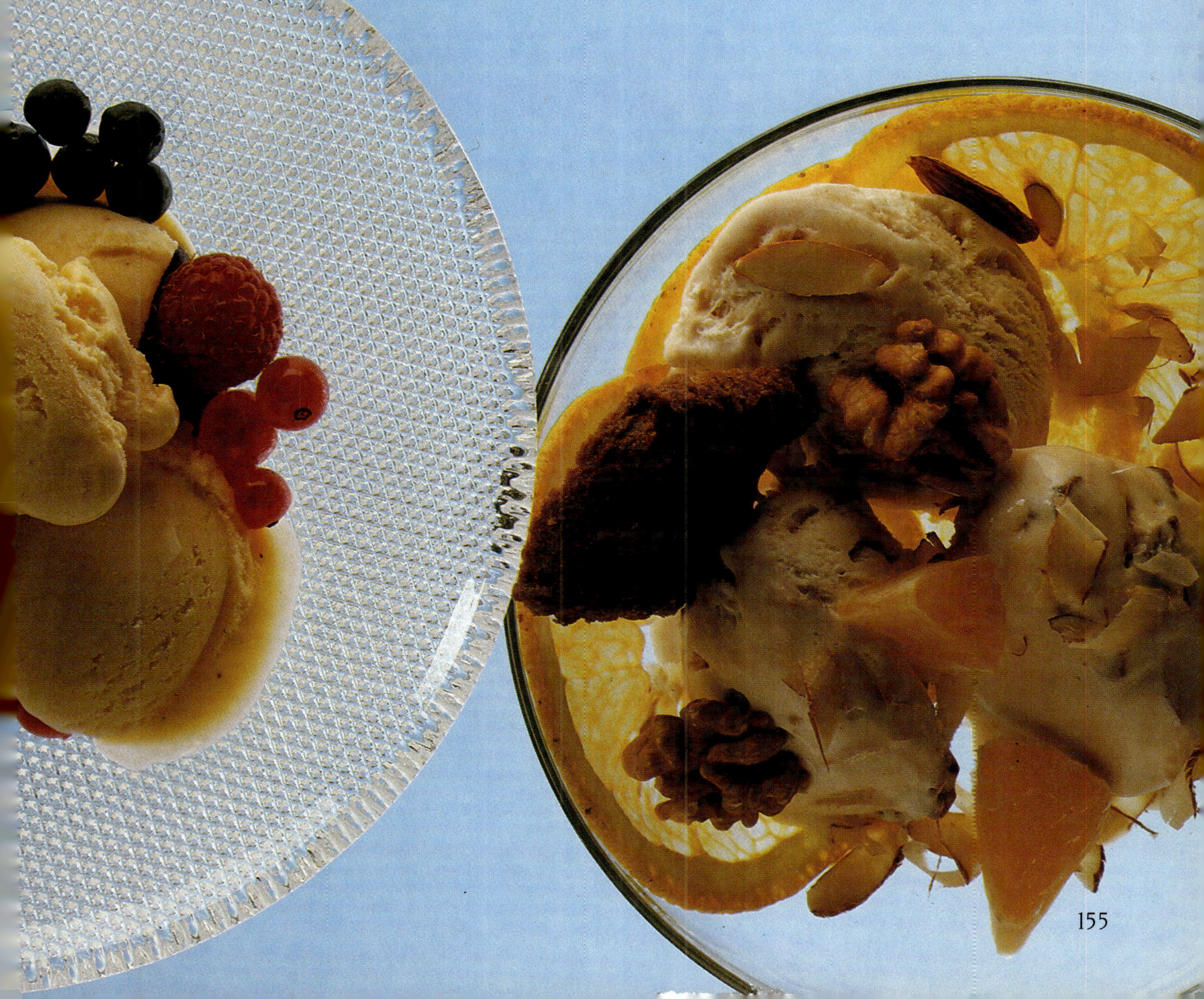

Haselnußpudding

Sie benötigen für 4 Personen:

2 EL Kakao
½ l Milch
4 TL Honig
50 g Weizen
50 g Haselnüsse

Zum Garnieren:

etwas geschlagene Sahne
1 bis 2 EL Haselnüsse

So wird's gemacht:

1. Den Kakao in etwas Milch glattrühren.
2. Die restliche Milch zum Kochen bringen und den glattgerührten Kakao sowie den Honig hineinrühren.
3. Den Weizen fein mahlen, unter ständigem Rühren in die Milch einstreuen und etwa 2 Minuten kochen lassen. Danach die gemahlenen Haselnüsse unterziehen.
4. In eine Glasschüssel füllen, den Pudding erkalten lassen und vor dem Servieren mit einigen Sahnetupfern und Haselnüssen garnieren.

Der Tip

Dazu schmeckt auch eine Vanillesauce (siehe Seite 151) sehr gut.

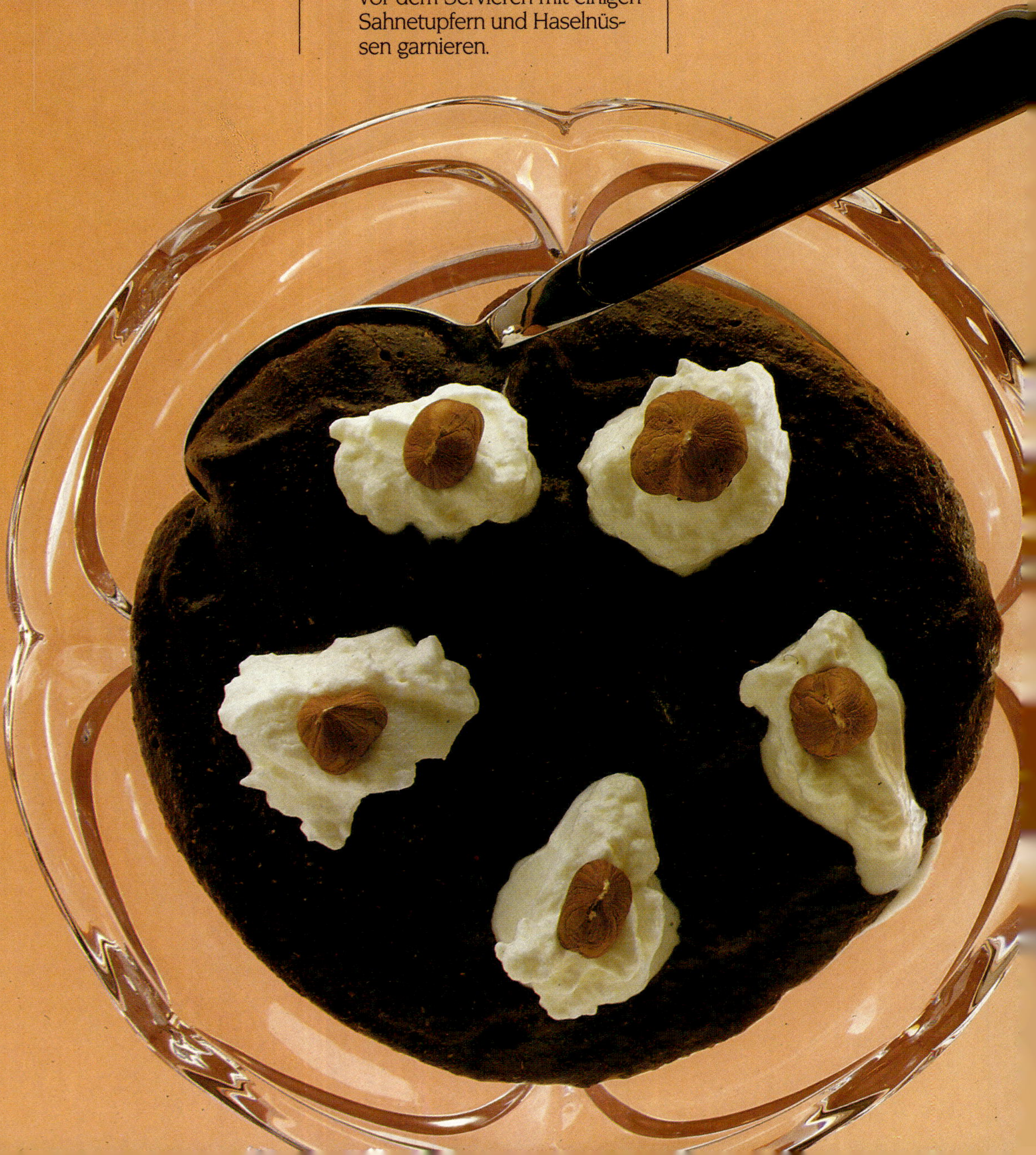

Zitronenpudding

Sie benötigen für 4 Personen:

100 g Mais
150 g Joghurt
1 Eigelb
3 EL Honig
Saft und Schale von 1 großen unbehandelten Zitrone
1 Eiweiß

So wird's gemacht:

1. Den Mais fein mahlen und in etwa 300 ml kochendes Wasser einstreuen. Einmal aufkochen lassen, dann die Herdplatte abschalten und den Mais auf der ausgeschalteten Herdplatte 10 bis 15 Minuten ausquellen lassen.
2. In der Zwischenzeit den Joghurt mit dem Eigelb, dem Honig, dem Zitronensaft und der fein geriebenen Zitronenschale verrühren.
3. Das Eiweiß zu steifem Schnee schlagen. Die Joghurtcreme unter den leicht abgekühlten Mais rühren und den Eischnee unterheben.
   Mit etwas Zitronenschale bestreut servieren

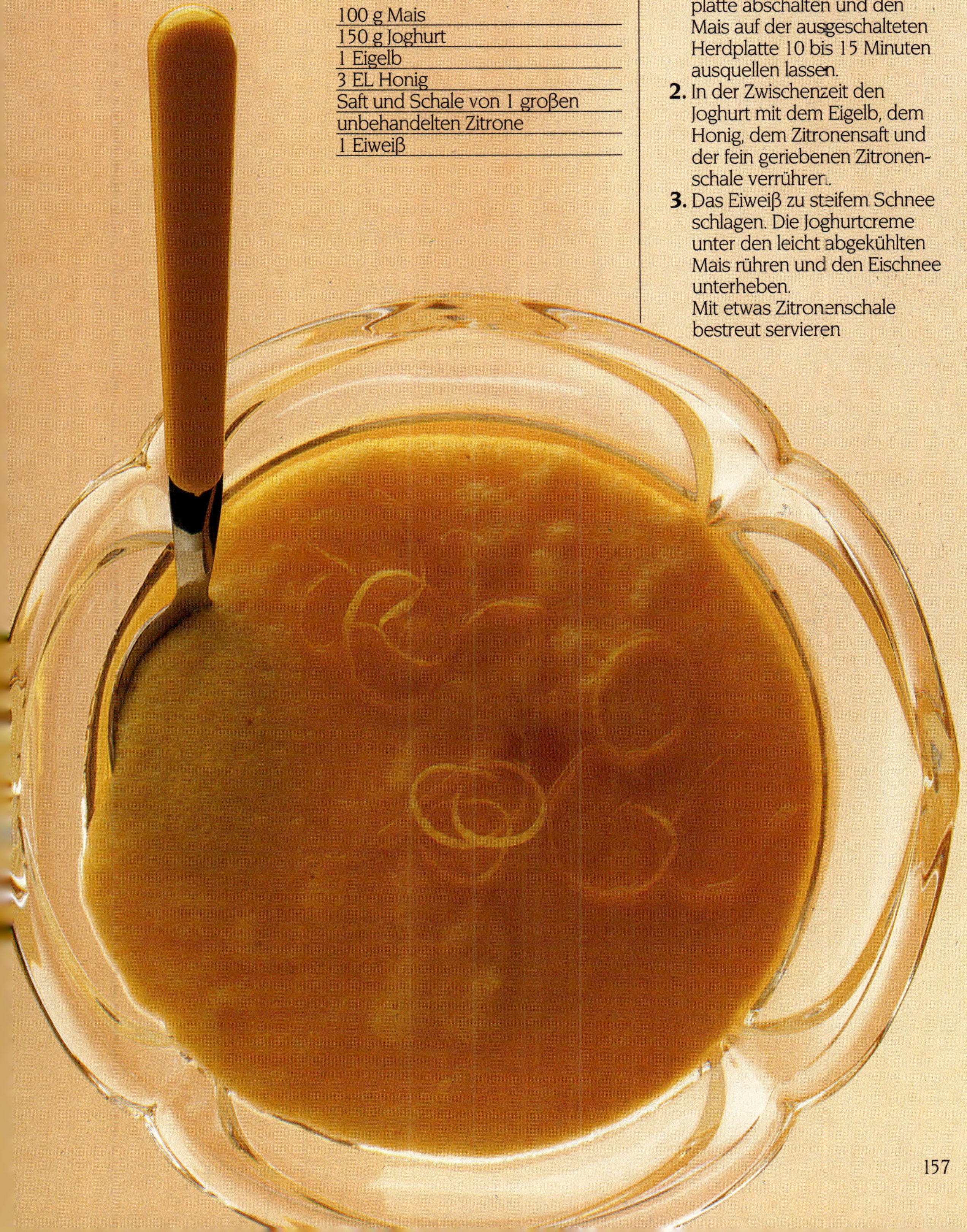

Vanillepudding mit Erdbeersauce

Sie benötigen für 4 Personen:

Für den Vanillepudding:

2 Eier
etwa 70 g Sahne
2 EL Honig
½ l Milch
2 Vanilleschoten
70 g Weizen

Für die Erdbeersauce:

500 g Erdbeeren
½ TL Zimt
1 EL Zitronensaft
eventuell ⅛ l Apfel- oder Orangensaft
eventuell etwas Honig

So wird's gemacht:

1. Die Eier trennen. Die Eigelbe mit der Sahne und dem Honig verquirlen.
2. Die Milch in einen Topf geben. Die Vanilleschoten aufschneiden, das Mark herauskratzen und mit den Schoten in die Milch geben, diese zum Kochen bringen.
3. Die Schoten herausnehmen und zunächst den feingemahlenen Weizen, dann die Eigelb-Sahne-Mischung mit einem Schneebesen einrühren. Alles kurz aufkochen lassen. Danach den Topf von der Herdplatte nehmen.
4. Die Eiweiße zu steifem Schnee schlagen und unter die Puddingmasse heben. Entweder den Pudding in eine Schüssel oder in eine mit kaltem Wasser ausgespülte Puddingform füllen und etwa 2 Stunden auskühlen lassen.
5. Vor dem Servieren den Pudding auf einen Teller stürzen und die Form abheben.
6. Für die Sauce die Erdbeeren waschen, abtropfen lassen, große Früchte halbieren.
7. Zusammen mit dem Zimt, dem Zitronensaft, dem Obstsaft und eventuell etwas Honig im Mixer pürieren.
8. Die Sauce zum Pudding servieren.

Der Tip

Eine rohe Fruchtsauce läßt sich aus allen Beeren und Früchten herstellen. Beachten Sie jedoch, daß Himbeeren, rote und schwarze Johannisbeeren, Stachelbeeren und Brombeeren nur kurz und grob mit dem Mixer zerschlagen werden sollten, da das Zerschlagen der Kerne den Geschmack beeinträchtigen kann. Die Beeren vor der weiteren Verwendung noch durch ein Sieb streichen.

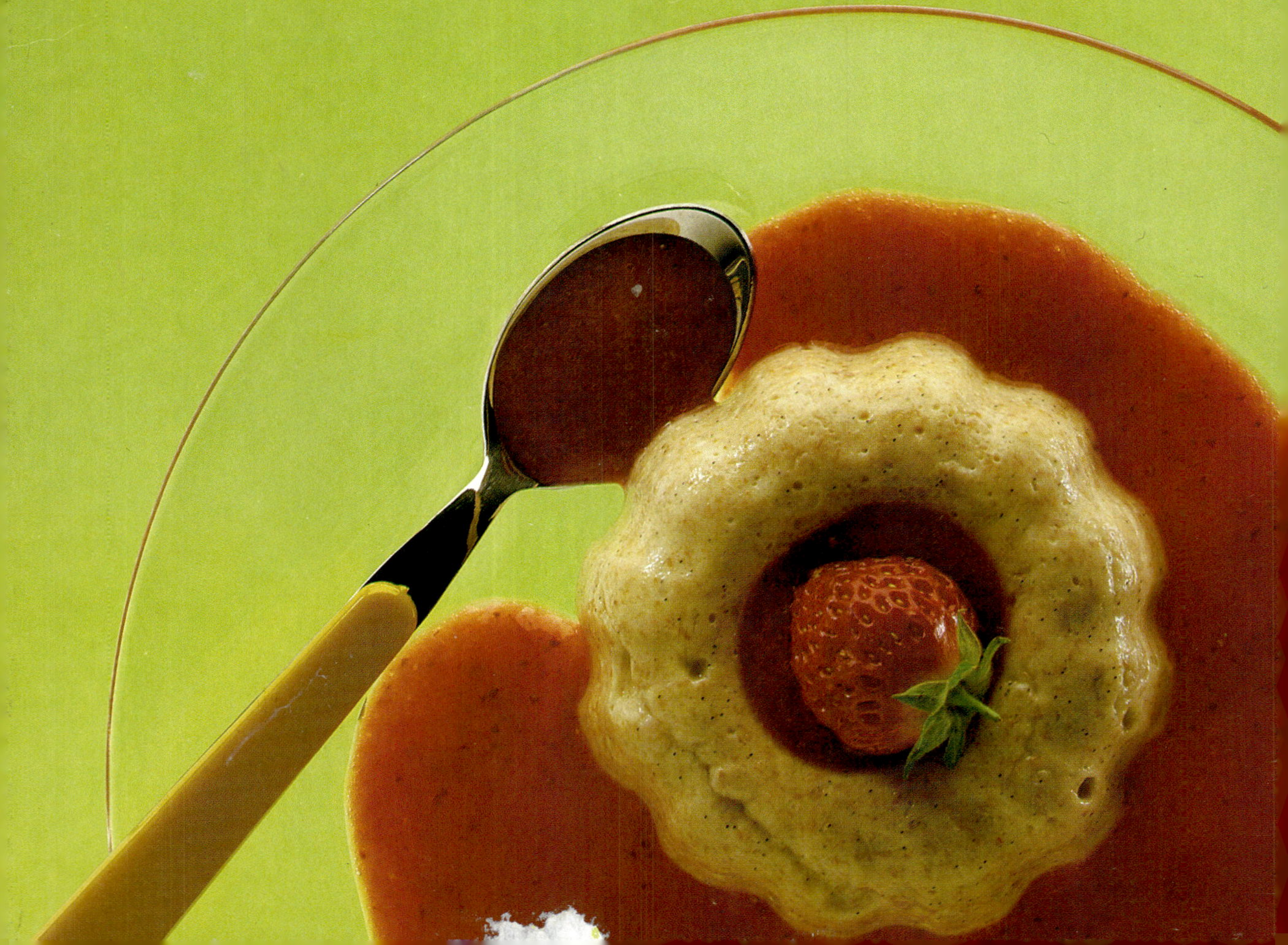

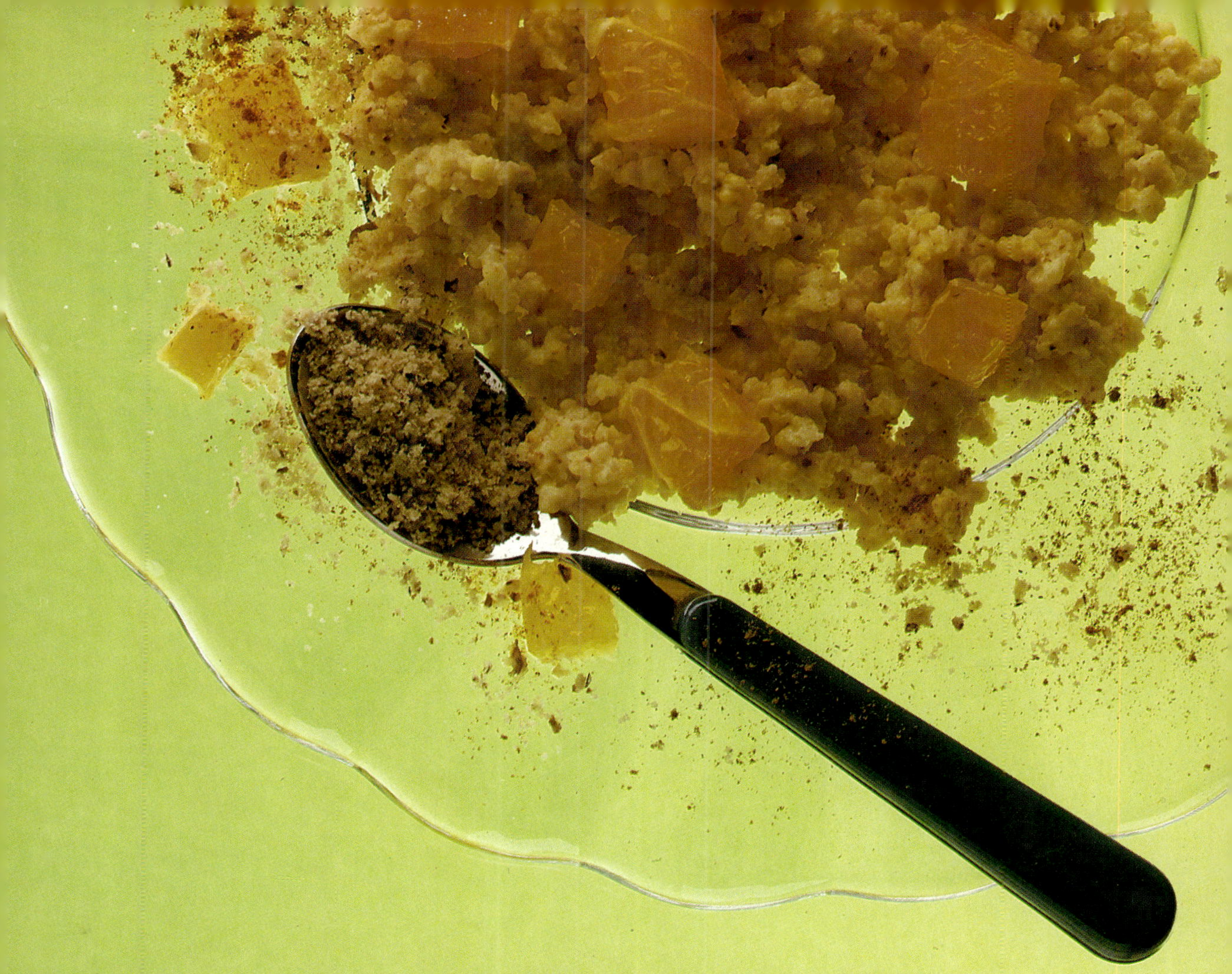

Orangen-Hirse-Brei

Sie benötigen für 4 Personen:

150 g Hirse
1/8 l Milch
1/8 l frisch ausgepreßten Orangensaft
5 EL Sahne
Saft von 1 Orange
1 EL Honig
1/4 TL Zimt
50 g gemahlene Nüsse
1 EL Butter
1 Orange

So wird's gemacht:

1. Die Hirse waschen, mit der Milch und dem Orangensaft aufkochen und etwa 10 bis 15 Minuten bei kleiner Hitze ausquellen lassen. Dabei den Topf geschlossen halten und nicht umrühren. Nur so bleibt die Hirse nämlich körnig und wird nicht matschig!
2. In der Zwischenzeit die Sahne mit dem Orangensaft, dem Honig, dem Zimt und den gemahlenen Nüssen verrühren.
3. Das Ganze über die ausgequollene Hirse gießen, die Butter ebenfalls hinzufügen und noch weitere 5 bis 10 Minuten quellen lassen, den Topf jedoch vom Herd nehmen.
4. Die Hirsekörner auf Portionsteller füllen und mit Orangenwürfeln garnieren.

Rezeptverzeichnis

Apfelgratin 146
Äpfel mit Gorgonzolacreme 147
Apfelrotkohl im Kartoffel-Käse-Ring 64
Auberginencurry 54

Bananeneis 153
Bechamelsauce 70
Beerenkaltschale 149
Belegte Maiswaffeln 132
Blechkartoffeln 73
Bohnen, dicke überbacken 83
Bohnengemüse 79
Brennesselsuppe 93
Brokkoligratin mit roten Beten 58
Bulgarischer Gurkensalat 33
Bunte Linsenpfanne 78
Bunter Eissalat 48
Bunter Frühlingssalat 35
Bunter Reissalat 137
Bunter Sommersalat 32
Bunter Wintersalat 36
Bunte Selleriefrischkost 47

Champignons, gefüllte 141
Chicoréeragout 60
Chicoréesalat mit Früchten 44

Dicke Bohnen überbacken 83
Dinkelspätzle 119

Eisbecher „Knecht Ruprecht" 155
Eissalat, bunter 48
Erbsencremesuppe 82
Erdbeer-Quark-Auflauf 138
Erdbeerschaumeis 152

Feines Sahnegemüse 66
Feldsalat mit Orangen 44
Fenchel, überbackener 61
Fenchelsalat mit Orangensauce 40
Frischkornmüsli 30
Frühlingskohlrabi 34
Frühlingsrisotto 112
Frühlingssalat 88
Frühlingssalat, bunter 35
Frühlingssauce 118

Gebackene Paprika mit Weizenfladen 56
Gebackene Pilze 96
Gebackenes Risotto 112
Gedünstete Pfifferlinge 96
Gedünstetes Gemüse in Haselnußsauce 62
Gefüllte Champignons 141
Gefüllter Kürbis 65
Gemischter Sprossensalat 49
Gemischter Wildkräutersalat 88
Gemüsebolognese 117
Gemüsecurry, sommerliches 55
Gemüse in Haselnußsauce, gedünstetes 62
Gemüse in Kartoffelschneenestern 66
Gemüselasagne 122
Gemüse-Mais-Torte 108
Gemüsetopf mit Buchweizenklößchen 103
Gerstensuppe 104
Geschmorte Kichererbsensprossen 80
Geschmortes Thymiansauerkraut mit panierten Kartoffelröllchen 76
Getreidering, pikanter 124
Großmutters Wurzeltopf 57
Grüne Knöpfle 140
Grütze, rote mit Joghurtsauce 150
Grütze, schnelle grüne mit Vanillesauce 151
Gurkensalat, bulgarischer 33

Hafercurry 104
Hafergrütze 105
Hagebuttenmark 92
Haselnußpudding 156
Herbstlicher Kartoffelauflauf 75
Himbeerparfait 152
Hirsefrikadellen 109
Hirselasagne 106
Holunderbeersuppe mit Hirseklößchen 95

Joghurt-Frucht-Dessert 149

Kaiserschmarren 134
Kartoffelauflauf, herbstlicher 75
Kartoffelgratin 74
Kartoffelpizza mit Mangold 76
Kartoffelsalat, sommerlicher 136
Kartoffelsalat mit Früchten 137
Kartoffelwaffeln 133
Kascha 102
Käserösti 72
Käsewaffeln 133
Kichererbsenkroketten 80
Kichererbsensprossen, geschmorte 80
Knöpfle, grüne 140
Kürbis, gefüllter 65
Kürbiskern-Quark-Sauce 70

Lauchcremesuppe 128
Linsenpfanne, bunte 78
Linsensprossenauflauf 85
Löwenzahnsalat 89

Maisbrei 111
Maistaler, überbackene mit Lauchgemüse 110
Maiswaffeln, belegte 132
Mangoldrisotto mit Aprikosen 107
Miso-Kartoffel-Suppe 129
Möhrencremesuppe 128
Möhrenfrischkost mit Quark 38
Möhren-Orangen-Frischkost 38

Nudelauflauf, süßer 139
Nußomelett 134

Obstsalat mit Käsestreifen 145
Obstsalat nach Feinschmeckerart 144
Orangen-Hirse-Brei 159

Paprika, gebackene mit Weizenfladen 56
Paprikarisotto 112
Paprikasauce 118
Pellkartoffeln 71
Pfifferlinge, gedünstete 96
Pfifferlingsalat 97
Pikanter Getreidering 124
Pikantes Pilzkornotto 114
Pilze, gebackene 96
Pilzkornotto, pikantes 114
Pilzpfanne 98

Quarkspeise Fürst-Pückler-Art 148

Radicchiosalat 45
Radieschensalat 39
Ravioli 120
Reissalat, bunter 137
Rhabarberkompott 150
Risotto, gebackenes 112
Risotto, Grundrezept 112
Roggenpuffer 125
Rohe Tomatensauce 116
Rote-Bete-Frischkost 41
Rote Grütze mit Joghurtsauce 151
Rote Winterrohkost 37
Rotkohlsalat 43

Sahneeis 154
Salatfondue 50
Sauerampfersuppe 130
Sauerkrautfrischkost 42
Schnelle grüne Grütze mit Vanillesauce 151
Selbstgemachte Vollkornnudeln 116
Selleriefrischkost, bunte 47
Sesamkartoffeln 73
Sommerlicher Kartoffelsalat 136
Sommerliches Gemüsecurry 55
Sommerquark 71
Sommersalat, bunter 32
Sommersuppe 131
Spaghettieis 154
Sprossensalat, gemischter 49
Steckrübenauflauf mit Meerrettichsauce 62
Steinpilzsauce 99
Süßer Nudelauflauf 139
Süß-saure Linsensuppe 80

Thymiansauerkraut, geschmortes mit panierten Kartoffelröllchen 76
Tofugemüse 62
Tomatensauce, rohe 116
Tomatensuppe mit Basilikum 130
Topinamburfrischkost 46

Überbackene Maistaler mit Lauchgemüse 110
Überbackener Fenchel 61

Vanillepudding mit Erdbeersauce 158
Vollkornnudeln, selbstgemachte 116

Weizenschnitten 115
Weizensprossenmüsli 31
Wildfruchtsalat 94
Wildkräutergemüse 92
Wildkräuterpfannkuchen 91
Wildkräuterquiche 90
Wildkräutersalat, gemischter 88
Winterrohkost, rote 37
Wintersalat, bunter 36
Wurzeltopf, Großmutters 57

Zitronenpudding 157
Zucchinifrischkost 32
Zucchini mit Linsenfüllung 84
Zucchinipfanne 59
Zucchinitsatsiki 70

ISBN 3 8068 4286 8

Titelbild und Fotos: Michael Wissing BFF, Elzach-Katzenmoos

Satz: LibroSatz, Kriftel bei Frankfurt
Druck: Appl, Wemding

817 2635 4453 62